INSIDE THE OUTBREAKS

THE ELITE MEDICAL DETECTIVES OF THE EPIDEMIC INTELLIGENCE SERVICE

MARK PENDERGRAST

流行病 调查局

我们是医学侦探

[美] 马克·彭德格拉斯特 著　｜　翟辛谊 译

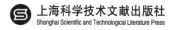

上海科学技术文献出版社
Shanghai Scientific and Technological Literature Press

图书在版编目（CIP）数据

流行病调查局：我们是医学侦探 /（美）马克·彭德格拉斯特著；翟辛谊译 . —上海：上海科学技术文献出版社 , 2021
ISBN 978-7-5439-8149-2

Ⅰ . ①流… Ⅱ . ①马… ②翟… Ⅲ . ①流行病—卫生调查—普及读物 Ⅳ . ① R181.8-49

中国版本图书馆 CIP 数据核字 (2021) 第 032739 号

责任编辑：朱文秋
特约编辑：叶 尧
审读编辑：李 莺 栾 鑫
封面设计：安克晨

流行病调查局：我们是医学侦探
LIUXINGBING DIAOCHAJU: WOMEN SHI YIXUE ZHENTAN
[美] 马克·彭德格拉斯特 著 翟辛谊 译
出版发行：上海科学技术文献出版社
地 址：上海市长乐路 746 号
邮政编码：200040
经 销：全国新华书店
印 刷：上海中华商务联合印刷有限公司
开 本：880mm×1230mm 1/32
印 张：14
字 数：301 000
版 次：2021 年 3 月第 1 版 2021 年 3 月第 1 次印刷
书 号：ISBN 978-7-5439-8149-2
定 价：78.00 元
http://www.sstlp.com

这本书献给

所有公众健康的守护者；

并用以

悼念我的朋友利兹·拉塞尔，

她于 2003 年因患疟疾不幸去世，

年仅四十九岁。

目录

临床医生和流行病学家的寓言

　　大河穿流而过的小镇看似一如既往的宁静祥和，谁知这滔滔河水里竟然裹挟着许多人。其中一些溺水者意识尚存，正喘着粗气扑腾着求救。

　　河岸边，两位医生原本打算悠闲地享用午餐，走近了却被眼前的景象惊呆了，顾不上多想便迅速展开救援。他们惊讶地发现被救起的人们虽然没有遭受暴力的迹象，但这些人目光呆滞且脉搏微弱急促。然而，救人的速度终究快不过水流。他们救起了一些人，却无奈地看着那些来不及挽救的生命顺水逝去。突然，其中一位医生安顿好刚被救上岸的老人，便急着向上游冲去。

　　"你要做什么？"还在原地的医生大声喊叫，"看在老天的份上，快和我一起救人！"

　　然而，跑出去的医生脚步丝毫没有减缓，她向着身后大喊："我要到上游看看他们为什么落水！"

前　言

1951年，亚历山大·朗缪尔在美国传染病防治中心①（以下简称CDC，总部位于佐治亚州亚特兰大市）创立了"流行病情报服务"（Epidemic Intelligence Service，EIS）项目②。迄今为止，EIS培养了超过3 000名学员，他们一直与人类和动物千奇百怪的疾病进行斗争。

这些年轻学员来自各行各业，既有医生、兽医、牙医、统计学家、护士、微生物学家，也有从事学术研究的流行病学家、社会学家、人类学家，后来这个团队还迎来了律师的加入。他们戏称自己为"踏破铁鞋的流行病学家"，在全球冒险探究疾病。探秘疾病的形式多种多样，他们有时乘飞机、坐吉普车、蹬自行车或搭破旧不堪的船只，有时则坐狗拉雪橇，有时甚至骑大象或骆驼。

EIS学员通常谦虚低调，并不喜欢夸夸其谈引人注意。他们拯救了无数生命，阻止疾病不受控制地蔓延，并且作出判断以防止情况恶化。在你没察觉时，也许已被他们救了一命。本书将跟随着这些致力于解开医学谜团的EIS学员，通过他们的故事，向大家介绍许多疾病发生的因由、生物恐怖主义带来的威胁、环境中的

① 美国传染病防治中心（Communicable Disease Centre，CDC），是美国疾病控制和预防中心（Centers for Disease Control and Prevention）的前身。
② "流行病情报服务"（Epidemic Intelligence Service，EIS）项目，其学制为两年制，起初以培训对突发公共卫生事件的应急能力为主，现已拓展，为众多公共卫生领域培训实用型高级人才。流行病调查就是他们重要的工作内容。——译者注

风险、慢性病，以及暴力、营养不良和人口过剩等社会问题。

EIS 创立之初，大多数学员是来自美国本土的白人男性医生，年龄也都不大，其中不乏想借此机会来逃避兵役的。时至今日，每期 EIS 学员中约有 15% 来自美国以外的国家，而且这些学员中一半以上是女性。许多人加入 EIS 之前就已经具备公共卫生方面的教育背景和丰富的工作经验，也有人已经拥有医学博士学位或其他非医学专业博士学位。学员的平均年龄也从以前的 27 岁提升到了现在的 34 岁。

EIS 继承了 19 世纪中叶约翰·斯诺等人发展起来的现场流行病学的衣钵。1854 年，斯诺通过在伦敦走街串巷、实地探访，绘制了霍乱暴发期间的病例地图。他指出这一地区的病例集中于布罗德街的水井周围，附近酿造厂的员工则因为饮用的是另一处泉水和符合卫生标准的啤酒而安然无恙。斯诺由此断定传染源必定隐藏在公共供水系统中。当局根据他的建议拔掉了水井的泵水把手，疫情从此便真的销声匿迹了。正如朗缪尔所说，如斯诺这般"直接的现场调查、有序的排列证据和敏锐的归纳推理，为当今所有的流行病学家树立了榜样"。

早期的 EIS 学员也会像斯诺一样，采用简单的描述性流行病学方法，探寻特定时间内某一疾病在特定区域或人群中发生的频率和方式。此后，EIS 所使用的方法日益复杂起来，包括病例对照研究、计算比值比①以及其他更为复杂的统计分析方法。

---

① 比值比即 OR 值（odds ratio），又称优势比，主要指病例组中暴露人数与非暴露人数的比值，除以对照组中暴露人数与非暴露人数的比值，是流行病学研究中有关病例对照的一个常用指标。——译者注

时至今日，流行病学依旧是一门与概率有关的科学，它描述的是随机事件而不是必然事件。举例来说，假设饮用了某一特定水源的人都生了病，除此之外无人抱恙的话，那么我们便有相当把握说，"此处水源被污染了"。但只有在患病者的粪便和水源中发现了相同的病原体时，这个结论才能被证实。为此，EIS 学员必须睁大眼睛，提防混杂因素。如果水源附近的病人此前都曾在同一家墨西哥风味小吃店用餐，那么疾病的产生有可能是由食物引起的。所以说，相关性并不一定等于因果关系。

在 20 世纪 50 到 60 年代，许多人乐观地以为只要适当使用抗生素、接种疫苗和隔离检疫就可以击退传染病。很快，人们便意识到更多问题，诸如：病原体会产生耐药性；蚊子等病原体的宿主难以控制；并不是所有疾病都能研发出有效疫苗；免疫系统自身的紊乱也会导致疾病的产生。即使在美国也很难建立起可以确保每一个孩子都能接种上疫苗的体系，更不必说这项工程在发展中国家会面临怎样的挑战。如今，人类活动的影响已经遍及各种生态系统，同时人类自身的生活方式也随着现代技术的提升而改变，各类新发疾病也已悄然出现。

最初，EIS 的工作主要聚焦于美国国内。随着项目发展，学员们频繁地迈出国门。他们秉持着一个信念，那就是，"如果世界上其他地方的疾病负担能够减轻，那么该疾病传入美国的可能性就会相应降低。"事实上也正是如此，疟疾、天花、艾滋病和霍乱等疾病引发的疫情对发展中国家造成了极其严重的打击。其实对于大多数的 EIS 学员和 CDC 工作人员来说，国际性工作的开展首先是出于人道主义角度的考虑。这些疾病防治工作也贯穿在 EIS 发展史中。

本书分为三个部分。第一部分，"朗缪尔家小伙子们的大冒险"，讲述了发展初期（1951—1970）的 EIS。第二部分，"流行病学的黄金时代"，它阐述了现场流行病学的发展时期，将故事延续到 1982 年。第三部分，"复杂的挑战"，将传奇故事叙说至今。总的来说，这些故事塑造了 EIS 学员"疾病侦探"的光辉形象。然而并不是所有调查都能完美解开医学谜团，在本书中，还会出现病因不明的疾病以及一些伪流行病的情况。

从管理体系来说，EIS 从属于 CDC，是美国卫生与公众服务部下属公共卫生服务的一部分。在为期两年的培训项目结束后，许多 EIS 学员会进入美国公共卫生服务团（U. S. Public Health Service Commissioned Crops，USPHS）服役，该服务团最初隶属于美国海军。也有人会成为联邦公立机构职员，大部分人则选择继续留在 CDC 工作。

EIS 和 CDC 自然也不是完美无缺的，但是我们仍可以从这段历史中看到，对公共卫生监测和预防的投入是划算的。在美国，人们很重视健康问题，寻求个性化治疗，也将大部分预算用在极端医疗救治措施上。然而，像 EIS 这样默默守护着人们健康的公共卫生项目却鲜为人知。尽管很多公共卫生项目取得了很好的效果，却依旧被人小觑且缺少资金支持。

闲言少叙，就让我们一起进入 EIS 的世界吧！

I

第一章　朗缪尔家小伙子们的
　　　　大冒险（1951—1970）

第一节　冷战和病原体

1951 年 2 月，时任 CDC 流行病学专家的朗缪尔在堪萨斯城医疗中心发表演讲时说道："许多病原体都可以近乎无限地繁殖，并以单细胞的形式散布在空气中。"他在讲台上弯着 187 厘米的身躯，浑厚的男中音回荡在整个讲厅里。"有目的地制造这种气团本质上来说就是发动生物战。"接着，他绘声绘色地描述了利用喷雾器在封闭拥挤的空间内散播病原体，炸弹如何制造烟雾状病原体气团，并且这些病原体会在城市上空徘徊数小时。他还在一次宴会上谈到了受污染的水体和食物。朗缪尔最后建议道："采取适当的预防措施，事不宜迟。"

自 1946 年以来，媒体就大肆宣传爆发生物战的可能。1950 年 6 月随着朝鲜战争爆发，焦虑情绪开始进一步发酵。1951 年初，朗缪尔终于说服美国联邦政府由 CDC 组建一支随时待命的队伍。同年 6 月，人们发现有驻韩美国士兵死于神秘的感染。这种感染始于高烧、疼痛、恶心和呕吐，最终血管破裂，内外出血。这种被称为"朝鲜出血热"[①] 的疾病最终影响了 25 000 名联合国部队（主要是美军）官兵的健康，近 3 000 人因此丧命。对这种新型传染病的恐惧更加坚定了政府对朗缪尔项目的支持和资助。

这个项目便是 EIS。朗缪尔在给项目起名时故意采用诸如"情

---

① 朝鲜出血热是一种由汉坦病毒引起的疾病（"汉坦"源于韩国汉江的音译，该病毒最终于 1976 年被分离出来）。这种疾病的传染源是啮齿类动物。

报服务"这类军事术语，暗中与当时新成立的美国中央情报局（Central Intelligence Agency，CIA）作类比。对医生来说，在美国公共卫生服务团接受两年 EIS 培训可以替代服兵役，一时间那些不想参战的年轻医生们都急切地想加入朗缪尔的这个项目。

1. 踏破铁鞋的流行病学家

朗缪尔 1910 年出生于加利福尼亚州的圣莫尼卡，在新泽西州的恩格尔伍德长大，从哈佛大学毕业后，进入康奈尔大学医学院就读。完成临床轮转后，他开始了自己的公共卫生职业生涯。战前，他在纽约州践行着所谓的"踏破铁鞋的流行病学"，深入调查脊髓灰质炎、肺结核、肺炎以及其他流行病。在第二次世界大战期间，他被军方聘为北卡罗来纳州布拉格堡的急性呼吸系统疾病委员会委员。该委员会致力于流感防治工作，以避免出现像 1918 年大流感那样惨重的损失。所幸这种情况并没有发生，而那些挤在军营中的士兵成了朗缪尔研究急性呼吸系统疾病的流行状况的理想对象。

凭借着高级别安全权限，朗缪尔可以查看位于马里兰州弗雷德里克的德特里克营地（1956 年更名为德特里克堡）的最高机密。军事科学家们在这里开展各种病原体实验，为应对敌人发动的生物战以及一触即发的大规模生物反击战做好准备。

2. 流行病学家的狩猎场

当朗缪尔 1949 年加入 CDC 时，这个年轻的机构才刚刚成立三年。在此之前，他一直作为流行病学副教授在约翰斯·霍普金斯大学任教。在那个年代，似乎抗生素和疫苗可以解决所有问题，连朗缪尔的朋友都为他投身于一个"夕阳产业"而感到惋惜。朗缪尔却反驳道："我坚信传染病领域是流行病学家的狩猎场，有很多等着我们去发现和耕耘的事情。"CDC广泛的工作领域让朗缪尔印象深刻，他后来说："这里的机会显而易见，而我对自己也足够自信。"

"足够自信"四个字看起来似乎轻描淡写，然而以朗缪尔的女儿琳恩的观察来说，她的父亲在人们心中举足轻重，"他使船倾斜，你需要竭尽全力才能勉强保持平衡"。

EIS校友们也回忆起人们对"朗缪尔之雷"的畏惧。朗缪尔的继任者、EIS下一位项目主任在朗缪尔去世后称赞其"明察秋毫、坚韧不拔、胸有成竹、忠于科学并积极乐观"。而其他人则用诸如"声音洪亮、不怒自威、狂妄自大、争强好胜和霸气十足"这样的形容词形容他。尽管如此，大家一致认为："如果没有朗缪尔的强大领导和远见卓识，就不会有EIS的建立和发展。"

3. 疫情曲线

在追踪疾病发生时，朗缪尔常会对经过仔细界定的人群展开深入调查（例如谁参加了教堂的晚餐?），后来这被称作"队列研究"。他进一步比较这一人群的行为（他们吃了什么? 他们去了哪里? 他们与谁有过接触?），从而确定病人与非病人之间的关键区别。通过比较，流行病学家更容易发现疾病暴发的主要原因（确认罪魁祸首是土豆沙拉!）。

朗缪尔强调运用长除法找出特定人群中某一疾病发病率的重

要性。所谓长除法，即求出单位时间内的病人数与暴露在危险中的总人数的比率。"流行病学调查是一个需要获得适当分子和分母以确定比率并解释该比率的过程。"他如此总结道。因此，三个基本要素是时间（人群是何时开始接触到传染源的？人们是何时生病的？）、人（在界定的人群中，人们什么情况下受到影响？受到影响的人群的数量如何？）和地点（流行病在哪里发生？）。

那么如何才能发现疾病暴发呢？首先，我们需要知道当地该疾病流行的"常态"。这时就凸显出了常规疾病监测的重要性，它可以帮助我们设定疾病流行的基线从而发现异常情况。

通过追踪实时累积病例数，大部分疾病病例数的时间曲线呈现经典的钟形。简单来说，疾病暴发常常始于特定社区被最先发现的"索引病例"。紧接着，疫情在这个地区开始扩散蔓延，感染人数也随之攀升，直至达到峰值，最后慢慢消失。造成这一现象的原因是这一地区的易感者要么获得免疫并存活下来，要么就因病去世了。疾病侦探可以通过分析这条流行病学曲线来获取很多信息。例如由不卫生的土豆沙拉引发食物中毒这类偶发因素造成的疾病暴发，通常在有限的群体中突然出现，呈现出发病人数激增并迅速消退的态势。但如果是像水源污染这类持续存在的问题则很有可能会影响整个社区的健康，持续的时间也更长。一旦确定了人群接触传染源的暴露节点，那么疫情曲线就能显示出该疾病的平均潜伏期，或感染和疾病发作之间的时间差。

4. 病原体与宿主

现在已知的细菌种类有超过 2 000 种，已发现的最古老的细菌化石有超过 30 亿年的历史。这些单细胞生物在不到 20 分钟内就可以通过分裂来完成自我繁殖。它们可以分为有益菌和有害菌两种，前者包括帮助我们消化食物的细菌，后者会释放对人体有害的化学物质。为了抵御病原菌的感染，我们的身体进化出了一套完善的免疫系统，可以针对特定的微生物产生相应的抗体。

病毒作为同样古老的病原体，现在已知的种类大约有 150 种，其本质是 DNA 或 RNA 核酸链加上围绕其外的蛋白质壳。由于不能自行复制，病毒必须入侵活体细胞，控制宿主细胞之后以惊人的速度进行病毒繁殖。

除此之外，病原体的种类还包括单细胞寄生虫，导致疟疾的疟原虫便是其中之一，它的传播媒介是蚊子；立克次体的体积稍大些，通常通过蜱或跳蚤感染人类；真菌的孢子飘浮在空中入侵肺部或已经存在的皮肤损伤。这些病原体产生的化学毒素和其他速效毒物虽然不具传染性，却足以致人死亡。

微生物进化出多种多样的传播机制。例如，麻疹和流感通过引发患者咳嗽向空中喷洒大量病毒；志贺菌会使患者腹泻，从而造成更广泛的传播。人类与这些微生物的斗智斗勇可谓生死攸关。

5. 改善的卫生状况与流行病

早在建立 EIS 之前，朗缪尔就凭借他专业的流行病学知识获得了两个重要发现。在他刚加入 CDC 时，当局用于疟疾防治的经费仍有 700 万美元之多。来自南部的疟疾病例报告有上千例，但没有找到导致这些病人发热的明确原因。为探明这一情况，朗缪尔派出小组调查疟疾患者的发病频率、症状、治疗史以及旅行史并收集血液样本。结果显示，病原学检查呈阳性的病例中，仅有 19 例属于本地病例，这些病例的分布也不具有可能导致暴发的潜在聚集性。这也意味着，终于有人发现了美国本土已经消除疟疾疫情这个事实，在此之前医学界还没有意识到这一点。

1951 年的"医生草案"出台之前，朗缪尔所能招募到的医生寥寥无几，艾拉·迈尔斯便是其中之一。1950 年，26 岁的迈尔斯被朗缪尔派到西弗吉尼亚州的查尔斯顿，去调查苍蝇与脊髓灰质炎传播的关系。这种高致残率的疾病吓坏了战后的美国人。迈尔斯调查发现，富人区卡纳瓦哈城的发病率比平民聚居的钱德勒区明显高出很多，然而后者甚至连洁净饮用水供应都是问题。事实是，钱德勒区的婴儿们在六个月大时大多已经发生了脊髓灰质炎病毒轻度感染从而获得了免疫力。因此，朗缪尔和迈尔斯也意外发现，较差的卫生条件反而给钱德勒区的孩子带来了生存优势。

第二节　把精英们都派出去

1950 年秋，韩国釜山附近一处临时战俘营内，短时间内出现大量腹泻病例。疫情在拥挤不堪的营地里蔓延开来。1951 年 2 月，超过 15 万战俘被转移到巨济岛上。美国制药公司借此机会在重症战俘身上进行新型抗生素的临床实验，虽然这在很大程度上迅速降低并清零了死亡率，但这并没能阻止疫情蔓延。

1951 年 8 月中旬，唐纳德·史利兹曼跟随痢疾联合防治部队来到此地调查战俘中大规模的腹泻疫情。不幸的是，当调查部队抵达时已经有近两千名战俘因此丧命。

"也许这种状况与蜜罐类似。"史利兹曼如此回忆。这位 34 岁的卫生工程师刚完成首次 EIS 课程没多久，就目睹了几个男人在 55 加仑（约 190 升）的大桶上粪如泉涌的场面。这个被纵向切开的桶上面还装了粗糙的木椅。每晚，所谓的"蜜罐"都会被倾倒在巨济岛附近的海里。这座韩国海岸线上的多山小岛，有超过 15 万战俘，岛上的稻田也被征用做营地。"可能就是源自于此，但应该还有更多的其他原因"，史利兹曼总结道。尽管这个简易厕所极其简陋，但它们被用心维护着，每天都用水冲洗，座便器用肥皂擦洗，厕所区域还喷洒了滴滴涕。

史利兹曼在此的主要任务，便是了解传染病菌志贺菌是如何传播的。痢疾志贺菌可以引起肠道溃疡和脓肿，其特征是血性腹泻，并伴有发热、恶心和呕吐。如果不治疗，肠道伤口恶化，则有可能引发致人死亡的败血病。

痢疾志贺菌主要通过粪—口途径传播，未洗净的手经常会将病原体从肛门带到口腔。身为 EIS 学员的史利兹曼也深知此点，于是在战俘营中的一座大院里开展了自己的实验。他回忆说："我让他们上完厕所后必须用肥皂水洗手，每十个人洗完换一次水。尽管这水不算干净，但至少里面有肥皂成分。"实验开展三周后，这个大院请病假的人数以及医院住院的人数都大大减少了。史利兹曼从而得出结论："肠道感染的发生率会随着个人卫生用水的增加而下降。"

1. 在疾病的汪洋大海里扑腾

通常每次任务朗缪尔只派出一到两名 EIS 学员。在他看来，掌握流行病学技能的过程就像学游泳一样。他说："我就是要让他们尽快接触真实的疫情，把他们从船上扔下去，在水里扑腾着学。如果他们自己游不起来，那我再给他们扔救生圈或者拉上船喘两口气，然后继续把他们扔回水里。"

像史利兹曼那样一上来就被安排短程国际任务的情况比较少见。大多数学员会被分配到美国各地。他们往往会被派到指定的州级或市级卫生部门、学术机构和医院工作，也有人会留在亚特兰大的 CDC 总部或 CDC 分支机构里。但无论他们身在何处，全部需要全天 24 小时待命。

所有 EIS 工作派遣都要以州卫生部门向联邦对应部门发出请求为前提。鉴于两者关系不太融洽，州卫生部门总是不太情愿开口求助，有时会拖到疫情已经恶化到最严重的时候才会联系联邦同事。为了解决这一难题，朗缪尔将 EIS 学员借调到各州工作的时限设为两年，使他们能够充分融入当地机构，尽管如此，在借调期间他们仍然有可能随时被抽调到其他地方去。

EIS 首批学员遍布全国各地，他们常常在冲向下一场疫情调查的路上。脑炎、腹泻、肝炎、结膜炎、组织胞浆菌病、肉毒杆菌中毒、伤寒、钩端螺旋体病、脊髓灰质炎、鹦鹉热和破伤风等疾病全都在他们的工作范围之列。

2. 图巴市之谜

1952 年元旦，一架小型飞机搭载着 27 岁的查尔斯·"米奇"·勒迈特缓缓降落在亚利桑那州的图巴市。这位年轻的 EIS 学员还没站稳脚跟，飞机便毫不留恋地飞走了，只留他一人。勒迈特回忆道："那时候的我就仿佛是茫茫大雪里的一片小雪花。"直到视野里终于出现了一辆卡车，两位来自纳瓦霍寄宿学校的老师接上这位可怜的小伙子，并告诉他学校里的很多学生都生病了。疫情是从 1951 年 11 月的最后一周开始蔓延的，三周后达到高峰，造成两名孩子死亡以及 417 人患病。勒迈特对遗体进行了快速尸检并发现他们死于甲型病毒性肝炎。

当地的医疗资源十分紧张，仅有 25 张病床的医院已经住满了来自原住民社区的肺结核患者。因此，勒迈特要求老师们关闭学校，将教室辟为临时病房，用以隔离患病的孩子。同时，他立刻联系 CDC 总部要求配给医疗用品，并致电他所在的纽约康奈尔医院申请专家支援。

等到医疗服务队到位，勒迈特马上开始寻找肝炎暴发的源头。甲型肝炎的主要传播途径是粪—口传播。当甲肝病毒出现在人员繁多的学校里，疫情会迅速蔓延开来。勒迈特发现学校的蔬菜存放在当地的一处洞穴里，而近期进过洞穴的人中就有甲肝感染者。然而没有十足的证据将这名感染者与学校的孩子联系起来，也无法证明蔬菜遭到了污染。幸运的是，患病的孩子们在精心照料下逐渐康复。尽管勒迈特无法找到甲肝病毒的来源，但仍采取了可以改善该地区公共卫生的措施，并且为当地建立异烟肼的供应渠道。

当时还名不见经传的新药异烟肼则将彻底改变结核病的治疗方法，从而减轻当地医院的负担。之后当地政府也与纳瓦霍人密切合作，建立了门诊服务项目，并吸收了当地部落医学的一些经验。

3. 被关起来的小白鼠

20 世纪 50 年代初期，人们对肝炎普遍知之甚少。在第二次世界大战期间，一批提供给驻北非美军的黄热病疫苗被污染，近四分之一的士兵感染上了乙型肝炎病毒，直到这时这种经血液传播的疾病才引起人们的关注。

当时 27 岁的 EIS 学员杰里·巴伦德斯被派到费城儿童医院开展实验室和田野调查工作。巴伦德斯回忆说："我们历经千辛万苦，只为找到针对甲、乙两型肝炎病毒的疫苗。"为了测试疫苗的有效性，他拜访了新泽西州的几所监狱、一家智力缺陷儿童收容所以及一家精神病院。每到一处，巴伦德斯都会开展病例对照实验。他给因犯、精神病患者和孩子们注射甲型和乙型肝炎病毒，以及根据不同组别注射相应疫苗。在 20 世纪 50 年代初期，这样的临床人体试验还是被许可的。①

巴伦德斯在报告里写道："这些监狱里的志愿者都迫不及待想要接种疫苗。我的工作就是给他们接种疫苗，每周检查一次大家的健康状况，采集血样并确保他们最终康复。我们都觉得这不是一件多么危险的事情。大多数感染了甲肝的人甚至不知道自己已

---

① 1955 年，医学研究员萨尔·克鲁格曼在纽约州的柳溪州立学校开展了一项类似的研究项目。该学校也收容智力缺陷儿童。这一项目不仅发现了乙型肝炎病毒，而且建立了伦理审查委员会以防止人类被试者遭受虐待。

经感染，他们也不会出现黄疸。很多人都以为自己只是得了几天流感而已。"

然而，乙肝感染显然更加可怕，任其发展则可能导致慢性肝病甚至肝硬化。"我们当时并不知道这是一种严重的疾病，"巴伦德斯说，"我们只是想了解乙肝的传播性。"遗憾的是，这些实验并没有找到理想的疫苗，也没有人对这些实验对象进行长期影响评估。以人为对象的实验伦理学将随着 EIS 一起不断发展完善。

4. 罕见且致命的病

这天，芝加哥大学医学院的住院医师汤姆·格雷斯顿正在给一名住院的印第安纳州农民做检查。他发现这位患者不仅发热而且咳嗽得很厉害，胸片也显示出其肺部存在大量病变。格雷斯顿和他的上级医生最终诊断这位患者得了组织胞浆菌病，这种疾病属于真菌感染的一种。格雷斯顿回忆说："我们对此一无所知，翻阅了相关书籍后，我发现组织胞浆菌病不仅罕见而且致命。"

所幸，患者的病情似乎还没有恶化。"在与他交谈后，我们了解到他最近和孩子们一起清理了一个旧筒仓。我们赶紧到他的农场，从筒仓的地板上收集了一些样本，并对其家庭成员做了身体检查。"结果发现，患者的女儿和儿子都曾短暂出现过流感症状，胸片也显示他们存在弥漫性的肺部病变。最终经过检测，格雷斯顿发现筒仓土壤中含有荚膜组织胞浆菌，这也表明组织胞浆菌病可能比人们之前认为的更常见，但没有那么致命。

当格雷斯顿提出要就这次案例写一份报告的时候，朗缪尔非常兴奋。格雷斯顿说："在朗缪尔看来，这就是现场流行病学。"

在"医生草案"发布之后，格雷斯顿很高兴地加入了 EIS，随后被派遣至 CDC 的堪萨斯城站点。

在接下来的两年中，格雷斯顿逐渐成为组织胞浆菌病领域的权威。他在美国中西部各地奔波，梳理既往案例的同时密切注意着新发病例的增加。在此期间，他一共确认了 13 处组织胞浆菌病暴发，总计涉及 200 名病例。格雷斯顿发现组织胞浆菌病的暴发具有很明显的特征：组织胞浆菌喜欢在潮湿处生长，其中在腐烂的鸟粪中生长最快，强壮的孢子可以存活数年。如果在干燥条件下，生长有病菌的空间受到扰动，病原体则有可能雾化并被吸入。该病的潜伏期通常为一到两周。

此外，格雷斯顿还对中西部不同地区的学生进行了皮肤测试，结果表明在 18 岁的学生中有 80% 组织胞浆蛋白呈阳性。因此看来，组织胞浆菌病既不罕见也不致命。一旦暴露于真菌面前，人们似乎产生了一部分免疫力。

5. 脑炎、蚊子和地震

1952 年夏天，加利福尼亚州中央山谷地区暴发了西方马脑炎（western equine encephalitis，WEE）疫情，其中也包括圣路易斯脑炎病例。等到 7 月 31 日 CDC 接到请求支援的电话时，已有 76 人确诊，300 多个疑似病例。这些病人大多伴有轻度发热和头痛，且不排除昏迷和死亡的可能。

这次，朗缪尔打破了每次只派遣至多两名 EIS 学员的规矩，共计派出了 11 名 EIS 学员，以及工程师、昆虫学家和兽医参与调查，并要求他们所有人必须在 8 月 2 日前到当地报道。格雷斯顿就被派至加州的贝克斯菲尔德，并在那里发现了造成疫情暴发的原因。原来加州近来发生了大地震，人们纷纷搬到户外起居，因此也更容易因蚊子叮咬而造成感染。

许多病原体感染都可能造成脑炎，本次疫情的罪魁祸首正是库蚊（*Culex tarsalis*）携带的病毒。于是，格雷斯顿和其他人便开始敦促人们返回室内睡觉并使用驱蚊剂。

另一位 EIS 学员亨利·希斯菲尔德则帮助在加利福尼亚中央山谷地区建立了诊所。"我探访过一名患病的孕妇，她的双胞胎在出生时就患有西方马脑炎。"这也否定了此前人们认为这种病毒不会通过母婴传播的想法。

6. 经典的教堂晚餐

1952 年夏天，26 岁的哈罗德·尼托夫斯基来到了科罗拉多州特立尼达的一个偏远地区调查伤寒的流行。事实上，伤寒沙门菌在美国很少见。由于伤寒病菌主要通过粪—口传播，除非携带者洗手很彻底，否则很可能会在携带者制作食物时发生污染。因此，所有像"伤寒玛丽"那样的携带者都必须向州卫生部门上报并注册在案。在未经抗生素治疗或没进行疫苗接种的情况下，伤寒会引起皮疹、肝脾肿大、高烧、心动过缓、恶心以及腹泻。而这次感染的六位患者在教堂吃了晚餐后就出现了以上这些症状。

于是，尼托夫斯基找到所有参加晚宴的人，要求他们回忆自己吃了什么。据此，他制作了流行病学家所谓的"2×2"四格表。横向对应晚宴中出现的食物，分为"吃了"或"没吃"两行。竖列则对应健康状况，分为"生病"和"未生病"两栏。被调查对象的四格表有四种可能的排列方式：（1）吃了某种食物并生病了；（2）吃了某种食物没有生病；（3）没吃某种食物但还是生病了；（4）没有吃某种食物也没有生病。根据这些结果，流行病学家便可以确定疾病与特定食品的关联程度。

最终，尼托夫斯基计算了食用特异性发病率①，他发现由一名教会志愿者制作的胡萝卜沙拉嫌疑最大。粪便样本检测也证实了这位志愿者确实是一名没被发现的伤寒沙门菌携带者。"她得知这个消息的时候非常难过。"尼托夫斯基回忆说，"我告诉她必须进行上报并注册，还要避免为他人制作食物，最重要的是要注意手卫生。"

在 EIS 服务的第二年，尼托夫斯基对名叫"结节病"的神秘疾病开展研究。被这种疾病困扰着的患者，大部分是居住在美国东南部农村地区的非洲裔二战退伍军人。结节病会在人体各个器官产生微小的肿块引起炎症，通常始于肺部。早期症状可能是干咳或淋巴结肿大。在轻度情况下，症状会随时间消失，但在更严重的情况下，症状会影响眼睛、心脏和大脑等脏器。

尼托夫斯基回忆道："造成结节病的原因完全是个谜。"在研究了所有可能的变量，包括饮食习惯、生活方式、动植物接触史、以前未发现的细菌或真菌后，他还是没有找到相关证据。直到今天，也没人知道到底是什么原因导致了这种疾病。像许多调查一样，该调查是在"嫌疑人未知"的情况下进行的。时至今日，EIS还存在很多悬而未决的案件。

---

① 在这里，食物特异性发病率是用吃胡萝卜沙拉的人数除以吃沙拉的总人数得出的百分比。

7. 成为传统

在成立 6 个月后，EIS 得到了美国卫生部医务总监①伦纳德·谢勒的认可。1952 年 5 月，朗缪尔召集 EIS 的 17 名新学员开会。会上，他要求每位学员花十分钟的时间来汇报疫情调查情况，内容包括结果和行动建议，之后他们还需接受十分钟的提问。这也成了 EIS 培训的传统。

该年 7 月，EIS 的第二期学员们开始接受长达六个星期的入门课程培训。在上一年的第一期课程中，朗缪尔与约翰斯·霍普金斯大学的客座教授上午授课，下午则用案例研究的方法来介绍疫情暴发的事例。与往年不同的是，朗缪尔首次让二年级的学员引领下午的案例讨论。这些初出茅庐的教练也成了新兵最热情的导师。

于是，一支斗志昂扬的队伍便诞生了。因为朗缪尔强调"踏破铁鞋"进行流行病学调查，学员们特地画了一个鞋底有破洞的皮鞋脚印作为标志。这种无厘头式的幽默也成了 EIS 早期的保留节目。学员们甚至按照童谣《老麦克唐纳有个农场》，恶搞了一版《朗缪尔有个 EIS》的歌曲。

8. 新式毒药

EIS 刚立下新规没多久，就有学员在业界崭露头角。1952 年 8 月中旬，鲍勃·梅林斯刚到芝加哥市卫生局报道，就奔赴儿童纪念医院展开调查。据说那里有患者死于圣路易斯脑炎。"我很快就

① 卫生部医务总监（U. S. Surgeon General）是美国公共卫生服务团的负责人，因此是美国联邦政府公共卫生事务的首席发言人。——译者注

发现，这其实是铅中毒。在约翰斯·霍普金斯大学学医时，我曾经见到过很多城市里的孩子在夏天出现铅中毒的情况。"鲍勃·梅林斯回忆道。之所以在夏日高发，是因为强烈的阳光促进了钙和其他重金属从骨骼中转移到血液。

"第一个死亡的孩子住在贫民窟。我找到他家，抬起头就看到一个蹒跚学步的小孩在吃窗台上的油漆屑。"那天他进行了六次家访，也发现了更多的含铅油漆碎片。梅林斯要求重新开展针对儿童意外中毒的研究，他也因此成为第一位专门研究非传染性疾病的 EIS 学员。他发现许多儿童在误食煤油、杀虫剂、灭鼠剂、搽剂、阿司匹林、泻药、漂白剂、杀菌消毒剂和松节油等家庭用品后死亡。最终在 1953 年，梅林斯在芝加哥实施了美国第一个有毒有害物品管理项目。

9. 俄亥俄州的窒息死亡事件

EIS 学员赖默特·雷文霍尔特被分配到俄亥俄州州立健康部门，去调查一起州立医院中发生的 5 岁男孩白喉死亡病例。因为预防接种的普及，白喉已经极为少见。白喉杆菌可以分泌毒素导致喉咙阻塞，使患者窒息而死。如果能够及时使用抗生素和特定的抗毒素血清治疗，则可能避免这种情况。不幸的是，这位患儿并没有接种疫苗也没有接受相关治疗。

雷文霍尔特开车来到离世孩子的家，得知孩子七岁的姐姐也嗓子疼。"这提示我要到患儿所在的二年级班上看看。果然，老师说班里很多孩子都嗓子疼。"于是，雷文霍尔特发现班上 11 名孩子白喉检测呈阳性。他马上给学校里所有的孩子都做了咽拭子检测，并为这些没打疫苗的农村孩子们安排免疫接种。最终，白喉疫情得到了有效的控制。

几个月后，雷文霍尔特回到学校进行随访时，听到校长提起有些孩子一直在咯血。"患儿的胸片清楚显示出肺部病变。血液标本也提示嗜酸性粒细胞（一种白细胞）增加。"这表明肺部病变可能是由寄生虫感染导致的过敏反应。

雷文霍尔特对这些孩子进行了家访。"我清楚地记得八年级男孩威尔家的情况，当时他的胸片显示出了肺炎迹象。我从正在照顾第九个孩子的母亲那里了解到了病史，而他爸爸正失业在家。他们告诉我，威尔的一个表弟去年也因为类似的病去世了，医生从这个表弟的肠道里发现了约 1.1 立方分米的蠕虫。"

当雷文霍尔特问起这家人的饮用水源时，对方回应是"院后的泉眼"。但雷文霍尔特最终只是在院中发现了一个积水的混凝土盆。"我用标本容器取了水样。之后，威尔母亲邀请我留下来吃午饭，但我婉言谢绝了。"

"在医院里当医生可以接触到生病的孩子。但是现在我可以看到这些孩子生病源头所在。没错，我们在粪便样本中发现了线虫。"于是，雷文霍尔特联系了当地可以开药驱虫的医生来继续跟进。

10. 养小鹦鹉的热潮和"鹦鹉热"

这次问题的起源在佛罗里达，EIS 学员马丁·希克林发现那里的一家稀有鸟类养殖场正在将患病的长尾小鹦鹉贩卖至美国各地。鹦鹉热衣原体（*Chlamydia psittaci*）是一种存在于长尾小鹦鹉、鹦鹉和爱情鸟身上的病原体，在家禽、鸽子、金丝雀和海鸟中则较少见。如果人类从鸟类干燥的粪便中吸入病原体，则可能出现发热、头痛、皮疹和发冷的情况。对于老年人或免疫功能低下者来说，该病则可能危及生命。幸运的是，鹦鹉热不会发生人际传播。

1954 年，鹦鹉热先后在得克萨斯州和俄勒冈州的火鸡中暴发。得克萨斯州的近 200 名火鸡饲养员因此感染，其中一人死亡。为了应对疫情，火鸡饲养员们开始向其鸡群施用大剂量的抗生素，这一举措在后来造成了一系列后遗症。

鹦鹉热的暴发证明了 CDC 首席兽医詹姆斯·斯蒂尔的想法，即人畜共患病是个日益严峻的问题。在斯蒂尔的敦促下，1953 年 EIS 终于招募了第一位兽医加入他们的队伍。

第三节　致命的疫苗、山羊毛炭疽、狂暴的蝙蝠和葡萄球菌感染暴发

1955 年 4 月 12 日，"脊髓灰质炎被征服"的新闻登上了《匹兹堡新闻报》的头版头条。这条令人欢欣鼓舞的新闻陆续出现在全美各地的报纸上。历史上最伟大的医学研究成果之一在最著名的脊髓灰质炎患者富兰克林·德拉诺·罗斯福逝世十周年之际发布了，这项医学研究成果就是索尔克疫苗。接种由灭活的脊髓灰质炎病毒制成的索尔克疫苗，在大多数情况下可以预防脊髓灰质炎的发生。

爱德华·R. 默罗在国家电视台上宣布，这一消息"消除了成千上万美国家庭的恐惧感"。在 20 世纪 50 年代，大多数传染病已经可以通过抗生素、卫生设施和清洁水源来控制，然而脊髓灰质炎却是神秘且看似无法阻止的疾病。这种疾病可以使人瘫痪甚至死亡，

对于此前未受感染的郊区的打击尤其严重。尽管人们会以关闭游泳池和电影院、大量喷洒滴滴涕等方式来消除病毒传播的可能，但每年夏天还是会出现脊髓灰质炎的新发病例。[①] 1952 年发生了有史以来最严重的脊髓灰质炎疫情，全美有超过 5.7 万起病例。在密尔沃基，有个家庭的 6 个孩子中就有 4 个患上延髓性脊髓灰质炎。这种疾病可以破坏控制呼吸的脑神经，包括上述 4 个孩子在内的很多人都因此病死亡，那些幸存者则要终身依赖人工肺来维持呼吸。

自 1951 年以来，EIS 学员一直在研究和尝试防治脊髓灰质炎的方法。在乔纳斯·萨尔克完善了他的灭活疫苗后，EIS 就此开展了大规模的临床试验，并证明了该疫苗的有效性。

就在同一天，1955 年 4 月 12 日，美国联邦政府批准了 6 家制药商进行疫苗生产，用于一年级和二年级学生疫苗接种。在全美脊髓灰质炎基金会的支持下，在全美范围共计分发了 1 000 万剂疫苗，其中大部分是免费的。在为期两周的活动中，最大问题是疫苗的数量不够用[②]。

1. 卡特事件

1955 年 4 月 24 日，一个周日的上午，爱达荷州的儿科医生向当地公共卫生部门上报了一名一年级学生在接种疫苗后出现左臂瘫痪症状的情况。注射的疫苗由加州卡特实验室生产。州卫生官员认为这名学生可能在接种疫苗前就已感染脊髓灰质炎病毒，所

---

① 脊髓灰质炎通过粪—口途径传播。
② 脊髓灰质炎疫苗开启了制药公司接替政府生产疫苗的新篇章。但由于疫苗既不会被个人重复使用，也不能带来丰厚利润，这导致之后几年疫苗短缺情况的出现。

以并没有把这个情况通报给 CDC。

第二天，驻芝加哥的 EIS 学员鲍勃·梅林斯接到一位医生的电话，这位医生给多名患者接种过卡特疫苗，其中有一人出现双腿瘫痪的情况。梅林斯立刻打电话给朗缪尔，后者把情况告知了负责疫苗授权和审核工作的国立卫生研究院（National Institutes of Health，NIH）生物制剂控制实验室的负责人威廉·伍克曼。但和爱达荷州卫生官员一样，伍克曼也认为这个孩子是在接种前就已经感染病毒。

4 月 26 日，来自加州的电话宣告又有 5 起类似事件出现。朗缪尔回忆道："那时候我和所有人一样确信，这些病例都与卡特公司生产的疫苗有关。"当天朗缪尔在华盛顿举行的公共卫生专家紧急会议上敦促立即召回卡特疫苗，但其他与会专家出于维护免疫计划的考虑而拒绝达成共识，拍板定事的重担交给了卫生部医务总监伦纳德·谢勒。谢勒因其优柔寡断在公共卫生界获得了"犹豫不决的谢勒"这个绰号。经过大量磋商，谢勒终于在 4 月 27 日要求立即停止接种卡特疫苗，并敦促卡特公司撤回其产品，后者也照做了。

谢勒接着要求朗缪尔建立一个可以追踪所有脊髓灰质炎病例的系统。在此之前，EIS 学员只对像白喉和疟疾这种在美国很少出现的疾病进行日常监测。朗缪尔立刻投身这项工作，也再次证明了 EIS 和 CDC 的重要性。他指派了主管尼尔·内森作为 EIS 新成立的脊髓灰质炎监测部（Polio Surveillance Unit，PSU）的主管。

内森打趣道："我被'钦点'带领 PSU，可能是因为当卡特病例发生时我是唯一一个无事可做的人吧。"他和 EIS 的统计学家杰克·霍尔每天整理报告，将其寄给卫生部医务总监、州流行病学家和其他相关人士。内森和霍尔于 1955 年 5 月 1 日发表了他们的第一份报告，其中涉及 22 例与疫苗有关的病例。

此后，每个州都指定一名脊髓灰质炎报告专员（通常是州卫生官员）。每当有新病例出现的时候，EIS 都会派遣学员调查这些案件，先后派出了 22 名学员专门进行相关调查。朗缪尔写道："所有的 EIS 学员都被告知，当务之急是在全国范围内进行脊髓灰质炎病例的调查。"

截至 5 月 4 日，全美共计报告了 36 例卡特病例。与此同时，还有一些病例与另一家制造商——礼来公司生产的疫苗相关。三天后，霍尔结合以往数据得出脊髓灰质炎发病率估计值，并指出："通过计算，估计在 225 万例接种礼来疫苗的儿童中可能出现七例偶发感染。目前为止，我们已经发现了六例。"

然而，大多数情况仍与卡特案例有关，并且发生率远高于估值。据报道，5 月 7 日，一名新奥尔良的两岁男孩因接种卡特疫苗死亡，成为卡特事件中的首个死亡病例。

在一次紧急会议上，所有六家疫苗生产商都承认在灭活该病毒方面遇到了麻烦。礼来公司的科研人员透露："我们在一些安全性测试中发现了活性病毒。"惠氏公司的代表也承认，很多批次都失败了。

在 5 月 6 日《美国新闻与世界报道》上发表的采访中，卫生部医务总监谢勒对索尔克疫苗表示了"绝对肯定"，他说："在接受疫苗接种的数百万人中，有些人可能会患上这种疾病。然而这并不意味着这些脊髓灰质炎病例是由疫苗引起的。"

然而就在第二天，谢勒就下令暂停整个疫苗接种计划，并于 5 月 8 日在电视讲话中宣布，脊髓灰质炎疫苗将从市场上暂时撤出，直到巡查员实地探访每个制药厂为止。

大多数脊髓灰质炎病毒感染者是没有症状的，只有 0.5% 的人会出现瘫痪症状，其他人则可能出现发热和暂时性肌无力等轻微症状。但是，即使是那些症状不明显的感染者也可以通过粪便散播病毒，从而传染给家人或其他接触者。5 月 8 日，田纳西州的一名 28 岁母亲患了脊髓灰质炎。她从未接种疫苗，但她的两个孩子一个月前已注射了卡特疫苗。第二天，亚特兰大的一位年轻母亲死于脊髓灰质炎，同样的是，她的孩子也接种了卡特疫苗。

全国各地的 EIS 学员很快报告了 74 名未接种疫苗的感染者出现了瘫痪症状，他们的共同点都是家中的孩子接种了卡特疫苗。此外，还出现了一些社区接触病例。《卡特事件》一书的作者、免疫学教授保罗·奥菲特写道："至少有 22 万人因为卡特疫苗中包含的活脊髓灰质炎病毒而感染，7 万人出现肌无力，164 人出现严重瘫痪，十人因此死亡。"

至此，脊髓灰质炎疫苗计划以及其他疫苗的未来都面临巨大挑战。幸运的是，脊髓灰质炎病例监测数据显示，造成这些悲剧的罪魁祸首是两个批次的卡特疫苗。根据流行病学证据，研究实验室已从这些批次中分离出活病毒。之后，生物制品实验室修订了疫苗生产要求，以确保病毒被完全灭活。

除了卡特公司之外的其他五家公司的大部分产品逐步清理复产，脊髓灰质炎疫苗接种运动也于 6 月正式恢复。在 1955 年余下的日子里，除非是特别勇敢的父母才会选择让孩子接种免疫。不久后，马萨诸塞州的一项脊髓灰质炎流行病研究也提供了令人震惊的证据，未接种疫苗的人患脊髓灰质炎的风险要高得多。由此可见，EIS 和 PSU 在全国范围内开展的工作，对于提供及时准确的疾病信息来说至关重要。

2. 惠氏问题

如果只说 EIS 和朗缪尔成功处理了卡特事件的话，这并不足以反映历史的全貌。朗缪尔深知接种疫苗是减少美国和世界其他地区的痛苦和死亡的重要方法，出于保护脊髓灰质炎疫苗接种计划的考虑，他有意减少了对于卡特事件的相关报道。

除了卡特疫苗之外，还出现了与惠氏疫苗有关的令人震惊的病例，这些病例分布在宾夕法尼亚州、特拉华州、马里兰州、哥伦比亚特区和俄亥俄州的部分地区。这些地区的疫苗接种计划比该国其他地区的疫苗接种计划开始得晚一些。在 1955 年 5 月 9 日发布的 PSU 简报中，尼尔·内森报告了首例惠氏疫苗导致的瘫痪病例，该病例是一名 7 岁的宾夕法尼亚州男孩，两天后在同一州又出现了女孩病例。

5 月 14 日，PSU 报告中出现了特拉华州惠氏病例，三天后又有两起病例敲响了警钟。内森写道："在目前接受的五个惠氏相关病例中，三个已经显示出接种部位和首次瘫痪部位之间的相关性。其中一个瘫痪病例与 235 号批次有关，而另外两个与 236 号批次有关。"

从此之后，此类病例层出不穷。5 月 23 日，在宾夕法尼亚州又出现了 3 个相似病例。在 EIS 学员菲利普·布拉赫曼和彼得·西萨克森的努力下寻找到了 3 名与惠氏相关的病例[1]。5 月 27 日，他

---

[1]　即使在惠氏病例层出不穷的情况下，朗缪尔在 1955 年 5 月 24 日的信中还是写道："但是在我看来有大量证据表明，除了卡特公司生产的疫苗外，其他任何疫苗中都不含有感染性活病毒。"

们报告了 4 个新的马里兰州病例，所有这些病例都与接种过惠氏 236 号批次疫苗的孩子有家庭接触史。

1955 年 8 月 31 日，由朗缪尔、内森、霍尔共同撰写的题为《惠氏问题》的 CDC 机密报告中得出了一个结论，报告中借鉴了 EIS 调查员布拉赫曼和西萨克森的很多调查结果。结论认为："惠氏 236 号批次疫苗至少与某些疫苗相关病例有因果关系。"在宾夕法尼亚州，也出现了多例接种后上肢瘫痪的病例。① 但除此之外，在同一地区同时出现了异常数量的自然发生的脊髓灰质炎的情况，这十分令人疑惑。而在马里兰州，除了 15 个与惠氏 236 号批次相关的接触病例外，则几乎没有其他的脊髓灰质炎病例出现。

本来将要平息的风波，因为 7 岁的帕梅拉·埃利希曼的去世又重回聚光灯下。小帕梅拉首先出现了左臂的瘫痪，紧接着其他肢体也出现了相同情况，最后，她因病不幸去世。1955 年 12 月，她的父亲、宾夕法尼亚州的儿科医生富尔顿·埃利希曼要求有关部门彻查此案件。这位心碎的父亲与宾夕法尼亚州卫生官员、朗缪尔以及 EIS 学员布拉赫曼、霍尔和埃德加·帕蒂森进行了长达三个小时的会面，富尔顿情绪激动地表达了让自己女儿接种了并非"完全安全"的疫苗给他带来的强烈负罪感。

1963 年，朗缪尔和内森发表了有关"卡特事件"的一系列论文，但朗缪尔选择不公开发表有关"惠氏问题"的任何文章，也

---

① 接种脊髓灰质炎疫苗两周内，如果出现接种部位所在的肢体瘫痪的情况，则可说明该疫苗含有活病毒。按照这个标准判断，六家疫苗制造商中有四家都存在灭活不到位的情况，其中以卡特公司生产的疫苗最甚。好消息是，在实行了更严格的安全措施后，瘫痪的情况消失了。

从未授权出版有关惠氏可疑批次的详细文件。朗缪尔选择不公开"惠氏问题"，以保护脊髓灰质炎疫苗计划不被废止。

3. 山羊毛的危害

1954 年 7 月，朗缪尔将菲利普·布拉赫曼派到新奥尔良调查一个炭疽疑似病例。"我对炭疽病一无所知，我赶紧跑到 CDC 图书馆借了本医学教科书在飞机上阅读。在医院，我终于见到了病人。他是一位农民，背上有一个很大的深黑色病变，但看起来和教科书中的炭疽图片一点也不像。所有人把我当作炭疽病专家，期待地看着我。"于是乎，布拉赫曼装模作样地说："可能是炭疽病。我们得等最终的培养结果。"

炭疽病是由炭疽芽孢杆菌引起的，最常感染动物。它的孢子可以在土壤中休眠多年，然后重新活化，一般通过感染皮肤引起病变，进而导致人类疾病和死亡。如果立即用抗生素治疗，这种皮肤炭疽病通常不会致死，但当微小孢子被吸入肺部深处时，则会发生最为致命的吸入性炭疽病。

布拉赫曼在新奥尔良的遭遇是 EIS 新学员的典型经历。他们常常需要在飞机或火车上疯狂补充知识以成为即时专家，等到了疫源地时他们往往比当地的公共卫生官员懂得更多。布拉赫曼的炭疽之旅还将继续，直至后来他成了炭疽病领域的世界权威之一。

在 EIS 受训期间，布拉赫曼曾驻扎在费城，并有一半的时间泡在宾夕法尼亚大学附属威斯塔研究所里，进行当地 50 个家庭呼吸道疾病的纵向研究。其余时间，他则在马里兰州的德特里克堡为秘密研发生物战武器的专家工作。德特里克堡的科学家开发出了一种实验性炭疽疫苗，他们希望布拉赫曼可以进行临床试验。炭疽病在美国的牛牧场中仅零星出现，但这种疾病对于那些长期接触从伊朗、伊拉克、巴基斯坦和印度进口的山羊毛的工人们而言，则属于常见的职业病了。这些羊毛被用于制作西装、领带内衬以及地毯。因为原料毛团里混杂着山羊干燥的皮屑、血液和粪便，当那些低薪的工人扯散毛团的时候，有些病菌孢子便会接触破损皮肤，乘虚而入使人患上皮肤炭疽病。

布拉赫曼在开始临床实验前首先收集了基线数据，了解了羊毛工厂中炭疽病的严重程度，这些工厂大部分位于费城。然后，他在宾夕法尼亚州的三个工厂招募自愿参加疫苗实验的山羊毛生产工人。被纳入实验的志愿者中，一半接种了实验疫苗，另一半则接种了安慰剂。可喜的是，实验表明该疫苗有效，而且几乎没有副作用。

与此同时，德特里克堡的陆军科学家也开始大规模培育炭疽芽孢，以用于可能的生物战。这在当时并没有影响到布拉赫曼对炭疽病的研究热情。他说："我从未想过会将炭疽用于战争，这太可怕了。"

布拉赫曼出于对炭疽病研究和预防性的公共卫生事业的热爱，特意询问了两年 EIS 学习结束后是否可以继续留任。朗缪尔回答道："我们从来没这么做过，但可以从此开始这么做。"于是，布拉赫曼得到了留任，并成了后续 EIS 学员的上司。1957 年 5 月，他将新罕布什尔州曼彻斯特市的一家山羊毛加工厂也纳入自己的疫苗研究队列。随后，他飞往中东和南欧继续研究炭疽病，将这一队列研究交由 EIS 学员斯坦利·普洛特金负责。

尽管曼彻斯特工厂的员工近一半都接种过疫苗，但精梳部门的工人却无一人参加接种项目。1957 年 8 月 27 日上午，一名精梳部门工人感到闷热不堪，且伴有疼痛，医生诊断其为流感。两天后，这名工人的脖子肿了，于凌晨 4 点 45 分住院，清晨 6 点便不幸去世了。事后人们发现他其实死于吸入性炭疽病。

同年 9 月 1 日和 2 日，又有两例来自精梳部门的致命吸入性病例。一周后，又有第四名患者出现，但他最终幸存下来。新罕布什尔州的病理学家赶快致电 CDC，这一情况转由朗缪尔所在的 EIS 处理，学员普洛特金被派往现场进行调查。与此同时，朗缪尔联系了布拉赫曼，后者闻讯立刻从罗马飞回美国。

布拉赫曼和普洛特金推测，也许过去曾发生过其他吸入性病例并且未得到诊断。他们检查了自 1947 年以来死亡的 68 名工厂员工的尸检报告，并没有发现可以合理归因于吸入性炭疽病的病例。

研究表明，吸入性炭疽病的潜伏期为二至六天，而皮肤炭疽病的潜伏期则更长。因此，他们查看了疫情发生期间所有原料毛团的进货记录，发现所有患者在发病前的十天内都曾接触过来自印度的同一个批次"321 - B"的黑色山羊绒。EIS 学员总结说，这一批次的羊毛团可能"含有异常高毒性的病原体"。从那时起，所有工人都接种了实验性炭疽疫苗。

1958 年，布拉赫曼不得不离开 EIS 去完成两年的住院医师培训。为了留住他，朗缪尔创建了职业发展计划。如果布拉赫曼答应培训完成后回到 EIS，并在联邦疾病管理局服务至少三年，那么 CDC 将以比医院高得多的标准支付布拉赫曼住院医师培训期间的薪水。这为未来 EIS 学员留在 CDC 工作开了先河。

4. 伊达尔戈县的僵尸

1922 年，董元（译音）出生于中国南部的一个村庄。在他年幼的时候，就移民至旧金山湾天使岛并且改名汤姆·钦。当他到达蒙大拿州汉密尔顿市（当时美国国立卫生研究院分支机构落基山实验室的所在地）时才十二岁。这位小业余昆虫学家也渐渐成了科学家们的小伙伴。此后，汤姆·钦获得了医学学士学位和公共卫生硕士学位，并在朝鲜战争期间担任过公共卫生官员。

1954 年，汤姆·钦加入 EIS 并被分配至 CDC 堪萨斯城分部。同年 8 月 24 日，CDC 接到了来自得克萨斯州伊达尔戈县的求助电话，说那里暴发了大规模的脊髓灰质炎疫情，并且成年患者的人数异乎寻常的多。

当汤姆·钦和另一位 EIS 学员卡尔文·库宁到达现场时，一名老妇人刚刚去世。汤姆·钦立刻和病理学家一起进行尸检，并取出一块大脑组织送往 CDC 实验室检验。实验室分离出了圣路易斯脑炎（SLE）病毒。该病毒还发现于当地的致倦库蚊（*C. quinquefasciatus*）中。

这不是脊髓灰质炎，而是有史以来最大的圣路易斯脑炎暴发，这场疫情主要影响老年人群体。据报告显示，已有 373 例病例，其中十例死亡。汤姆·钦估计实际发生的病例可能超过 1 000 例，因为有许多墨西哥人在此地非法入境。他们可能默默地忍受痛苦，因担心被驱逐而不去寻求医疗服务。

另一方面，库宁专注于脑炎病例的临床表现。他写道："发病相对突然。有些人抽搐，有些人则迷失方向、晕眩和昏迷。"几天后，这些病人失去了面部表情。库宁在接受采访时描述道："他们就像僵尸一样"。幸运的是，当脑内肿胀消退后，大多数人恢复了正常。

5. 狂暴的蝙蝠

1951 年，一名达拉斯妇女在被一只携带狂犬病病毒的食虫蝙蝠咬伤后死亡，随后几年又发生了几起此类案件。美国公共卫生官员对此感到震惊，因为他们一直认为狗、猫、狐狸和臭鼬才是狂犬病病毒的主要携带者。

1955 年，身为兽医的 EIS 学员肯尼斯·奎斯特被派来协助昆虫学家乔治·孟席斯研究相关情况。两人冒险进入得克萨斯州中部的弗里奥和布拉肯洞穴，这里有数以百万计的墨西哥无尾蝙蝠，两人捕获并标记一些蝙蝠，以试图追踪它们冬天的迁徙地。蝙蝠嘶哑的声音在洞穴中回荡，令人毛骨悚然，这些动物喳喳不休地一直流涎。奎斯特回忆说："就像走进迷雾之中。"使人胆战心惊的还有那些以落在山洞底下的死蝙蝠为食的甲虫，要知道自然历史博物馆就曾使用这些甲虫将标本迅速侵蚀到只剩下骨骼。因此，被绊倒并砸中头的倒霉游客有可能很快会被这些勤劳的甲虫化为骨骼。这也是蝙蝠洞研究人员始终要两人一起工作的原因。

奎斯特和孟席斯收集了死亡或垂死的蝙蝠，将它们带回实验室进行检测。其中 10% 的样本中能够分离出狂犬病病毒。他们在处理蝙蝠时必须异常谨慎，因为在不及时治疗的情况下，狂犬病是致命的，并且是一种特别可怕的死亡方式。患者最初出现发热、头痛和声音嘶哑的症状，每次吞咽都会使肌肉僵硬，咽部肌肉发生剧烈痉挛，导致大量的唾液从口中涌出，并发展为严重的恐水症。最后，他变得恐惧、愤怒，并试图咬人。

奎斯特和孟席斯在圣诞节假期里继续工作，在蝙蝠越冬之前他们必须尽可能多地给蝙蝠带上追踪环。1956 年 1 月 1 日，孟席斯回到奥斯汀家中，感到有点发热。第二天早上他开始流涎，两天后便去世了，留下了他的妻子和两个小孩。没有人知道他是怎么染上狂犬病的，因为他没有被咬过。这使得同行的奎斯特十分紧张，如果他坐以待毙地等着症状出现，那么治疗将为时已晚。于是，他给自己多次注射了抗狂犬病血清和实验性狂犬病疫苗。尽管这使得他非常恶心和痛苦，但所幸的是他没有染上狂犬病。

在随后的几年中，其他 EIS 学员学会了先将诸如狐狸之类的哨兵动物放进得克萨斯州蝙蝠洞里的举措，看看蝙蝠会不会咬它们。然而，仍有许多动物死于狂犬病，人们最终发现吸入含有蝙蝠唾液的薄雾就足以感染这种疾病。

6. 医院里的葡萄球菌

1955 年 6 月底的一天，西雅图金县卫生局的流行病学家、EIS 校友雷文霍尔特接到电话，打电话的人询问在劳顿堡陆军医院分娩的新妈妈们有多少出现了乳房脓肿的情况。

雷文霍尔特和另一位居住在西雅图的 EIS 校友杰里·拉维克立刻致电当年所有在医院分娩的产妇进行询问。令人不安的情况出现了：许多婴儿出生后在两周内出现了渗出性多形红疮。一两个星期后，母乳喂养宝宝的母亲便出现了乳房脓肿。脓液中培养出金黄色葡萄球菌。

葡萄球菌在自然界无处不在。毒株可产生毒素并引起皮肤脓肿、肺炎、败血症和多种疾病。雷文霍尔特说："当时正值婴儿潮，医院都超负荷运转。一个可移动的推车里面可能有八个婴儿像豆荚里的豌豆般挤在一起。忙碌的护士也可能忘了洗手，制造了无数交叉感染的机会。"

雷文霍尔特和拉维克在该地区的几家私人医院中发现了相同的情况。一些婴儿患有严重的肺炎，他们在不同的医院就诊进一步加剧了细菌传播。统计显示，有 23 人因此丧命，雷文霍尔特怀疑实际死亡人数更高。尽管对新型抗生素仍然敏感，但该种葡萄球菌菌株对青霉素具有耐药性。雷文霍尔特立刻打电话给朗缪尔，告诉他葡萄球菌感染是西雅图的主要致死性传染病，因此有必要进行全民健康检查。"你真是胡扯。"朗缪尔回答，随即对 EIS 学员罗斯·亚历山大吼道，"快去图书馆，找找与金黄色葡萄球菌相关的材料"。亚历山大发现了一些其他国家医院葡萄球菌病暴发的资料，但却没有与美国相关的信息。

亚历山大和实验室科学家伊莱恩·厄普代克立刻飞往西雅图。很快，他们确认了雷文霍尔特的判断。随后，朗缪尔派遣 EIS 学员唐·威瑟姆到西雅图增援。在 11 月的两周的时间里，威瑟姆发现了 52 例葡萄球菌感染，其中五人死亡。在接下来的几年中，葡萄球菌流行病席卷了世界上大多数地区的医院，这才使得 CDC 开始重视医院感染，并在美国各地的医院中建立了医院感染管理部门。

1958 年 10 月下旬，亚特兰大圣约瑟夫儿童医院通知朗缪尔，他们发现术后发生葡萄球菌伤口感染的患者数量惊人，EIS 学员安迪·纳米亚斯立即被指派调查此事。他发现自 7 月 17 日以来，有

12 例感染都可追溯到同一个胸外科团队。在排除了手术室及仪器被污染的可能性之后，纳米亚斯开始寻找可疑人员。他最终确定"外科 C 医生"是唯一一位参加过所有 12 次手术的人。

通过患者样本培养后可以判定病原体为菌株 80/81，该菌株对青霉素、红霉素和金霉素具有耐药性。自从雷文霍尔特发现葡萄球菌的青霉素耐药性以来，耐药性的增加是一个令人不安的发展趋势。[1] 研究人员在外科 C 医生的鼻孔中检测出了相同的菌株。经过有效的抗生素治疗后，这名医生痊愈并重新加入了胸外科团队。

安迪·纳米亚斯也因其研究获得了 CDC "葡萄球菌之王"的绰号，并撰写了许多有关医院流行病和耐药菌株的文章。

第四节　流感大流行、火星上的紫色肠炎以及脊髓灰质炎

1957 年 2 月下旬，中国首次发现了一种被称为"亚洲流感"的新型流感病毒，该病毒在世界范围内迅速传播。同年 6 月中旬，在加利福尼亚州戴维斯女高中生大会中以及其他地方都出现了疫情传播的情况。

---

[1] 1957 年，CDC 的一份报告指出："近年来，因为新药和化学药品的使用，所以许多公共卫生的领域获得了重大成就。尽管有很多功勋，但……药物的广泛使用也制造了一个自相矛盾的情况，……某些病原体对抗生素和药物的耐药性日益增强……构成了当今卫生工作者面临的最紧迫的问题之一。全球范围内都有葡萄球菌耐药性菌株在院内感染患者的情况。"

6月底，包括戴维斯女高中生大会参加者在内的加利福尼亚百人团，又乘火车前往爱荷华州格林内尔参加宗教聚会，该会共有来自美国43个州和其他9个国家的1 688名与会者参加。当加州小组的大多数成员随队抵达格林内尔时，州卫生官员向CDC发送了电报。距离现场最近的EIS校友汤姆·钦和格雷斯·多诺万立刻抵达现场来调查疫情进展。

经空气传播的病毒在人口密集的会议宿舍中扩散开来。虽然会议被取消了，但病毒也和与会者一起回了家，于是流感疫情在美国全境开始蔓延。流感在夏季并不容易传播，但该疾病在学校开学的秋季很可能达到流行病的程度。雄心勃勃的EIS首席官员[①]唐纳德·A. 汉纳森让EIS的另一位同事耶茨·特罗特建立一个流感监测系统，并且每周发布两次相关报告。

为了能让孩子们帮助采摘春季草莓，路易斯安那州的坦吉帕霍亚教区的学校7月初就开学了。7月31日，学生们开始打喷嚏。几天之内，12所学校有1 000名儿童缺勤。EIS学员弗雷德·邓恩和唐·凯里于8月7日到达现场，此时疫情已经达到了顶峰，罹患率达到65%，该教区已有10所学校关闭。到9月底，美国37个州报告了超过100 000例亚洲流感病例。

这种新的流感病毒株引起了20世纪第二次流感全球大流行。1918年的第一场大流行与肺炎相结合，在全世界杀死了超过2 000万人，仅在美国就造成了50万人死亡。1957年的流感致死性没有那么强。邓恩在报告中写道："从临床上讲，这种疾病症状相对较

---

① EIS的首席官员基本上等同于朗缪尔的行政助理。

轻，并发症也很少。"但对老年人或有基础性疾病的人而言，这种病可能是致命的。CDC 的统计学家测算了与流感平常年份相比的超额死亡人数，邓恩写道："死亡率虽然没有达到 1918—1919 年大流行的水平，但也造成了惊人的影响。"

甲型流感病毒有多种变体，其中两种蛋白质，即血凝素（H）和神经氨酸酶（N），包裹在占据宿主细胞内部的 RNA 周围。H 蛋白锁定在与呼吸系统细胞外部匹配的受体上，从而使其能够入侵宿主细胞。然后 N 蛋白可以破坏宿主细胞从而使复制的病毒传播。流感病毒的类型依据它们携带的蛋白质的特定类型命名：H1N1、H1N2、H2N2 等。流感病毒特别容易发生突变和适应，因此每年的新毒株都有轻微的变化，称为遗传漂变。生物学家每年必须预测哪种疫苗可能有效。有时一种或两种蛋白质类型发生重大变化就可能导致流感大流行。1957 年的亚洲流感病毒 H2N2 便是如此。

制药公司急于生产一种有效的疫苗，EIS 学员布鲁斯·杜尔对亚特兰大监狱的囚犯进行了测试。他回忆说："我们用蛋糕和冰激凌来奖励我们的志愿者。"除此之外，这些志愿者们还获得了相当有效的免疫力。由于生产周期长，疫苗供应不足，因此大多数疫苗只应用于某些关键岗位的人群接种。

朗缪尔在美国全国广播公司接受采访时预言，这种流行病将在圣诞节之前消退。他打趣道："放心吧！圣诞老人不会得亚洲流感的。"果不其然，该流行病在 11 月初达到高峰，在影响了四分之一的美国人后，眼看着疫情在 12 月终于要结束了。

然而，在来年 1 月出现了第二波疫情，并在 2 月下旬达到了顶峰，最后在 1958 年 4 月才逐步平息。① EIS 的学员们让他们的头儿永远不会忘记他的错误预测。随后从 EIS 毕业的人，毕业证书上均印有一幅"朗缪尔划小船"的简笔画，旁边还配有高耸于头顶的两股巨浪，似乎要将他吞没。

1. 在东巴基斯坦与天花作斗争

1958 年春，朗缪尔得知东巴基斯坦（现孟加拉国）发生了严重的天花和霍乱。美国国务院对朗缪尔提出的援助方案反应冷淡，直到听说苏联人将派遣科学家小组的消息后，才紧急批准了他的方案。

霍乱是东巴基斯坦地区的地方性流行病，并不是突发疫情。上了岁数的俄罗斯科学家们选择在较为舒适的达卡地区安营扎寨开展救治工作，主要对付细菌性痢疾。此行七名 EIS 学员之一的杰克·布罗迪回忆道："苏联派来的是老派且严肃刻板的实验室人员，而我们派出的则是 30 岁以下机灵的年轻人。我们跑遍东巴基斯坦寻找天花的踪迹，这是更紧迫的问题。"

尽管存在有效的疫苗，天花还是给贫穷的国家带来了很多麻烦。这是一种古老的病毒性疾病，重型天花（也有一种不那么致命的变种即轻型天花）可以引起发热、头痛、背痛和呕吐，产生类似于流感的症状。患者往往从面部和四肢开始出现严重的皮疹。天花病毒也攻击喉咙、肺、心脏、肝脏和其他内脏。病毒通过破

---

① 流行病学家不确定为什么通常在较冷的月份会发生流感流行。也许是因为这段时期人们一般在屋里度过，彼此靠近。没有人知道为什么有时会有第二波流感的发生。

裂的脓疱逸出，感染他人。在东巴基斯坦，天花的死亡率高达 40%。

EIS 小组发现，天花疫情始于 1957 年，当年报告死亡人数达到 1.1 万人。在 1958 年的头几个月中，有 1.4 万人死于这种疾病。东巴基斯坦政府在 4 月向国际社会发出了紧急呼吁，呼吁国际社会提供疫苗，主要来自苏联和美国的疫苗供应充足。

东巴基斯坦的 17 个州都已经有了疫苗接种小组，但是没人知道实际上有多少人完成了免疫接种或者天花究竟是怎样传播的。当地的卫生官员急需监测和评估方面的支持，从而实现人财物的科学部署。每位 EIS 学员与一名东巴基斯坦医学生或医生（担任翻译和助理）共同协作进入现场调查，负责收集数据并帮助疫苗接种工作。

在东巴基斯坦执行任务的 EIS 学员马尔科姆·佩奇在给他的未婚妻的信中提到："要穿越村庄找到那些人实在太难了，他们总在田里或其他什么地方。妇女们总是一看到我们就躲起来。除非我们十分幸运，否则她们才不会伸出手臂让我们接种。很多丈夫甚至不允许她们这样做。当然，很多时候我们也找不到她们的丈夫。孩子们跑进丛林里或者爬到树上以躲避我们……此外，这里没有冷藏设备，导致很多疫苗已经失效，失去了接种价值。幸运的是，感染天花的人数在大多数地区都在下降，但仍有大约 35% 的人从来没有接种过疫苗。"

6 月 20 日一场政变推翻了东巴基斯坦政府，新政权决定请东巴基斯坦本地人而不是美国的流行病学家来抗击天花。EIS 学员在其最终报告中指出："我们的发现属于初步结果，因为我们的观察期很短，并且收集数据的样本很小。"尽管如此，一份长达 17 页的报告指出：很久以前接种疫苗的人有时会出现较轻的天花症状，这使他们成为"更具感染性的传播者"；学员沿着铁路线追踪天花疫情，从而发现这些天花病毒是由铁路工人及其家人传播的；未接种疫苗的 9 岁以下儿童死亡人数过多。该报告建议继续监测，并且每周进行报告和冷藏疫苗。

EIS 已在相对较短的时间内发现了许多关于该病传播的重要信息。然而，他们将疫苗冷藏保存的建议并没有多大用处，因为正如佩奇指出的那样，东巴基斯坦几乎没有冷藏设备。

在 1958 年 7 月的 EIS 培训课程结束时，EIS 学员们总结这次东巴基斯坦之旅的经验，创作了一部讽刺意味的小品，他们称之为"火星上的紫色肠炎"，剧里充满了玩笑、影射和自嘲。在四月份的 EIS 年度会议上演出这个小品也成了保留节目。

2. 贫民窟里的脊髓灰质炎

1955 年的卡特事件后，灭活的索尔克脊髓灰质炎疫苗（IPV）已经可以安全生产，在美国和其他地区脊髓灰质炎的发生水平稳定地降低了。据估计，这一疫苗有高达 90% 的有效性。当脊髓灰质炎死灰复燃时，人们发现患者的临床类型发生了巨大变化。在接种疫苗之前，流行性脊髓灰质炎困扰着所有人，特别是白人中上层阶级。相比之下，1956 年在芝加哥流行的脊髓灰质炎则集中在黑人贫民窟，那里的孩子们没有进行疫苗接种。美国医学会曾将免费的免疫接种称为"社会良药"。

在推广索尔克疫苗的最初几年，美国的脊髓灰质炎病例总数平稳下降。在接种疫苗之前，1954 年有 38 476 例，1955 年为 28 985 例，1956 年为 15 140 例，到了 1957 年只有 5 485 例。但在 1958 年，这一数字略有上升，达到了 5 787 例。最严重的疫情发生在底特律的贫困地区，其中一半以上是 5 岁以下未接种疫苗的儿童。另外一起严重的脊髓灰质炎暴发，是在蒙特利尔州的布莱克福特印第安人保留区未接种疫苗的幼儿中发生的。事实证明，1959 年的脊髓灰质炎疫情比上一年严重得多，全国共有 8 425 例脊髓灰质炎病例。

3. 利奥波德维尔的实验

当接种疫苗后仍然感染脊髓灰质炎情况出现后，对索尔克疫苗的批评愈演愈烈。实际上，其中一些病例不是脊髓灰质炎，而是当时人们还不熟知的无菌性脑膜炎或新发现的 ECHO 病毒[①]感染。尽管如此，人们对口服脊髓灰质炎疫苗（OPV）的兴趣日益浓厚，这种疫苗带有减毒活疫苗（弱化病毒），它能通过产生抗体引起免疫系统的反应。

与索尔克疫苗相比，OPV 具有多个优势。它可以通过口服而非注射来实现免疫接种，制作成本也更低。弱化了的脊髓灰质炎病毒能在肠道中快速繁殖，赋予肠道免疫力。但排泄时，有可能会通过粪—口途径传播，使其他家庭成员和接触者免疫。

三位来自不同机构的科学家们相互竞争并开发出略有不同的

---

① ECHO 病毒即人肠细胞病变孤儿病毒（enteric cytopathogenic human orphan virus）。（因 1950 年被初次分离出来时不知其应归属于何病毒属，故称其为孤儿病毒。——译者注）

菌株和工艺，他们是莱德实验室的拉尔德·考克斯、威斯塔研究所的希拉里·科普罗夫斯基和辛辛那提大学的阿尔伯特·萨宾。来自威斯塔研究所的 EIS 学员斯坦利·普洛特金、乔·帕加诺加入了科普罗夫斯基的研究团队。

然而，朗缪尔和科普罗夫斯基在私下里和专业上都冲突不断。这位 EIS 项目主任拒绝让后来成为疫苗领域巨擘的普洛特金发表有关脊髓灰质炎疫苗的论文，称他"少不更事"。

与此同时，也有越来越多证据表明一些脊髓灰质炎活性疫苗——尤其是 3 型疫苗——在猴子和人体内存在恢复毒性的可能。它在很大程度上会导致而不是预防脊髓灰质炎的发生，这让朗缪尔心烦意乱。1959 年 3 月，他前往威斯塔研究所与科普罗夫斯基、普洛特金和帕加诺等人商讨对策。"这些问题的讨论非常激烈。"朗缪尔回忆道。他拒绝普洛特金以 EIS 学员的身份到比属刚果（1960 年独立）进行一项针对 7.5 万名儿童的大规模实地试验，另一方面朗缪尔却在知道普洛特金为威斯塔研究所工作的情况下，批准了普洛特金休假 60 天。

1959 年 4 月普洛特金抵达了刚果，他在利奥波德维尔（今金沙萨）开展了他那个设计不太周全的实验项目。他回忆说："项目控制管理方面存在诸多问题，开始时情况一团糟。但后来项目执行比较彻底且系统，这使我们起码能提取一些有用的数据。我发现这种疫苗在热带环境中的效果不是很好。因为发展中国家还有许多其他种类的肠道感染，因此口服脊髓灰质炎疫苗效果不佳。"

其实，普洛特金是冒着被愤怒的村民杀死的风险在工作，当地人认为科学家从儿童大腿股静脉中采血（用于抗体检测），实际上是一种绝育手术。"比利时人帮我们安排了这些实验项目，但参加的试验全部是非洲本地孩子，没有一个是白人孩子，所以引起了怀疑和反感，最后我必须得让军队把我给救出去。"普洛特金再回忆起这段时光时，还是不禁冒出一身冷汗。①

4. 内布拉斯加州的噩梦

阿尔伯特·萨宾最终战胜了拉尔德·考克斯和希拉里·科普罗夫斯基。1959 年，他将疫苗技术分享给了苏联科学家，他们为 1 000 万俄罗斯儿童接种了疫苗，并声称完全成功。随着美国民众要求使用萨宾疫苗的呼声高涨，当局压力越来越大，美国卫生部医务总监勒罗伊·伯尼于 1960 年 8 月批准将其用于试生产。

具有讽刺意味的是，在 1959 年美国境内脊髓灰质炎病例数上升后，接种索尔克疫苗使人们对国家统计数据的关注度日益降低。1961 年，当索尔克疫苗导致了约 1 000 个瘫痪病例，使它的名声降至最低时，这种疫苗也帮助美国成功消除了脊髓灰质炎病毒疫情。

然而，政治风向全都转向了新的萨宾疫苗。1961 年下半年，政府授权使用萨宾 1 型毒株，随即在 1962 年授权使用 2 型和 3 型。国会拨款 100 万美元购买萨宾疫苗，由 CDC 管理，还通过了 1962 年疫苗接种援助法案，授权继续提供支持。

3 型疫苗于 1962 年 3 月 27 日获得许可，4 月份在多个州开始了大规模疫苗接种计划。据报道，5 月 22 日，俄勒冈州出现了 3

---

① 多年后，爱德华·胡珀在他的著作《河流》中，指责普洛特金在刚果开展脊髓灰质炎疫苗接种间接导致了艾滋病的流行。普洛特金和其他人随后有理有据地驳斥了这一指控。

个病例，其中一位接种者在口服疫苗后 30 天内出现了瘫痪情况。在接下来的几个月中，俄勒冈州又有另外四起此类病例，亚利桑那州和俄亥俄州也有可疑病例的报道。7 月 25 日，EIS 学员吉姆·布莱恩飞抵俄勒冈州进行调查。

9 月 8 日，卫生部医务总监路德·特里被要求在内布拉斯加州的奥马哈发表演讲，他在那儿从当地卫生官员处获悉，在发起全州的 3 型萨宾疫苗接种运动之后，州内发生了几例瘫痪病例。内布拉斯加州卫生部门当时尚未向 CDC 报告任何此类事件。然而，三名 EIS 学员和就近的 EIS 校友调查发现，在内布拉斯加州有十例明显与疫苗相关的病例，其中 6 名患者为成年人。这些病例在接种 3 型疫苗的 30 天内发生，该州在此期间没有原发性脊髓灰质炎，而且从受害者粪便中提取的病毒毒株是类似于疫苗中使用的"人工筛选过的病毒类型"。发病与疫苗接种的关联率为每百万剂 10.7 例，比美国其他地区与 OPV 相关的脊髓灰质炎平均发病率高约 20 倍。

为什么疫苗在俄勒冈州和内布拉斯加州引起了如此多的病例？因为那里有相对较多的偏僻的乡村地区，许多人（包括成年人）容易感染脊髓灰质炎。他们以前从未接触过这种病毒。感染脊髓灰质炎病毒的成年人也比儿童更容易出现瘫痪。

10 月 2 日，口服疫苗特设委员会举行了一场有争议的会议，萨宾本人大力捍卫该疫苗。朗缪尔在笔记中写道："成为委员会委员这件事让我十分尴尬。"最后，该委员会发表了一项模棱两可的建议，即 30 岁以上的成年人应谨慎使用 3 型萨宾疫苗。

在接下来的一个月中，朗缪尔在给一位英国同事的信中写道：

"由于双方的观点冲突，目前的局势陷入了混乱之中。"萨宾拒绝承认他的疫苗在任何地方、任何时间曾导致脊髓灰质炎。"我们刚完成了内布拉斯加州病例的深入调查。在 3 型疫苗接种后的合理潜伏期，有八例确实出现了后遗症①，其中一半是儿童。这使我们对目前只禁止对成年人使用 3 型疫苗的立场产生了怀疑。"

尽管有严重的疑虑，朗缪尔仍然在公开场合继续支持推广口服脊髓灰质炎疫苗以及声援相关的官方声明，即"在某些情况下，该疫苗存在'非常小的'风险"。他也从未允许发表有关内布拉斯加州案件的 EIS 调查报告，因为这可能会损害疫苗计划并引发诉讼。然而内布拉斯加州的数据还是被隐藏在了 1964 年的一篇论文中，该论文涵盖了所有与疫苗相关的脊髓灰质炎病例。这些数据表明，全国平均水平为每百万剂 3 型疫苗中会有 0.4 例瘫痪病例。

5. "天堂"里的脊髓灰质炎

尽管有关 3 型疫苗的问题挥之不去，但 OPV 依旧迅速成为美国和世界大多数地区的标准疫苗。因其易于管理、快速有效、价格低廉并且可以通过粪—口传播使得其他人也变相获得免疫，所以口服疫苗最适合用于疫情严重情况下的流行病防治。

1963 年，吉姆·布莱恩就在马绍尔群岛疫情暴发时证明了 OPV 的益处。夸贾林环礁的主岛上有 3 000 名美国人及其家人生活。附近的埃贝耶岛面积比主岛要小得多，却也有 2 500 名当地人

① 在萨宾的敦促下，委员会撤销了十个案件中的两起。在 1963 年 4 月的 EIS 会议上，EIS 官员鲍勃·埃尔凯马评论说："尽管撤销了两起案件的裁判，但这也并不意味着这两位受害者就能站起来走路了。"

生活，约有 400 名在夸贾林工作的马绍尔人乘水上出租车上下班，为美国家庭提供劳工和家政服务，她们经常带自己的孩子一起出门。

1963 年 1 月 7 日，在夸贾林环礁主岛上的一名儿岁美国女孩被诊断出患有脊髓灰质炎，并被送往夏威夷进行手术。从她的粪便中分离出 1 型脊髓灰质炎病毒。1 月 12 日，一名三岁的马绍尔男孩出现了腿部瘫痪。在接下来的几天里，埃贝耶岛又有六个孩子患上了脊髓灰质炎。1 月 16 日，在两岛之间往来需要先进行检疫隔离。当地的儿童在这场疫情中尤其危险，因为他们从未接触过脊髓灰质炎病毒。

1 月 19 日，海军医疗队带着 I 型口服疫苗匆匆从夏威夷赶来，此时埃贝耶岛已经发生了 25 个瘫痪病例，夸贾林主岛也发现了第二个美国籍患者。直到两个岛屿的全部居民都接种了疫苗，这支海军医疗队才飞回了珍珠港。

1 月 29 日，来自遥远的朗格勒普环礁的无线电广播报告说，该岛的 208 人中有 16 人瘫痪。贸易船只正在传播脊髓灰质炎。亚特兰大的 CDC 紧急派遣人手，为群岛的所有居民进行疫苗接种。2 月 14 日，EIS 学员吉姆·布莱恩和罗恩·罗伯托以及一位 CDC 资深专家携疫苗抵达。

布莱恩与一名海军流行病学家一起飞往马绍尔群岛的首都马朱罗，那里的疫情仍在肆虐。"我们花了六周时间在疫情辐射半径内的岛屿上进行免疫接种。我坐着两栖飞机到环礁上。但因为有珊瑚礁，他们不能停得太近了，所以他们给我的随行翻译一艘充气单人筏，译员拿着公文包和疫苗，我则游泳上岸。"布莱恩回忆道，"这样一来，我们每天就可以完成两三个环礁的接种工作。"

接近一半的马绍尔群岛居民受到了脊髓灰质炎疫情的影响，所幸并未扩散到其他岛屿。尽管疫情很严重，每千人中就有 20 人受到感染（比美国的任何地区都要高很多倍，而且是世界上任何地方都没有的），但口服疫苗阻止了一场规模更大的悲剧。

第五节　60 年代初的新发现和未解之谜

1961 年 2 月 3 日，一名海军指挥官打电话给 CDC，报告密西西比州帕斯卡古拉的很多居民感染了肝炎，当时核潜艇正在那里建造。一艘潜艇即将进行长途巡航，指挥官担心船上可能会暴发肝炎。

EIS 学员吉姆·梅森在帕斯卡古拉发现了一种不寻常的发病模式。"通常，甲型肝炎的继发受害者多为儿童及其父母，而这次几乎没有儿童病例，大多数病例是成年男性。"梅森发现，患者之间的唯一联系是，所有人都在患病前六周内吃了生蚝。梅森在帕斯卡古拉进行了一次随机电话调查，从中获悉，被他称为"对照组"的人中有 30% 食用了生蚝，而患者则是 100% 食用了生蚝。① 梅森认为，这次的疫情很明显有生牡蛎牵涉其中，但"对照组"食用生蚝的人为何没有感染肝炎？

答案其实很简单，因为在河口立了一块警示牌，提示大家打

① 这是病例对照方法的雏形，这与前文提到对整个人群进行队列研究的方法有所不同。在普遍流行的情况下，从社区中选择随机对照组相对简单。

捞生蚝是违法的。由于造船厂的原因，帕斯卡古拉社区发展得太快，使污水处理系统负担过重。梅森回忆说："大部分污水直接流入了帕斯卡古拉河。"

随着丰富的有机物质从河口流出，滤食牡蛎长得格外肥美多汁，但也从含有粪便排泄物的水中积累了大量的肝炎病毒。有三兄弟无法抗拒非法生蚝的诱惑。他们在晚上用绳子把它们绑起来，然后卖到帕斯卡古拉和阿拉巴马州莫比尔的生蚝酒吧。

莫比尔一连串的肝炎病例将梅森带到了生蚝酒吧。通常在流行病中，这种离群值（远离主要受影响社区的病例）常常可以为发现病因指明方向。他说："我发现酒吧从兄弟仨那里买了几麻袋生蚝。"而"对照组"吃的则是在干净水域中捕获的生蚝。在美国，海鲜首次被确认是肝炎的一种来源。最终，梅森在 5 个州发现了 80 起与帕斯卡古拉兄弟有关的病例，而这些地区也被禁止继续打捞受污染的生蚝。

回到亚特兰大后，梅森加入了 EIS 学员比尔·艾尔西所在的肝炎监测部门。在两个月内，他们的部门发现了新泽西州纽瓦克出现数十例成人肝炎病例，这些病例里似乎生意人是主要病患。艾尔西前去调查并了解包括生蚝食用史在内的一系列信息，然而受访者的答案都是否定的。"所以，我决定问他们最近是否吃了蛤。我发现其中有 60% 都吃了。"樱桃石蛤来自新泽西州受污染的拉里坦湾。在新泽西州和纽约市，患病人数累积至 500 多例。

由于 CDC 没有监管权力，海鲜行业的游说者坚持认为石蛤应该继续在市场上销售。肝炎监测部门负责人 D. A. 汉纳森告诉记者："生吃来自拉里坦湾的贝类，基本上等于玩俄罗斯轮盘赌。"

由此可见，EIS 学员及其上级主管有时不得不借助媒体的力量来保护公众的健康。

1. "沙拉奇才"

1961 年 12 月，朗缪尔的 EIS 首席官员唐·米勒前往佛罗里达州杰克逊维尔的塞西尔菲尔德海军航空站，那里为航空母舰飞行员提供补给。航空站里出现了一种只影响军官的传染性肝炎。"他们很担心有人在患病的早期阶段出现疲劳驾驶，直接开着飞机撞上航母的屁股。"米勒回忆道。

他和 EIS 学员保罗·约瑟夫花了两个星期的时间来调查这次疫情。22 名患者全部在单身军官宿舍（BOQ）食堂就餐，也有来自航空母舰上的已婚军官经常光顾。海军保留了详细的菜单记录，以及特定日期在 BOQ 进餐的人。所有的患者都在 10 月 26 日或 27 日到过那里。但是由于已经过去了一个多月，患者无法准确地复述他们吃了什么。

米勒和约瑟夫做了一份食物偏好问卷，重点调查了他们不吃的食物。在填写问卷的 21 个案例中没有人说他们从未吃过土豆沙拉或冰激凌，这意味着所有病人都曾经在某个时刻吃过这两种食物。在 BOQ 吃过饭但没有生病的 116 名对照组受访者中，有 29% 的人说他们从未吃过土豆沙拉，但只有 5% 的人从未吃过冰激凌。"因此，我们认为土豆沙拉可能是罪魁祸首。"米勒得出结论。

EIS 学员对处理食品的人员进行检测时发现，一名士兵是肝炎病毒感染者。米勒说："他在阿拉巴马州因酒后驾驶被警官拦住，一怒之下向警官的靴子撒尿，最后被捕。他的妻子告诉我们，有时候他故意在床上撒尿。所以我们认定，他可能已经在土豆沙拉中撒尿了[①]。"

2. 被污染的血液

1962 年秋天，EIS 学员乔治·格雷迪走访了波士顿地区十几家医院的肝炎患者。他采访了传染型肝炎（现在称为甲肝，潜伏期较短）患者和血清型肝炎（现在称为乙肝，潜伏期较长）患者。有五分之一的患者近期内吃过生蛤或煮得不是很熟的贝类，但大多数人是在医院因输血被感染了乙型肝炎。

前一年，全美国报告了创纪录的 72 000 例肝炎病例。多数死亡可能是由乙型肝炎造成的。朗缪尔观察到："由错误的灭菌技术导致的血清肝炎的严重传染，在 1960 年的肝炎暴发中完全地展示出来，一位医生的行医过程就涉及 40 多例感染和 15 例死亡。"一位新泽西州的整骨师兼精神科医师用药物治疗了 250 名抑郁症门诊病人，他使用的药物包括镇静剂、维生素和"增能剂"。医生对所有静脉注射巴比妥类药物的病人使用同一根的导管，从而导致交叉污染。正如 EIS 学员特德·艾克霍夫和罗恩·奥特曼记录的那样，这位医生无意中给患者注射了足够剂量的乙肝病毒。因此，EIS 学员发现除了被污染的生蛤和心怀不满的厨房工作人员外，静脉注射可能也是肝炎流行的来源。具有讽刺意味的是，拯救生命的医院这次反而成了健康威胁的来源。

---

① 肝炎病毒通常通过粪便传播，但也可以通过尿被传播。

3. 沙门菌 "奥德赛"

1961 年秋天，在加拿大纽芬兰一个名叫 "可遇不可求" 的小镇，总共只有 85 人的小镇却有 11 人感染了一种常见的食物中毒细菌，这是 2 000 多种沙门菌中的一种。但是，这次的病原体是在北美并不常见的汤普森沙门菌。患者都吃了由美国贝蒂妙厨制作的天使蛋糕。

由于加拿大流行病学家已经将病因锁定在蛋糕身上，EIS 学员埃利·弗里德曼被派往小镇帮助查找蛋糕污染的原因。"蛋糕的包装盒上写着 '不要烤过头'，这样蛋糕才能保持水分。然而配料中含有的鸡蛋粉是一种天然的沙门菌培养基。"

弗里德曼随后飞往印第安纳州哈蒙德市参观了蛋粉的原料来源——H&M 孵化场。那里的鸡粪中汤普森沙门菌检测呈阳性。他进一步发现那里将鱼粉作为鸡饲料。于是他奔赴新泽西州怀尔德伍德，那里有一个大型的鲱鱼加工厂。他说："我发现工厂里的鱼都被汤普森沙门菌污染了。" 弗里德曼和 EIS 校友肯尼斯·奎斯特一起登上捕鱼船出海。他将棉签插入新捕获的鱼的泄殖腔，将棉签放入密封的培养管中，然后将其运回 CDC 的实验室。他们没有在样品中发现沙门菌的踪迹，所以源头一定是在鱼粉厂。

弗里德曼和奎斯特判断，"无论污染源是什么，（出现这种状况的原因）都是在生产鱼粉的时候没有充分加热杀菌"，因此他们建议更改生产系统。

弗里德曼最终得出结论，工厂下水道里的老鼠可能是沙门菌的来源。"很高兴布拉赫曼博士（沙门菌监测部门的负责人）没有要求我弄明白老鼠是怎么被污染的。"他打趣道。

1963 年 4 月，菲利普·布拉赫曼接到来自纽约和费城的电话，电话那头询问德尔卑沙门菌病例的情况，这些病例均来自这两座城市的大型综合医院。截至该年 7 月，10 个州的 40 家医院报告了 775 个病例。沙门菌病患者中有 16 人死亡，其中大多数是老年患者。

在其他 EIS 学员调查纽约市的一系列案件时，弗里德曼和吉姆·布莱恩去了费城。他们主要去调查最初发现的病例。所有病人都没有在其他医院就诊的经历。许多人最初是因为其他胃肠道疾病而入院的，于是他们推测常见的手术或设备可能是致病元凶，但没有更多证据支持这一假设。

大多数患者由于要做手术，饮食受到严格限制，所有的德尔卑沙门菌患者将生鸡蛋或未煮熟的鸡蛋作为液态营养素来食用，这是他们消耗的唯一食物。弗里德曼和布莱恩发现，每天有大约一半的患者收到医院派发的生鸡蛋，大约 90% 的患者在出现症状 48 小时前食用了生鸡蛋。

流行病学家通过大型分销商、批发商和区域加工商，直至在 12 000 个家禽养殖场中追踪这些生鸡蛋的来源，发现是宾夕法尼亚州的一些农场为受影响的医院提供了食物。流行病学家们也在这些农场的碎鸡蛋残渣中检测到了德尔卑沙门菌。

因为被病原体污染的食物包括鸡肉以及蛋制品，比如蛋酒或者是用来制作柠檬蜜饯馅饼的冷冻鸡蛋、干蛋制品或未煮熟的鸡肉，沙门菌病例在不断增加。1964 年 9 月 12 日，《时代》杂志的标题警告说，厨房里存在死亡的隐患。第二个月，布拉赫曼向州卫生部门发送了建议，美国食品和药物管理局（U. S. Food and

Drug Administration，FDA）随后通过了一项法规，要求加工厂对鸡蛋进行检查（如果蛋壳破裂，则需采取巴氏灭菌法消毒），然后根据其外表状况进行分级和消毒。

4. 寻找最致命的瘟疫

1964 年 7 月，EIS 学员吉姆·盖尔和帕尔默·比斯利以及 CDC 的一名鼠疫专家飞抵玻利维亚的拉巴斯。德特里克堡生物战专家希望从当地致命的鼠疫暴发中获取活样本，以丰富其病原体库的收藏。三名美国人从拉巴斯乘飞机飞到玻利维亚东部，然后乘着装载动物样本的卡车来到安第斯山脉的东坡。在那里他们骑上驮畜，在偏远的村庄德斯卡加德罗展开为期两天的探索工作。

这里曾经有 32 个盖丘亚族印第安人居住，不想却出现了 13 例鼠疫，其中 8 人死亡。除 3 个鼠疫幸存者外，其他人都逃走了。在 1964 年，鼠疫比较少见。如果及时诊断，鼠疫可以通过使用抗生素治疗而痊愈。在德斯卡加德罗，不知从哪里跑来一只携带鼠疫耶尔森菌（一种芽孢杆菌）的老鼠，造成村里一名 18 岁的男孩感染。非同寻常的是，这种病原体是通过人身上的跳蚤传播的。

村民带着美国研究人员来到第五名死者的坟前，她已在 21 天前不幸因病去世。"我们当时必须开棺验尸。"盖尔回忆道。然而遗体直接被埋在土里，既没有棺材也没有裹尸布。盖尔戴着手套切断了死者的右手小拇指。"鼠疫活菌在骨髓中的存活时间比其他任何部位都要长，"他解释说，"我并不担心有可能因此感染鼠疫。就算我不幸中招了，四环素也可以帮我应对感染。而且年轻的 EIS 学员都有某种永生情结。"

两天后，他们回到都市将骨髓材料与生理盐水混合，然后注射进了活的豚鼠体内，果不其然豚鼠感染了鼠疫而亡。通过这只小可怜的献身，身在美国的科学家们将鼠疫杆菌集中的脾脏取出来并冷藏运回德特里克堡。在这次的事件中，EIS 学员姗姗来迟，没能阻止更多的死亡，且是出于军事目的收集鼠疫样品，对死者没有显示出多少尊重。盖尔说："我回想起来自觉诧异，那时的我居然接受了这件事情。我们收集细菌样本应该是为了保护健康，制造预防性疫苗才对。"

次年，盖尔调查了危地马拉克萨尔特南戈玛雅人中的疑似脑炎暴发。他在那里发现病人处于昏迷状态，许多人经历着缓慢而痛苦的死亡。"我得知患者并没有发热，在那个高海拔地区也没有蚊子。所以我开始考虑是中毒事件。"他发现前一个冬天收成不好，所以为了不挨饿，人们吃了用粉红色的甲基汞杀菌剂处理过的小麦种子。他的发现阻止了更多的死亡。

5. 第一次慢性病调查

1960 年末和 1961 年初，三名来自伊利诺伊州尼尔斯市一所名叫圣约翰·布雷伯夫的天主教小学的学生死于急性白血病，另外还有两人在病榻上挣扎。这所学校的校长打电话给芝加哥癌症研究医院，这家医院联系了 CDC。1961 年 3 月 27 日，28 岁的 EIS 学员克拉克·希思抵达现场。

经过一番调查，希思发现了尼尔斯市的另外三个病例：一个 3 岁的男孩于 1957 年死于白血病，他和两个哥哥姐姐也就读于圣约翰·布雷伯夫小学；一个 6 岁的女孩最近死于该病，她的哥哥也在该校念书；以及一个 10 岁的女孩，她最好的朋友是一名已故的天主教学校学生。

希思确定，在同一时期内，尼尔斯的白血病发病率（21.3例/10万）几乎是库克郡其他地区的发病率（4.6例/10万）的五倍。当时唯一已知的疾病病因是辐射，但是盖革计数器（辐射强度测量仪）未能在小学或已故学生的住所中测试出异常的辐射水平，希思也没有发现任何致癌的家用化学药品或杀虫剂。

在此期间，在学生中风湿热（由链球菌引起）的病例数量也异常多。当希思绘制病例数据时发现，风湿热病例与白血病病例增加的时间大致相同。链球菌是否以某种方式触发了易感儿童的白血病？此外，在同一时期，有7个尼尔斯市的婴儿因先天性心脏缺陷在出生后不久死亡。导致白血病的因素同样也会导致出生缺陷吗？

尼尔斯是战后的新郊区，此时人口已超过2万，自1950年以来已增长了十倍。希思在1963年发表的文章中称其为"微流行病"，并假设在新社区中被聚集在一起的儿童可能会患上白血病，这是因为他们接触了一种还没有形成特异性免疫的病原体。

尽管进行了广泛的调查和血液检测，但仍然没有证据表明这次群集性暴发不是偶然事件，这一情况对于在接下来的十年进行白血病调查的EIS学员而言简直太熟悉了。希思也将在日后开展很多相关人才培训和督导活动。

6. 菲律宾的霍乱

1961年，致命的埃尔托亚霍乱弧菌开始在印度尼西亚肆虐。如果感染霍乱后得不到及时治疗，那么患者很有可能在不到二十四小时内因为脱水而丧命。这种细菌在整个东南亚迅速传播，疫情扩散至菲律宾、泰国、中国台湾，甚至传入伊朗、土耳其和非洲。这是现代第七次霍乱全球大流行的开始。

1962 年，包括 EIS 学员保罗·约瑟夫、威利·亨利·莫斯利和 CDC 实验室科学家在内的小组前往菲律宾中部岛屿西内格罗斯，他们在那里的空置校舍中建立了临时总部，并将那里改建为巴科洛德市的急诊医院。他们给霍乱患者挂上了生理盐水，施以含电解质的静脉输液，以防止患者因为腹泻脱水。

1961 年 11 月至 1962 年 1 月，霍乱首次暴发。莫斯利和约瑟夫知道霍乱弧菌通常在污水中传播，但巴科洛德市的公共供水系统中并没有检测出霍乱弧菌。

通过对患者和幸存的家庭成员的回顾性采访，他们发现这次疫情始于 1961 年 11 月，在 12 月达到顶峰，然后逐渐缓和。流行模式显示出一种共源暴发，患者主要集中在沿海地区，但病例同时也随机出现在岛内地区。EIS 学员了解到，菲律宾人经常生吃一种小虾，这是当地一种很受欢迎的美食。吃虾的流行季节始于 9 月下旬，一直持续到 1 月，与疫情的发生时间相吻合。莫斯利回忆说："我们在第一波流行中能找到的每个人都与生虾有过直接接触。"

EIS 学员找到了可能的索引病例①——一名 34 岁的摄影师。他住在海岸上的一幢建在桩子上的房子里，他家厕所的污物直接排入大海。11 月 4 日晚上 11 点，他开始严重腹泻。到凌晨 1 点，他无法行走，被送往医院。没有人知道他是如何感染霍乱的。但是，正如最终报告所指出的那样："由于虾群的游动习性以及这种小虾

---

① 索引病例指一种流行病的第一位患者。

的传统捕捞方式，分布在巴科洛德地区的虾正是研究人员从摄影师的后院附近的海域捕捞上来的虾。"之后，来自污水的病原体导致了毁灭性的流行病疫情。

7. 父母最可怕的噩梦

在北卡罗来纳州，一个 8 岁的女孩 7 天内突发间歇性上呼吸道症状，她时而看起来好些，转眼又变得昏昏欲睡，时而又开始呕吐，抑或躁动不安。在她被送往急诊室后，还出现了昏昏欲睡和抽搐症状，随后陷入昏迷，第二天不幸去世。

在 1962 年 1 月 2 日至 4 月 16 日之间，北卡罗来纳州有 16 名儿童出现这种情况。除 1 人外，其余全部为白人儿童，其中有 10 名女孩，大多数是小学年龄段。这些病例散布在该州的农村地区。尸检显示大脑严重肿胀和肝脏脂肪过多。位于北卡罗来纳州的 EIS 学员乔治·约翰逊指出，这些病例的高峰与 1962 年乙型流感流行曲线的顶部重合。那么可能是流感以某种方式导致了这种可怕的综合征吗？

第二年，3 位澳大利亚医生发表了一篇描述相同现象的文章。主要作者是 R. 道格拉斯·瑞，于是人们也称这一可怕的综合征为瑞氏综合征[①]。尽管有了一个名字，但它当时仍然是一个多年未解之谜，亟待 EIS 学员们探索发现。

8. EIS 的大家长朗缪尔

1960 年代，年富力强的亚历山大·朗缪尔担任 CDC 流行病学

---

① 后来称其为"瑞氏综合征"或"瑞-约翰逊综合征"。

部门的负责人。他把 EIS 学员当作自己家的孩子，这些小伙子们则对他怀有敬畏恐惧、钦佩尊重甚至是厌恶的复杂情感。朗缪尔重视忠诚，这意味着要对 CDC 和他个人忠诚。1961 年，当罗斯·亚历山大告诉朗缪尔自己打算离开他而接受华盛顿大学的工作时，朗缪尔恶狠狠地回答："你永远都不可能在学术界成功。"

亚历山大回忆说："与朗缪尔合作既是享受也是挑战。他并不在乎要花多少功夫，他只是想把事情做好。他很喜欢争论，不计后果地追逐自己心里的真理。"正如一位 EIS 资深人士所言："朗缪尔经常犯错，但从不迟疑。"

朗缪尔也会力挺 EIS 学员，并在公众场合公开表示支持。他就如何与州和地方卫生部门合作提供了精明的建议："当你调查疫情暴发时，请一定找到那些在某个部门工作了很长时间的中层人员，他们知道一切工作套路，知道如何在短时间内完成工作。"

当朗缪尔出现在 CDC 时，他做的第一件事就是邀请那些经常对联邦政府怀有敌意的州公共卫生官员一起开个会，并请他们提出应该定期监测的疾病清单以及提名该州疾病信息的联络人。这个联络人便是州流行病学家。各州和地区流行病学家中心（CSTE）①自此以后一直与 CDC 保持着密切合作。

在 7 月份举办的新学员培训课程中，朗缪尔会让外派的 EIS 学员从疫情暴发现场打电话过来，这样他和受训者就可以通过免提电话向他们提问。那一刻很激动人心，很有戏剧性，朗缪尔总是在舞台中央。他坚持 EIS 学员亲手起草报告和文件。由于这项艰苦

---

① 各州和地区流行病学家中心现在被称为州和地区流行病学家委员会（Council of State and Territorial Epidemiologists, CSTE）。

的工作，EIS 学员学会了如何撰写清晰简洁且易于理解的报告，其中许多报告都出现在《发病率和死亡率每周报告》（*Morbidity and Mortality Weekly Report*，MMWR）中，这最初是一本关于美国疾病和死亡报告的枯燥的统计出版物。朗缪尔于 1961 年 1 月 1 日设法从国家生命统计办公室手里接管了这份周报。在他敏锐的目光下，MMWR 成了当时获取流行疫情信息的可靠来源。

朗缪尔苛刻的方法并不适合所有人，但它鼓舞了许多人。EIS 校友约翰·鲍林回忆说："朗缪尔让我觉得我可以做任何事情。只要有问题，我就可以解决它。"EIS 老将安迪·弗农补充说："我认为信心是朗缪尔给我们的最伟大的礼物之一。他向我们保证，如果我们找到正确的方式，那么问题都是可以解决的。"

对于朗缪尔来说，正确的方法是务实的方法，即"到现场去，获取事实，采取行动"。鲍林说："他讨厌复杂的统计争论。如果你做得对，我们都会看到，这将是显而易见的。"

EIS 校友斯坦·福斯特回忆说："我从不怕他。他对大家及其家人都关怀备至。"当然，EIS 还是必须要排在第一位的。罗斯·亚历山大回忆说："我经常出门在外，于是我的妻子向朗缪尔抱怨说这么下去我们很难怀上孩子。于是，他让我在妻子怀孕之前都待在家里，刚怀上就又让我出差了。"

另一方面，朗缪尔自己的家庭生活也曾陷入困境。1940 年，他与萨莉·哈珀结婚，13 年内育有 5 个孩子：安妮①、保罗、苏珊、琳恩和简。朗缪尔不仅是个经常出差的工作狂，他在家里也

---

① 安妮·朗缪尔于 2004 年去世。

喜欢搞连珠炮式的提问而不是更轻松的餐桌对话。①

1960 年，6 岁的简从家里的阳台上摔下来大难不死。三年后，她却因瘢痕组织积聚而死于脑积水。朗缪尔的前秘书玛莎·怀特·布罗卡托回忆说："简的葬礼结束后，我去了朗缪尔家。这是我唯一一次看到他完全崩溃的样子。但当回到工作岗位时，他闭口不谈这件事情。"实际上，许多 EIS 学员甚至都不知道朗缪尔有孩子。

其他孩子偶尔谈论起他们的父亲时则充满了苦涩。苏珊·朗缪尔说："父亲与他的学员们有如此融洽的关系，而这往往是以对家庭的伤害为代价的。我遇到过许多 EIS 校友，他们总说，'哇，你的父亲改变了我的生活，他对我的影响最大，这就是我投身公共卫生事业的原因。他是我遇到的最好的老师，陪我熬夜到凌晨 2 点撰写文章'。然后我想对他们说，'是啊，但他长期不在家，在帮我做除法方面很差劲'。"

在苏珊·朗缪尔的记忆里，也有全家温馨的时刻。"每个月父亲会给我们做一次煎饼，在饼上特地写下我们的名字，有时候母亲也会弹起钢琴，我们就会一起哼起《麦克纳马拉乐队》这首歌。"有些周末，朗缪尔也会带着他们进行乡间探险。"我们走到十字路口，父亲总会问我们，'孩子们，咱们是向右、向左，向前还是向后？'"

琳恩·朗缪尔和 EIS 是在 1951 年 7 月相伴而生的。琳恩形容父亲："他五大三粗，真的很难相处。我对他而言根本不重要，这

---

① 在一次晚餐中，朗缪尔悬赏 1 美元向他的孩子们提问朗格汉斯岛的位置。保罗赶紧跑到地图集前仔细翻看，但一无所获。他的父亲最终告诉他，朗格汉斯岛（也叫"胰岛"）是胰腺的一部分。

让我很痛苦。我知道他爱我，但他没有那么喜欢我。"保罗·朗缪尔则时常与他的父亲聊起 EIS 和父亲的职业生涯，"虽然我没能经常和父亲见面，但我觉得他是一个伟大的父亲。"父亲的期待是那么遥不可及，"我虽然聪明但是有阅读困难，我不够格。"

苏珊·朗缪尔则认为父亲重男轻女。"女儿本应该是父母的掌上明珠，但是他常对我们置若罔闻。"同时，朗缪尔也是一名政治和社会自由主义者以及公共卫生的倡导者，他坚信女性享有节育和流产的权利。很大程度上正是因为朗缪尔的好奇心和推动，EIS 和 CDC 才进入了诸如癌症症状群研究和计划生育等许多新的领域。

朗缪尔的老伙计汉纳森在 1963 年写道："尽管他有时会引起争议，但我认为很少有人会质疑他做出的巨大贡献。"

第六节　编外自家人

"紧急！需获取天花病毒的实验标本！"EIS 学员唐·米勒 1962 年 11 月下旬正打算从印度尼西亚飞回家，在前一天他收到了来自汉纳森的电报。米勒刚刚完成世界卫生组织（World Health Organization，WHO）印度尼西亚消除疟疾行动计划的评估工作，他的妻子和两个孩子还在亚特兰大。通过在室内墙壁上喷洒滴滴涕来消灭疟疾是一项雄心勃勃的计划。米勒发现在 17 000 多个印度尼西亚小岛上，按蚊仍然猖獗。汉纳森则认为天花更有可能是清除的目标，因为天花病毒只感染人类，而没有其他宿主或媒介（如蚊子）需要去担心。这也是为什么汉纳森对天花标本特别感兴趣。

米勒很快在当地找了一家医院，那里有 24 名处于疾病的不同阶段的天花病人。他说："我把含有天花病毒的体液做成切片样本，并把一些痂保存在试管里。"米勒不知使了什么神通让这些样本顺利通过了美国海关。"我很担心我的领带可能在取标本时被污染，因为它采集样本时可能碰过病人身体，而我家小女儿还未接种疫苗。"于是，他毫不留情地将领带冲进纽约艾德威尔机场的马桶里了。

米勒上班后便得知他将成为汉纳森的副手，专门研究天花和麻疹等病毒性疾病。从 EIS 毕业后，他也一直在 CDC 任职。

1963 年 7 月，牙买加卫生部部长请求 CDC 帮助金斯敦的儿童接种白喉疫苗，以应对这一在稠人广众的城市里日益严重的问题。朗缪尔抓住了机会，立刻派他的"小伙子们"去测试疫苗和技术。于是，米勒带领一支由 EIS 学员和其他 CDC 人员组成的团队，展开了大规模疫苗接种运动，以测试百日咳、白喉、破伤风联合疫苗（简称"百白破"疫苗）和新型麻疹疫苗的效果。

EIS 学员带来了 14 把由美国军方发明的电动注射枪，这种设备可以在没有针头的情况下，通过压力进行接种。此外，还配备了维护注射枪的技术人员以及可以在电力缺乏的农村地区使用的发电机。在当地卫生人员和大学生的帮助下，该小组为近 100 000 名儿童进行了免疫接种。他们通过广播、报纸和大喇叭卡车来吸引孩子的父母，再配上歌舞打击乐等娱乐集会和抽奖活动，好不热闹。免疫运动进行得如火如荼，当地民谣歌手还专门创造了一首"免疫小曲"来助阵。

从效果来说，大规模免疫明显减少了白喉的传播。到次年 5 月，牙买加仅发现了 11 例新发病例。然而，疫苗在预防破伤风方面效果不佳，破伤风在这座热带岛屿上仍有 50% 死亡率。大多数死亡病例是在当地助产士帮助下分娩的新生儿，而脐带残端常常受到不洁净的草药和成分神秘的混合物的污染。

在免疫接种之余，EIS 学员罗恩·罗伯托还测试了一种用于皮下注射天花疫苗的新型斜注射枪嘴。这项工作的相关费用由委托 CDC 改进注射器的美国陆军承担。① 新型注射枪嘴为之前的针刺方法提供了快速有效的替代方案，这样就可以完成多种疫苗同时接种的工作了。

1. EIS 妻子俱乐部

为了打发丈夫们出差后的寂寞时光，琼·米勒创立了 EIS 妻子俱乐部。她回忆说："我们借此彼此支持，感受到团队的力量。要知道总是一个人待在家里的滋味有多难熬。有时候我们夫妻去参加晚宴，还不到一个小时，他就不得不赶回家收拾行装准备出差。妻子们对此没有发言权，只能接受。"

EIS 丈夫的信往往在寄出两周后才能到家，这就到了 EIS 妻子俱乐部开张的时候了。"我们召集姐妹们一起吃晚饭，然后大声朗读信件，当然了，非常私人的部分除外。CDC 的工作总会给人崇高的感觉，似乎我们都在为健康促进做贡献。作为 EIS 学员的妻子，我们的工作就是守好小家，免除他们的后顾之忧。"尽管当时

---

① 美国军队对如何快速简便地给新兵接种疫苗感兴趣。注射枪还被用于对自愿参与的囚犯进行的免疫接种中。

已有几位女性（主要是护士）获批加入了 EIS，但朗缪尔对男医生的偏爱是显而易见的，打破成规还得再等上 15 年。

2. 登革热

1963 年 8 月，EIS 学员约翰·内夫飞抵波多黎各，在那里登革热正在肆虐。登革病毒在西半球的出现已经有 20 年了，它是由在死水坑中繁殖的埃及伊蚊传播的。

在波多黎各，内夫与另外两名 EIS 学员、一名卫生工程师、两名 CDC 昆虫学家和一名统计学家组成了调查团队。由于在流行病早期就到达现场，他们得以开展追踪疾病传播的前瞻性研究，这是千载难逢的好机会。内夫选择在北部海岸的瓜奈博村进行观察，这里之前尚未报告过登革热病例。团队成员每日驱车从圣胡安的驻地赶往瓜奈博，追踪小镇南北两侧两个社区的每个家庭成员的情况。

1963 年秋天，登革热疫情袭击了瓜奈博，感染了三分之一以上的居民，引起了发热、头痛、发冷、眼痛、肌肉酸痛和皮疹等症状。内夫和他的同事们发现，即使是那些 25 岁以上、曾经得过登革热且产生抗体的人群，也无法抵抗这种新毒株。他们还发现，蚊子在当地的分布区域非常明显，因此他们可以追踪疾病的缓慢传播，首先在家庭成员之间，然后再向邻居传播。

内夫的研究属于纯粹的描述性流行病学，并不涉及控制疫情蔓延的干预措施。"朗缪尔和我对此很担心。"他回忆说，"但每隔一天就会下雨，所以不可能完全清除人们从窗户扔出去的垃圾里形成的蚊子繁殖池。所有的房子都没有纱窗，反正也挡不住蚊子，而且棚屋的墙壁上也总有缝隙。"

尽管内夫和他的同事们没能采取任何措施来预防当时的登革热疫情，但他们的发现为知识体系增添了新的内容，通过记录登革热的传播方式和传播速度，使未来预防工作更加有效。有时，EIS 学员确实会冲进疫区挽救局面，但更多的情况是，他们会寻找可能逐渐带来解决方案的证据。

3. EIS 的新闻官拉里·奥特曼

1963 年，朗缪尔要求那届 EIS 学员选出一名志愿者，作为 MMWR 的编辑，这次拉里·奥特曼举了手。这令他的同学们松了口气，他们希望参加刺激的任务，而不是当枯燥内容的编辑。

奥特曼十几岁时就曾在马萨诸塞州为《昆西爱国者纪事报》工作，这延续到他在哈佛大学读书时期，他一直没有放弃自己热爱的新闻事业。由于父亲是放射科医生，叔叔是内科医生，因此奥特曼最终也选择在医学院就读。此时此刻，这位 EIS 新人终于看到了将新闻和医学结合在一起的方法。

奥特曼说："我认为医疗领域与国防领域或外交领域一样重要，公众需要了解相关信息。"同时，他也明确表示愿意被派遣到疫情地工作，而不是仅仅坐在亚特兰大的 CDC 的办公室。1963 年 9 月 20 日，奥特曼前往肯塔基州的梅斯维尔村，在那里，一个家庭因为吃自制罐装腌玉米后感染了 B 型肉毒杆菌。"当地医生将咀嚼烟草作为治疗处方，最终一名儿童死亡。当朗缪尔读到我发表在 MMWR 的文章时惊呆了，以为我是在取笑当地的医生，毕竟这些医生是与当地居民相关的重要信息的来源。"

肉毒杆菌中毒是由肉毒杆菌引起的，这种细菌只能在无氧的情况下繁殖。各种肉毒杆菌的孢子都耐寒，能在土壤中存活。A型和B型是最常见的，E型主要存在于湖床中，通常在鱼类身上找到。伤害人体的不是细菌，而是细菌产生的毒素。充足的热量可以杀死毒素，所以大多数商业产品都是安全的。在美国，不正确的罐装产品通常是肉毒杆菌毒素中毒的源头。肉毒杆菌毒素会使10%的没有接受抗毒素治疗的人瘫痪和窒息，还会使其中一些人留下如视力模糊或复视等残疾。

1963年10月7日，奥特曼接到田纳西州流行病学家的电话。在诺克斯维尔，一个32岁的父亲和他10岁的女儿去世了，家庭中的其他3人疑似肉毒杆菌中毒。那天下午，奥特曼与派驻在田纳西州的EIS学员丹尼·琼斯一道拜访了3名住院患者。

这仨人无一例外都吃过烟熏白鱼块，罐头的标签上写着："真空包装，开罐即食，冷藏保存"。通过与其他医院和医生的联系，奥特曼和琼斯了解到田纳西州又有6个病例，不出意外的是所有患者全都吃了白鱼块。他们的回溯调查发现，这些鱼被放在一个装载码头上几个小时，其间没有使用冷藏，导致细菌在不透气的包装中产生毒素。CDC的实验室在未售出的产品的包装中发现了E型毒素，在患者的剩菜中也发现了这种毒素。

奥特曼在电话里口述了他的MMWR故事。由于迅速的媒体报道和FDA对该产品的召回，再也没有新的病例出现了。最后的统计显示田纳西州、阿拉巴马州和肯塔基州相继出现了17例病例，包括6例死亡。奥特曼说："疫情的突然结束证明，有必要立即向公众通报健康威胁，因为即使只耽搁几个小时，也可能危及生命。"

1963 年末在纽约拜访朋友时，奥特曼听到女人们谈论风疹的流行。这种病毒通常被称为德国麻疹（虽然与麻疹无关），只产生轻微的发热和皮疹，但它可以导致孕妇生下有先天性缺陷的孩子。

"我回来后把这件事告诉了 D. A. 汉纳森和唐·米勒，"奥特曼回忆说，"唐说，'天哪，这得调查一下'。"那时风疹还不是一种需要上报的全国性疾病。奥特曼研究了现有的少量记录，发现了一个连续七年存在的模式，即疫情从东海岸开始，然后蔓延到全国。他打电话给各州的 EIS 学员，提醒他们注意。亚特兰大的一位产科医生告诉奥特曼，因为患有风疹的妇女可能选择终止妊娠，妊娠早期的流产数量在增加。EIS 官员在 MMWR 上关于风疹暴发可能性的文章中提到了这一点。

朗缪尔读了这篇文章后暴跳如雷。"他认为我让美国卫生部医务总监站在了捍卫人工流产的立场上。"奥特曼说。然而，他确实为 1964 年风疹的流行敲响了警钟，那场流行导致了大约 2 万名患有先天风疹综合征婴儿的出生。

"我把 MMWR 看作是一份报纸。而朗缪尔认为，关键信息只应该提供给那些需要知道的人，但这并不总是包括一般公众。"奥特曼 EIS 的第一学年培训结束后，朗缪尔就解除了他的编辑工作。

4. 天花疫苗的另一面

从 1964 年开始，唐·米勒带领起一个小小天花研究部门。同在这个部门的还有 EIS 学员约翰·内夫和罗恩·罗伯托。即使

CDC 的工作人员正在加紧用电动喷射枪为更多的人接种天花疫苗，科罗拉多州的医生亨利·肯培仍然对美国所有天花疫苗的接种持反对意见。他声称疫苗接种潜在的不利影响很大，不值得冒险。

在某些情况下，接种天花疫苗后可能出现危及生命的并发症。接种后产生的脑炎或脑肿胀可导致抽搐、昏迷和死亡。先前存在的湿疹会变得更严重。那些免疫系统受损的人可能会感染坏死性牛痘，这是一种可怕的疾病，会导致接种天花疫苗的部位周围的皮肤细胞死亡和皮肤变黑，然后无情地侵蚀身体的其他部分。"看起来很可怕，"内夫回忆说，"你可以砍掉一个人的胳膊，但它仍然会在身体的其他部分继续生长，死亡率接近 100%。"

也有不那么致命但更普遍的不良反应，如皮疹和继发性感染。内夫决定把重点放在 1963 年发生的不良反应上。没有官方渠道报道疫苗的不良反应，但米勒提出了一个有趣的方法。由最近接种过天花疫苗的军人捐献的血液制成的牛痘免疫球蛋白（VIG），有助于对抗严重的不良反应。VIG 由美国红十字会分发给七名专门从事天花疫苗反应治疗的美国医疗顾问。任何一位医生，只要他的病人出现了严重的天花疫苗反应，他就会从这些顾问那里获得 VIG。

内夫与包括亨利·肯培在内的七个人会面，并收集了他们的记录。他还要求美国红十字会提供 VIG 分发的记录，研究了将疫苗接种后造成的脑炎列为主要死亡原因的国家的死亡证明，并联系了州流行病学家。同时，肯培对美国儿科医生进行了一次全国性调查，要求他们报告他们曾观察到的所有天花疫苗并发症，内夫从肯培的发现中收集了相关数据。

可惜的是，每个病例都只有部分数据可用。内夫说："我试图将这些不同来源的记录进行比对，发现大约 450 个病例有足够的信息可以直接联系医生。"这些信息给了他每次接种疫苗的不良反应数，即计算不良反应率所需的分子。但他仍然不知道在 1963 年美国注射了多少次天花疫苗，即不良反应率的分母。后来他发现，美国国家统计局进行了一项免疫调查，随机抽查了 3.5 万个家庭。根据那次调查的结果，他估计在 1963 年有 600 多万人参与了初级疫苗接种。

在 1963 年，有 433 人因接种天花疫苗而住院，大约每百万人中有 70 例。共有 7 人死亡，每百万人中有一人死于初级天花疫苗接种。一例接种后的脑炎患儿存活，但脑损伤严重。其中两名儿童因与接种过疫苗的兄弟姐妹接触而死亡。

内夫对他从一大堆杂乱无章的资料中得到的明显不完整的数据并不满意。在 EIS 学员迈克·莱恩的帮助下，内夫在四个州进行了更彻底的调查，他要求 EIS 的同事向医生发送详细的问卷。问卷结果显示，尽管没有死亡报告，但并发症的数量远远高于之前的全国性研究所公布的结果——每接种 100 万个疫苗就有超过 450 个病例。换句话说，与需要 VIG 治疗的更严重的病例相比，这些是对疫苗更温和但更普遍的反应。

通过自己的研究，内夫开始佩服亨利·肯培，因为肯培愿意充满激情地质疑现状。然而，内夫对肯培准备在 1965 年 5 月的美国儿科协会年会上发布有缺陷的、夸大的数据感到痛心。"我告诉朗缪尔，我打算用自己的数据挑战肯培。"朗缪尔听后认为，一个年轻的 EIS 学员采取这种对抗的方式无异于职业自杀。"不要直接挑战他，用数据说话。"内夫接受了这个建议。

5 月份的会议在公共卫生从业者中引发了激烈的争论。许多人对肯培建议在美国取消常规的天花疫苗接种感到震惊。内夫和他的 CDC 同事只呼吁停止对 1 岁以下的婴儿注射天花疫苗，因为在他们中会产生超过正常比例的不良反应和死亡。这一改进很快就实施了，但关于美国国内天花疫苗接种的争论仍在继续，直到 1971 年美国的常规天花疫苗接种终于停止。

通过内夫的发现，唐·米勒认识到天花传入美国的威胁还没有得到充分的研究。他随即派出 EIS 学员汤姆·马克来展开评估。研究欧洲的输入性天花疫情后，马克得出结论，美国人感染天花的风险要比欧洲的小得多，因为"我们要求所有进入美国的人都要提供近期接种天花疫苗的记录"。只要去天花流行的国家旅行的美国人都接种了适当的疫苗，马克认为输入病例的风险并不会太大。但美国国内的医生们还没有准备好采取合乎逻辑的下一步措施，行动就停止了。

5. 电动注射枪探险记

与此同时，天花部门继续着新接种技术的测试工作。电动注射枪所需的电力使它们难以在发展中国家的偏远地区使用，于是陆军开发了一种利用脚蹬发电（Ped-o-Jet）的版本。在 1964 年 3 月，4 名 EIS 学员将新设备带到了汤加群岛，在那里他们可以给没有接触过病原体的人群接种疫苗，以测试各种疫苗的稀释梯度和相应的有效率（有效即接种天花疫苗后形成有效的皮肤结痂）。

路德教会牧师的儿子比尔·福格也是被派往汤加的 EIS 学员中的一位，在不久的将来他也成了公共卫生领域的佼佼者。1963 年，他被派驻科罗拉多，还在印度待了三个月，代替了美国和平队的一名医生，并在那里发现了天花病例。

在不到两个月的时间里，没几个人的 EIS 小组为 56 000 汤加人接种了疫苗。尽管注射器有时会发生堵塞，需要经常清洗，但它们是有效的，用 50 份水来稀释 1 份疫苗被证明是有效的。

1964 年 9 月下旬，约翰·内夫和唐·米勒应泛美卫生组织（PAHO）的邀请飞往巴西，该组织于 1950 年发起了消除天花运动。泛美卫生组织希望能为巴西和秘鲁提供帮助，因为轻型天花毒株在秘鲁靠近巴西边境附近刚刚开始流行。

米勒和内夫飞到包括莫珠在内的许多巴西城市和村庄，沿着亚马孙河进行七个小时的旅程。莫珠市长用扩音器召集了 600 名村民。"我们让他们排好队，然而一个小时后才排好了一半"，内夫在给妻子的信中写道。然后他们带着注射器挨家挨户拜访。"我们每天披星戴月地回家，坐在屋顶上静静地唱歌，听着丛林的嘈杂声。"内夫抱怨说，他"厌倦了频繁的旅行"，尤其是在他妻子怀孕之后。"你感觉怎么样？孩子现在长得快吗？"

作为回应，内夫的妻子李·内夫写了一封作为 EIS 妻子难以想象的信。"回家吧，"她写道，"现在回家。不要和唐一起去秘鲁"。他们的孩子出生时，她希望他在身边。在她怀孕期间，约翰在囚犯身上测试喷枪时染上了风疹。作为妻子的她也服用了丙种球蛋白作为预防措施，但父母双方都知道该婴儿可能出生时患有先天性风疹综合征。最终内夫听从了妻子的话，让米勒一个人去秘鲁。

所幸的是，内夫回家的时间点刚好赶上女儿的出生，这是一个很健康的小姑娘。但他不得不在两周后就离开。到两年 EIS 培训结束时，内夫创下了 EIS 成员离家时间最长纪录。为了维系婚姻，他选择离开 CDC，转而从事公共卫生方面的学术工作，继续追踪天花疫苗的不良反应。

1965 年 1 月下旬，唐·米勒带领另一支团队为巴西最贫穷偏远的阿玛帕地区居民接种疫苗。他们此行的目的是培训当地公共卫生团队，并在三周的时间内在 300 人以上的村庄为尽可能多的人接种疫苗。EIS 的工作人员乘坐吉普车、小艇、独木舟、单翼飞机和一辆拼装的交通工具——公共汽车的车身和用于铁路运输的轮子。

在州首府马塞约，CDC 团队用一辆载有桑巴舞舞者和音乐家的音响车宣传他们的"抗击天花运动"。车行之处，EIS 工作人员忙得热火朝天，用他们的注射枪向空中喷射盐水。这次活动获得了巨大的成功。最终，除了作为比较研究的一部分，有 900 人接受了针刺接种，剩下 48 000 次接种使用的都是喷射枪。

喷射式注射器不仅快速，减少了人力需求，使用的疫苗更少，而且成本只有传统方法的三分之一。使用它们只需要较少的技能和培训，因此初级疫苗接种新手的效率会更高。

6. 机会主义的演变

天花部门的建立体现了 EIS 组织成长和变革的方式。"职业发展计划"要求 EIS 学员接受进一步教育，以便在 CDC 内部保留更多 EIS 学员。因此朗缪尔认为，汉纳森的监测部门和菲利普·布拉赫曼的调查部门的非固定职责范围内的工作应该拆分为多个部门，然而这种方法也难以满足日益壮大的队伍的需求。朗缪尔后来回忆说："我开始意识到，要把这么一大群流行病学家全部留在流行病学部门内是错误的，实际上也是不可能的。我默默鼓励更多人成为 EIS 的'编外自家人'。"于是，一部分 EIS 学员在毕业后仍留在朗缪尔的领导下工作，另一些人则在其他地方为 CDC 服务。

汤姆·钦是堪萨斯城 CDC 场站的负责人，专门研究组织胞浆菌病、鼠疫、落基山斑疹热和其他一些神秘疾病。鲍勃·凯泽则指导包括疟疾在内的寄生虫病部门。吉姆·梅森去了实验室，约翰·鲍林离开 EIS 后开始担任起特殊流行病学实验室的领导工作。克拉克·希思返回 CDC 领导白血病监测计划，鲍勃·沃伦则负责研究儿童时期常见的病毒性疾病的部门。汉纳森和米勒领导了流行病学分部的天花消除计划。以上几位都是 EIS 的校友，除汤姆·钦外，其他人还住在亚特兰大。

当天花成为流行病学的中心议题时，EIS 学员还继续从事其他疾病的研究。1964 年，38 岁的吉恩·冈加罗萨加入 EIS 时，他已是一名享誉世界的霍乱专家，他在印度尼西亚、泰国和巴基斯坦拥有丰富的经验。在担任朗缪尔的首席 EIS 官员一年后，冈加罗萨加入了布拉赫曼的部门，并首次对整个疾病类别进行监测，在肠道疾病部门中开展一般的食物和水传播疾病的调查。

大约在同一时间，在东巴基斯坦达卡（今达卡）之外的巴基斯坦-东南亚条约组织的霍乱研究实验室，请求朗缪尔和 CDC 接管其流行病学项目。朗缪尔重新雇用了 EIS 校友威利·亨利·莫斯利，并于 1965 年夏天将他送往东巴基斯坦。比尔·麦考马克成为派驻此站点的第一人，此后陆续有许多 EIS 学员来到位于水道密集且人口稠密的达卡和马特拉普前哨站研究霍乱。这支团队测试了一系列霍乱疫苗，不幸的是没有找到一种效果很好的疫苗。

7. 阴暗的要求

十分之一的非洲儿童死于麻疹、营养不良和其他疾病。1964年末，拉里·奥特曼被派往非洲，帮助美国国际开发署（USAID）制定一个麻疹免疫计划。美国国际开发署已同意为该项活动支付经费，但需要 CDC 派遣一名人员来监督这一项目。

美国国际开发署提议通过一个为期四年的计划，每年为四分之一儿童接种疫苗从而实现消除麻疹的目的。奥特曼评价说："只有白痴才会设计这些试验。"设计试验的人没有想到过项目实施期间出生的易感婴儿。美国国际开发署花了几个月的时间组织奥特曼的行程，他到达非洲后，又花了两个月的时间，卡车、发电机和其他设备终于在 11 月下旬由美国运抵非洲。

12 月 17 日，奥特曼回信给 EIS 同事，讲述了村庄免疫工作中发生的事情。"大约下午 1 点 30 分，两把喷射枪都无法操作。我环顾四周寻求帮助，发现我被成百上千的非洲人困住了……我挤了出去，在街上看到一片混乱。大约 90 米开外，一辆美国国际开发署援助的疫苗接种车着火了……当我在街上狂跑，我看到当地人拖走了一名捂着自己的脸的司机。"

这名当地司机几乎被烧死了。车辆上的冰箱需要使用丁烷气，卡车也因此设计为储存易燃易爆炸的丁烷气体的罐子与储存额外燃料的油罐背靠背。结果罐子爆炸了。事实证明，卡车无法在32.2 摄氏度以上的环境中工作。当他向位于华盛顿特区的美国国际开发署总部解释此事时，相关部门的官员回电说他应该将卡车停在树下。奥特曼回忆说："我从圆屋顶的活动房屋向外望去，那里最高的树是一棵小灌木。"他发回电报："紧急运送 10 000 棵荷兰榆树。如果没有，请送来 10 000 棵美国栗子树。"

由于奥特曼在麻疹季节接种疫苗，坊间流传谣言说是美国疫苗导致了麻疹。在西非的 9 个月中，奥特曼确实为许多儿童接种了预防麻疹的疫苗，但是总的来说，他主要是作为 CDC 的探路者。

8. 沙门菌再次袭来

1965 年 5 月，鼠伤寒沙门菌在加利福尼亚州里弗赛德市引发了大规模的腹泻流行，估计 10 万居民中的 20% 受到了影响。这种疾病造成一名婴儿、一名贫血的十六岁女孩和一名五十多岁的患癌女性死亡。

朗缪尔向里弗赛德市派出了 EIS 学员和 CDC 人员组成的团队。追溯病例组和对照组的食品史排除了牛奶、鸡蛋、家禽或任何其他食品。大多数患者住在市区范围内。这个城市可能有什么共同病源？

于是，团队中的每个人都大胆写下自己的猜测。EIS 学员帕尔默·比斯利在纸上写下了"水"——沙门菌的一种不寻常的培养基。他是对的。里弗赛德市以深井里的纯净水为荣，它没有被氯化，沙门菌以某种途径污染了供水系统。没有人知道病原体如何进入水中的。在那之前现代美国还没有一个市政供水系统引发过重大的流行病。这次暴发加速了氯化供水的趋势，特别是在里弗赛德地区。

9. 尚未解决的暴发

1965 年 8 月 6 日，位于华盛顿特区的一家大型精神病学机构——圣伊丽莎白医院的管理人员致电 CDC，报告某种肺炎正在其患者中流行，并已经造成了一些人死亡。EIS 学员约翰·班纳特和比尔·斯图尔特被派出。指导工作的 EIS 校友也前来增援。

他们采集了血液样本和肺组织病理切片，但每项检查均呈阴性。这种疾病导致患者发热高达 39 摄氏度、发冷、神志不清、虚弱、嗜睡和干咳。在严重的情况下，它会导致充血性心力衰竭和昏迷。最终，这次疫情造成 16 例患者死亡。许多精神病患无法接受采访，使调查工作变得更加复杂。

流行病学证据表明存在经空气传播的疾病。第一波病例大部分发生在约 1.5 平方千米园区的西侧。在 81 例中，有 74 例要么睡在窗边（由于没有空调，整个夏天都开着窗），要么有进出病房的许可故而可以自由走动。

1965 年 7 月，施工人员在西侧地面上安装了新的喷水灭火系统。而在 7 月 18 日的雷阵雨中，强风将几棵树连根拔起，扬起了更多的灰尘。该疾病在开挖地点关闭后的第五天达到高峰。不管是由什么引起的，但病原体似乎并没有扩散，在医疗护理人员中就没有出现病例。

约翰·班纳特回忆说："我们研究了很多可能性。""我在那里断断续续地待了一个月，但我们什么都没有找到。"解决这个谜题需要花费很多年。

10. 消除天花的前奏

1965 年 5 月 21 日，约翰·内夫、唐·米勒和汤姆·马克飞往华盛顿特区，调查一个天花疑似的病例，这是一名刚从非洲回来的住院妇女。当 CDC 实验室确认她的皮疹为天花时，EIS 学员和援救人员对病毒进行了追踪。

当他们追踪并给所有可能的接触者接种疫苗时，几乎查遍了首都。不过，马克在 CDC 实验室认识到自己犯了一个错误之前，就已经飞到了这位妇女的家乡加纳，后来证明这其实是一个水痘病例。这次假警报也促使天花实验室不断改进完善，并凸显了消除世界其他地方天花的重要性。

同时，美国国际开发署的官员计划在西非继续实施消灭麻疹的计划，在拉里·奥特曼返回美国后，他们希望汉纳森再派出 9 名 EIS 学员，每人服务期限六个月。

"我去哪里找九名愿意离开家人六个月的学员？"汉纳森想。他在明知可能被拒绝的情况下，提出了一个似乎完全与此悖离的建议。汉纳森说："我们提议在西非建立一个为期五年的天花-麻疹一揽子计划。"廉价的冻干天花疫苗不需要冷链就可以一直保持冷藏状态。喷射式注射器的普及使得消除天花成为可行的计划。汉纳森提议在 18 个国家实施一个 3 500 万美元的项目，而不是在 6 个国家实施预算仅有 700 万美元的麻疹计划。

正如汉纳森所料，美国国际开发署拒绝了他的提议。他以为这个计划就此泡汤了。"但是林顿·约翰逊总统正在为美国参加 1965 年国际合作年的计划而奔波。"1965 年 9 月，EIS 校友比尔·斯图尔特被任命为卫生部医务总监。斯图尔特支持 CDC 的提案，约翰逊总统也表示赞同。由此峰回路转，美国国际开发署决定要资助天花-麻疹根除计划，CDC 不得不为这项重大国际计划招兵买马，计划雇用大约 40 名员工。

听闻此事，朗缪尔大吃一惊。他怀疑 CDC 执行这项雄心勃勃的事业的能力，当然也不希望他的许多 EIS 学员参与其中，因为这会使他们脱离其他重要项目。尽管朗缪尔赞成 EIS 学员的短期海外援助，但他不喜欢学员们在他鞭长莫及的地方长期逗留的想法。他告诉汉纳森："带上你想要的东西，然后走人。"汉纳森的新天花消除计划不得不在朗缪尔的职权范围之外重起炉灶另开张了。裂痕对这两个人来说都是痛苦的。汉纳森曾经是朗缪尔的得意门生，是布拉赫曼的有力竞争者，可能接替他成为流行病学部门的负责人。

随着西非根除天花计划的启动，EIS 校友遍及世界各地，而 CDC 面临的最大挑战也迫在眉睫。

第七节　抗击天花、流行病和特殊病原体

1966 年 5 月，经过激烈的辩论，世界卫生大会以两票领先通过了一项决议，以资助一场全球根除天花的运动。当时的世界卫生组织巴西总干事马可利诺·坎道反对这一天花项目，因为经过十多年的实践，世界卫生组织消灭疟疾的计划还是收效甚微，为什么要增加另一个昂贵的项目呢？

坎道因美国也跟着苏联一起推崇消灭天花计划不胜其扰，便要求美国人来主导此项目。这样的话，如若项目失败则可以问责美国。他选择了美国国际开发署资助的西非天花-麻疹计划的发起者 D.A. 汉纳森作为主要负责人。

1966 年 1 月，在根除天花-麻疹计划中，EIS 学员拉尔夫·汉纳森（与前文提到的 D.A. 汉纳森并无亲属关系）和其他人赶赴各个国家，以促进在西非国家签署项目协议。每个国家的做法、政治环境和要求各不相同，有些国家几个月来一直拒绝签署协议。

D.A. 汉纳森为西非天花-麻疹项目的 18 个国家中的每个国家招募了一名医疗官员和行动专员。这些医务人员也在 1966 年 6 月，参加了常规的为 EIS 学员提供的培训课程。同时，非医务人员则学习了如何修理道奇皮卡车。他们将负责天花消除计划的行政管理，维护卡车的正常使用，使得医生可以从这些事情中解放出来而专心成为流行病学家。①

EIS 课程结束后，两个小组一起接受了培训，医务人员也接受了汽车机械维修的快速培训。唐·米勒、汉纳森和约翰·内夫讲授了天花相关的课程，而第一位非裔美国人 EIS 学员伯尼·夏勒诺②和拉尔夫·汉纳森（从非洲回来）则讲授麻疹相关课程。晚上，这些即将上任的新兵继续上他们的法语速成班。

1966 年 11 月，D.A. 汉纳森及其家人出发前往日内瓦，在世界卫生组织工作（尽管 CDC 继续支付他的薪水），在那里他将负责

① 几名行政官员曾是 CDC 的公共卫生顾问（PHAs），他们通常是二战后聘用的人文学科毕业生，负责追踪梅毒接触者。他们有出色的面谈和沟通技巧，1957 年梅毒项目与 CDC 合并后，一些 PHAs 升职为重要的 CDC 管理人员和问题解决者。

② 1965 年，夏勒诺作为一名新的 EIS 官员，在亚特兰大西北部的 CDC 总部附近找不到住所。"让他和其他同类人住在一起吧。"一位 CDC 管理人员如此告诉关心此事的 EIS 同事。夏勒诺负责亚特兰大西南部区域的工作，并寻求海外任务。

监督全球根除天花的工作，包括刚刚起步的 CDC 西非计划。汉纳森离任后，米勒继续负责 CDC 的天花消除计划。同时，医务人员和行政人员飞赴西非开展新的生活和工作。拉尔夫·汉纳森和他的新婚妻子伊尔兹居住在尼日利亚的拉各斯，在那里他将是区域总部的二把手。夏勒诺负责多哥、达荷美和加纳。西非天花-麻疹根除计划定于 1967 年 1 月正式开始。

1. 在奥古贾省有意外发现

CDC 的天花消除计划面临着难以置信的挑战：道路不畅或根本没有路，政治动荡，数百种不同的部落语言、宗教和文化，对此不感兴趣的政府以及来自美国国际开发署的干预。

天花自法老时代就被称为"人类的灾难"，人们对它的传播途径以及预防方法都知之甚少。有人说，消除它的唯一方法是通过对至少 80% 的人口进行疫苗接种，并辅以病例的重点突破。政府有关部门认为传播主要发生在拥挤的城市贫民窟。

EIS 校友比尔·福格很快发现这些假设是不正确的。在成为 EIS 学员后，福格从哈佛大学获得公共卫生硕士学位，然后与妻子宝拉和他们的三个儿子一起移居尼日利亚东部，担任路德教会的医疗布道士。1966 年，他从路德教会借调加入 CDC 的天花-麻疹根除计划。尼日利亚是该地区最大的国家，也因此成为消除天花努力的关键所在。

1966 年 12 月 4 日，一名传教士通过广播通知了福格，奥古贾省偏远村庄雅河暴发了天花。福格和他们的几位同事骑着摩托车通过丛林小径，带着一辆喷射式注射器和少量的天花疫苗进入了雅河。在给村民们接种疫苗之后，他们将疫情故事拼凑出来。

1966 年 8 月，来自附近村庄的一名男子从北方回来后，染上了天花。疾病在整个村庄中缓慢传播，直到 10 月，通过接触，它到达了约 11 千米外的雅河。11 月 4 日，第一个雅河村患者死亡。在接下来的一个月里至少有 15 个病例，这促使人们向外寻求帮助。

由于资源和疫苗有限，福格无法在整个区域使用大规模疫苗接种策略，因此他采取了阻滞战术。他通过无线电让传教士在尽可能多的村庄中寻找天花的痕迹。福格和他的同事决定在最可能出现天花的市场中心乌凯丽和亚拉使用喷射式注射器为人们进行免疫接种。

福格的监测策略最终将彻底改变消除天花的方法。通过病例搜寻，找到并为所有可能的密切接触者接种疫苗的方法，并不是从天而降的想法——汉纳森从一开始就将其包括在计划方案内，但没人想到这种做法可以代替大规模疫苗接种。福格说："我们并不是在寻找一种新的策略，只是有效地使用疫苗。我们试图绘制尼日利亚东部天花暴发的地图，它们似乎是季节性的，从北向南传播。因此，从 1967 年 1 月开始，我们着力于阻止其从北方开始传播。"

为了应对北部集镇阿巴卡利基和附近的里乌姆的另一起疫情，福格的团队于 1967 年 5 月在该地区发起了一次大规模免疫接种运动。一周内，为 62 000 人接种了疫苗，部分原因是酋长告诉村民们去见福格。福格身高约 2 米，被宣传为"世界上最高的人"。为了减轻对疫苗接种的恐惧，福格反复多次为自己接种疫苗。最终有将近90%的人口被此次免疫运动覆盖，造成180人死亡的疫情显然已停止。

1967年7月，内战爆发，福格工作的东部飞地宣布独立，自称为"比夫拉"。福格因被当作间谍被捕而在比夫拉被短暂拘禁，后来他逃到尼日利亚北部，因为他曾在比夫拉工作，再次被捕。到那时，他的家人已经回到美国了。作为不受欢迎的人，福格搬回了亚特兰大继续支持消除天花计划。万幸的是，战争爆发前，比夫拉地区的天花已经被消除了。

2. 有害的原始拜物教

当比夫拉战争爆发时，美国的政策是不允许任何美国人的家属进入尼日利亚。因此，在1967年7月，拉尔夫·汉纳森在EIS拉各斯地区办事处的二把手的职责终止，他和他的妻子伊尔兹返回讲法语的西非。在达荷美，拉尔夫帮助组建了"十二人小分队"，这支队伍骑着摩托车四处奔走，迅速应对了天花的暴发。

"十二人小分队"携带疫苗和新引入的分叉针头，这将彻底改变天花疫苗接种。这些简单高效的针头末端有细小分叉，装有一滴疫苗。喷射注射器在尼日利亚北部的穆斯林酋长国运作良好，可以聚集整个村庄的人口，而分叉针头非常适合逐户接种。

1967年11月，伯尼·夏勒诺在多哥的一个村庄托格科普调查一次关于天花疫苗的谣言。该村曾进行过两次疫苗接种。他很惊讶地发现了9个病例，其中有7个在接种疫苗运动时藏在灌木丛中没出来，这显然是迷信或恐惧造成的。① 拜物教巫师试图通过禁止人们吹口哨或食用某些食物来阻止疫情暴发。在接下来的一个月，夏勒诺在达荷美的宏村发现，在过去 9 个月中，600 名居民中有100 人染上了天花，其中 40 人死了。由于当地对天花神的崇拜，村民强烈抵制接种疫苗。但是，酋长已经对这位拜物教巫师失去了信心，他组织了一帮人专门围捕躲在丛林中的人，并在必要时进屋搜人。最终这些人都被强行接种了疫苗。

天花消除计划的第一年一片混乱令人沮丧，但是给后续工作带来很多启发。天花没有像卫生官员所想象的那样迅速地传播。值得高兴的是，通过足够的监测和疫苗接种，人们就可以遏制疾病传播，但是它可能会继续在农村人口中缓慢传播。

3. 资助各州 EIS 学员

1966 年，在新的联邦资金的资助下，朗缪尔又增加了 24 名EIS 学员，他们将在各个州工作，把一半的时间用于麻疹免疫的工作，另一半则用于追踪其他疾病的暴发。随着越南战争的升温，EIS 很容易招募到那些渴望逃避兵役的年轻医生。这些新学员开玩笑地称自己为"黄色贝雷帽"。

儿科医生约翰·威特被派到负责麻疹项目，他的一只脚踩在朗缪尔的流行病学部门，另一只脚踩在免疫部门。EIS 学员莱尔·康拉德担任助手。威特主要负责麻疹项目的行政事务，而康拉德负责州级学员的支持系统，在接下来的 30 年里，他一直担任这个角色。

---

① EIS 校友斯坦·福斯特报告说，在尼日利亚的某些地区，"人们认为我们正在使用人类的大脑作为疫苗"。

1966 年的 EIS 校友奔赴各州，这也强化了麻疹、DTP（百白破疫苗）和口服脊髓灰质炎疫苗免疫运动在全国范围内的开展。朗缪尔宣布必须在六个月内从美国消除麻疹，这给免疫运动增添了紧迫感。CDC 新任主任戴维·森瑟对该目标稍加修改，称美国的麻疹应在 1967 年底之前被消除。

麻疹疫苗于 1963 年获得许可，但价格昂贵，很少有贫民区或农村贫困地区的儿童接种疫苗。从母体中获得的抗体可以保护新生儿，但这种疫苗要等到婴儿一岁时才能发挥良好的作用，而且当时很难让所有父母都带孩子来进行注射。另外，麻疹被认为是一种相对无害的疾病。然而，它每年影响到 400 万美国儿童，其中有 4 000 名儿童发展为脑炎，可能使他们智力受损。每年约有 500 名儿童死于麻疹并发症。

分配给各州的 EIS 学员帮助协调了大规模的免费疫苗接种。麻疹成为一种需要正式报告的疾病后，监测工作得到了加强。1966 年 11 月下旬，在华盛顿州的斯诺霍米什县报告了麻疹流行的消息后，三名 EIS 学员飞赴当地进行疫苗接种运动。在得克萨斯州，EIS 学员维克·扎尔玛用红色斑点装饰了他的白色货车，以宣传强调"麻疹必被消除"。

甚至在联邦拨款之前，EIS 学员贝丽尔·罗森斯坦就已经帮助发起了大规模的麻疹疫苗接种运动，这实际上消除了罗得岛州的麻疹。1966 年 8 月，29 岁的比尔·沙夫纳到达时，麻疹疫苗接种工作已经完成，于是他建立了一个麻疹监测系统，调查了 106 名麻疹疑似病例。他发现只有 49 例是麻疹，其中大多数是由军人家庭输入的。

沙夫纳在新泽西州各处奔走，调查有关皮肤炭疽病、伤寒带菌者、流行性腮腺炎和流感以及血吸虫皮炎的病例，并与新泽西州的其他 EIS 学员一道，调查共用针头的海洛因成瘾者中乙型肝炎的流行情况。

沙夫纳还举办了流行病学讲座，出现在当地的电视节目中，并讨论了"普通感冒和超短裙的危害"。沙夫纳是许多以州为基地的 EIS 学员的典型，他们很高兴发现自己可以在管辖范围内畅通行动，制订新计划，响应紧急电话。他们过着体面的生活，关注公共卫生，并可能对之产生巨大影响。他们当然也知道，如果他们不是 EIS 学员，现在他们很可能会在越南当医生。

4. 麻疹拒绝离开

1967 年的消灭麻疹运动未能成功。尽管麻疹发病率降低了近 90%，但 CDC 估计仍有大约 700 万儿童没有接种疫苗。1968 年 1 月在芝加哥报告的 276 例麻疹病例中，一半以上的患者是学龄前儿童。流行病始于贫民窟。将婴儿留在非正式日托场所的职场母亲助长了这种传播。装备了 45 把喷射枪和 40 000 剂疫苗的 22 名 EIS 学员和 10 名公共卫生顾问前往芝加哥，在小学和附近诊所进行大规模免疫接种运动。尽管许多居民不会敞开大门，但还有一些人坚持在高层住宅开发区中挨家挨户地努力为学龄前儿童接种疫苗。在竞选活动的间隙，1968 年 4 月 4 日，马丁·路德·金被暗杀。暴乱爆发了，CDC 不得不撤回了 EIS 学员。又过了 31 年，一项全面的、经过修订的免疫计划的实施，才最终在美国消除了麻疹。

5. 疟疾

CDC 在 1966 年开展了另一项艰巨的消除计划：疟疾。这种可能杀死了亚历山大大帝的古老疾病每年影响 1 亿人，其中约有 100 万人死亡。该病是由四种疟原虫引起的，其中最常见的两种是间日疟原虫和恶性疟原虫。它们复杂的生命周期中需要在雌性按蚊体内生活一段时间，再进入人体内，原虫以肝脏和红细胞为食。恶性疟原虫是最致命的一种，尤其是如果它进入人类大脑会导致出血性脑疟疾。

在美国国际开发署提供的资金的支持下，EIS 学员前往世界各地，评估世卫组织资助的消除疟疾计划。艾伦·辛曼于 1965 年加入 EIS，他懂西班牙语，后来还搬到萨尔瓦多。他在 EIS 余下时间里，参与评估疟疾消除计划，然后成为 CDC 的一名正式雇员。他回忆说："消灭疟疾行不通。"蚊子不仅对喷洒在内墙上的滴滴涕产生了抗药性，而且所有"一刀切"的计划都没有考虑到文化或经济差异。辛曼说："在海地，屋子很小，晚上人们就坐在外面被咬。"

1967 年，EIS 学员汤姆·弗农参加了尼泊尔的消除疟疾计划。在接下来的两年中，每当报告有偏远地区暴发疟疾时，直升机都会将他尽可能地带到受影响的村庄附近，有时他甚至不得不步行数天才能到达村庄。弗农说："尼泊尔人是我所认识的最热情好客的人。无论我走到哪里，人们都笑脸相迎，孩子们聚集在我周围。"

到 1968 年，该计划在尼泊尔东部三分之一的地方进展顺利，当地达到了只有 2 500 个病例的低水平。在锡兰（现在的斯里兰卡）和印度，在滴滴涕喷洒已经停止的地区，疟疾暴发，导致全球重新评估该计划。[①] 1969 年，弗农撰写了一份有争议的报告，其中他警告不要将昂贵的消除计划扩展到偏远且人口稀少的尼泊尔西部。相反，他建议进行常规监控。在 1970 年 1 月的最后一份报告中，他称尼泊尔计划为"最成功的项目之一"，但他仍认为，"到 1973 年消除疟疾无法实现"，这也意味着美国国际开发署的目标日期可能无法实现。此外，一些家庭拒绝在家中继续使用滴滴涕，"受够了长达九年的喷洒"。弗农直言不讳地说："美国国际开发署或者尼泊尔应……放弃限时消除疟疾的想法。"鉴于消灭疟疾工作面临的障碍和挫折，许多人对消除疟疾的行动越来越持怀疑态度，在其他国家也是如此。

6. "香港流感"

当 1968 年 7 月香港暴发流感时，并没有引起 CDC 的重视，直到标本显示这是一株新的流感病毒——H3N2，该病毒预示了 20 世纪继 1918 年和 1957 年之后的第三次全球流感大流行到来。该病于 8 月中旬袭击了新加坡，然后是中国台湾地区、马来西亚、越南和菲律宾。1968 年 9 月，一名刚从越南回来的海军上校染上了流感，后来成为美国第一个被称为"香港流感"的病例。制药公司开始

---

① 1968 年 2 月，EIS 学员赫伯特·杜邦加入了西巴基斯坦的一个消灭疟疾评估小组。尽管该项目报告的疟疾发病率很低，但杜邦发现，实际的疟疾发病率相当高。报告被伪造，资金被滥用。他回忆说："在卡拉奇，为大片地区消除疟疾的想法很快就夭折了。"

准备针对这种新病毒的疫苗。到 11 月中旬，美国的九个州和波多黎各暴发了疫情；12 月，"香港流感"席卷了美国。EIS 学员记录说，针对前几年的毒株的疫苗是无效的。

CDC 流感部门的 EIS 学员史蒂夫·舍恩鲍姆负责追踪这次的传染病大流行及其影响。与来自 CDC 实验室的合作伙伴史蒂夫·莫斯托一起，他们开始用卵胚来繁殖病毒，后来改进由制药公司礼来生产的新型"超离心"流感疫苗，希望该疫苗能够避免由杂质引起的不良反应。1967 年和 1968 年春季，舍恩鲍姆和莫斯托给亚特兰大联邦监狱的志愿者们注入了不同强度的新疫苗。

舍恩鲍姆回忆说："我们在监狱的研究试验没有经过任何形式的审查。"但是，它确实包含了知情同意。协议指出："未成年人或精神上无行为能力的人将不被接受为志愿者。"①

研究证明，礼来疫苗即使在高浓度下也不会产生不良反应。然后，"香港流感"开始在美国蔓延。于 1968 年 11 月下旬，舍恩鲍姆使用新 H3N2 毒株生产的超离心疫苗和几种旧疫苗进行了试验，这次测试的是佐治亚州雷兹维尔监狱的囚犯。当 12 月下旬"香港流感"袭击监狱时，这种新疫苗使免疫接种过的犯人发病人数减少了 70%。

但是，未经许可的实验性礼来疫苗无法覆盖大多数人。大流感影响了五分之一的美国人，杀死了成千上万的老年人和有基础疾病的人，其中包括女演员塔尔卢拉·班克海德和前中央情报局

① 1965 年，公共卫生服务医生赫歇尔·金在亚特兰大联邦监狱进行了疟疾药物研究，使得志愿者感染疟疾。金对他的工作感到不安。他回忆说："许多智力发育障碍的受试者其实并不清楚他们所面临的后果。"1966 年，他辞职并加入了 EIS。

局长艾伦·杜勒斯。

7. 医生，咱再试试更厉害的！

当舍恩鲍姆在佐治亚州的囚犯身上测试流感疫苗时，EIS 学员杜邦在马里兰州的囚犯中制造腹泻，以测试志贺菌疫苗的有效性。志愿囚犯们签署了知情同意书，并大致了解了他们将为每天两美元的报酬所忍受的痛苦。后来，有些人在痛苦的流血性腹泻后退出了该计划。杜邦说："其中大多数人很有气魄，还会回来和我说，'医生，痢疾很严重，但我听说你还有一种比这个还猛的毒虫，咱再试试那个！'"

在一项研究中，杜邦给 197 名未接种疫苗的志愿者喂下一种毒性极强的福氏志贺菌，菌株剂量从 180 个细胞至 100 000 个细胞不等。人体实验最终证明该细菌只需要极低的感染剂量。杜邦说："我们证明，只需要一两个志贺菌就能使人生病。"

一旦确定了感染的剂量和自然病史，杜邦就开始测试不同类型的减毒活志贺菌口服疫苗，以查看它们是否可以起到保护作用。他还给已经患有志贺菌病的人再次喂食了强力细菌，以观察多次暴露是否能提供免疫力。

这些研究表明，已经感染该疾病或接种了疫苗的人在有限的时间内得到了部分保护。与病毒通常会激发持续多年的高效抗体不同，细菌不会激发长期的免疫力。杜邦说："我们证明了我们的疫苗可以预防某些志贺菌病，但这种疫苗不够有效，无法获得许可。"

这位 EIS 学员从美国陆军的德特里克堡获得了大部分资金，该实验室在囚犯身上测试了可能的生物战剂，例如 Q 热、伤寒和落基山斑疹热。杜邦解释说："所有这些微生物都对抗生素敏感，因此囚犯从来没有过任何真正的危险。"

杜邦还帮助找出了另一种导致腹泻和恶心的神秘病因，这种病因引发的疾病传统上被称为冬季呕吐病。他从俄亥俄州诺沃克市一所小学的一次流行病中获取了样本，在 1968 年 10 月 30 日至 31 日，该校 232 名儿童中的 80 名出现了腹部绞痛、腹泻和喷射性呕吐。到下个周末，恰好一半的孩子生病了，学生家庭中还有 120 个继发病例。

EIS 学员乔纳森·阿德勒和雷·兹克无法找到这种流行病的媒介或来源，因此他们将粪便样本送到杜邦那里。杜邦对它们进行了仔细过滤，以除去细菌，只留下了可能存在的病毒，然后将残留物喂给监狱中的志愿者，其中许多人患上了冬季呕吐病。杜邦说："我们通过确凿的证据确定了该疾病的传染性，它是一种病毒。"几年后，美国国立卫生研究院的阿尔伯特·卡皮基安在他的电子显微镜下找到证据，当时它被命名为诺沃克病毒，随后简称为诺如病毒，这是引起食物或水源性腹泻的最常见病因之一。

8. 200 万例沙门菌病

在 20 世纪 60 年代后期，EIS 学员调查了许多沙门菌的暴发。经过 5 年的积极监测，细菌疾病处估计美国每年发生 200 万个病例，其中五分之一对某种抗生素具有抗药性。

1967 年 1 月，4 名 EIS 学员聚集在芝加哥库克县医院的小儿腹泻 39 号病房。在过去的几个月中，那里有 110 名婴儿被诊断出患有多重耐药性沙门菌病。具有讽刺意味的是，他们曾因另一种腹泻而来医院，但这是一次医院内暴发——该病在医院内部蔓延，9个脆弱的婴儿已经死亡。

EIS 学员迅速评估了情况。39 号病房接收了来自芝加哥贫民窟的婴儿，院内环境拥挤且人手不足，洗手设施也位置不便，因此，过度劳累的护理人员在婴儿间忙碌，并没有进行手部清洗。于是，EIS 学员建议关闭 39 号病房，并将婴儿送往其他地方，但那些私营医院拒绝接收这些看起来"无利可图"的小病人。这可能是 EIS 调查令人沮丧的一个例子，因为学员无权强制其他人执行其挽救生命的建议。

1967 年 4 月，EIS 学员罗伯特·阿姆斯特朗和两名助手被要求前往纽约市，在参加一次成人礼仪式的宾客中调查抽筋、腹泻、发热和呕吐的情况。他们在纽约、新泽西州和康涅狄格州发现了14 处疫情，多达 9 000 人。所有患者吃过的唯一食物是一种叫作非乳制犹太洁食的冰激凌，由曼哈顿的一个蛋制品经销商提供的生鸡蛋制成。

"我们遇到了蛋制品经销商马克斯。"阿姆斯特朗回忆道。马克斯买了破裂的鸡蛋，其中许多破了，这些鸡蛋被一些稻草和鸡粪覆盖。一位拉比在强光下对鸡蛋进行了灯检，以确保它们没有受精，这样才能算是符合犹太教义的洁食。实际上，鸡蛋里充满了沙门菌。卫生部门坚持让冰激凌制造商停止使用生蛋制品，于是疫情蔓延停止了。

1967 年 9 月 2 日，内布拉斯加州牛津镇举行了年度火鸡日的庆祝活动。人们用挖土机挖出巨大的坑，将原木烧成灰烬，把铝箔包裹的火鸡肉放在炭灰上，把土回填。殊不知这种低温环境正好培养了沙门菌。在参加集会的 7 000 人中，约有 2 000 人在吃火鸡三明治后生病。他们吃的三明治越多，病情就越严重。

烧烤后两天，一名 79 岁的妇女住院并被误诊为副伤寒，这是一种特别令人讨厌的沙门菌。她随后死亡，内布拉斯加州卫生部发出警报。全州媒体敦促参加烧烤活动后生病的人都要接受抗生素治疗。当 EIS 学员伯尼·阿塞科夫、肯·迈尔和比尔·伍德沃德一周后到达时，他们发现这种流行病不是副伤寒而是鼠伤寒沙门菌和其他常见的血清型沙门菌。

在原本健康的人中，沙门菌病是一种相对短暂的自限性疾病，发病两到五天即痊愈。阿塞科夫意识到这是研究抗生素使用效果的好机会。他说："我们发现大多数接受治疗的人并没有很快好起来。实际上，感染在他们的体内停留的时间更长。"不仅如此，治疗还产生了抗生素耐药性。

1968 年春天，沙门菌开始在巴尔的摩的一家疗养院中肆虐。由于阿塞科夫的研究，EIS 学员杜邦宣布，除了严重的病例外，其他情况都禁止使用抗生素。然而病菌开始在疗养院里传播开来。杜邦说："当我看着受感染的老年人出现肾衰竭、肺炎和败血症时，我改变了主意。"他意识到在老年人中，即使是温和形式的沙门菌也可能致命，抗生素可以挽救他们的生命，即使感染持续时间稍微长一点。

9. 大汗淋漓的婴儿

在救世军运营的圣路易斯一家小医院里，每个月大约有 30 个婴儿是由未婚妈妈生下的。护士和医生进行了完美的手术，并进行了全面的产前护理、分娩和新生儿护理。1967 年 4 月 17 日，一个一周大的婴儿出现了轻微的发热，然后汗流浃背，他的小心脏跳动得很快。该名婴儿被转移到附近的一家大医院，接受了抗生素治疗，但在 24 小时内死亡。

在他死后不久，又有 3 个婴儿开始大量出汗。他们在输血后幸存下来。婴儿的血液培养对任何已知的感染均呈阴性。医院关闭了婴儿室，并进行了 10 天的彻底清洁。

一个月后，另一个婴儿突然死于同样的症状，输血后又有 3 个婴儿勉强活了下来。EIS 二年级学员兰迪·艾希纳被邀请到场，发现这些婴儿都是足月妊娠，而且看起来很正常。他们是由不同的医生接生的；分娩前产妇的阴道已用碘剂清洗过；所有婴儿均进行了新生儿护理，并涂抹了相同的眼药膏、注射了维生素。

最终，艾希纳找到了可能的原因。自 1966 年 7 月以来，新生儿产房的表面已用含有四种苯酚衍生物的消毒剂进行了清洁，其中包括六氯酚。六氯酚被证明如果反复使用它们而不冲洗，会引起新生儿惊厥。婴儿室再次关闭并用肥皂清洗，购买了新的亚麻布，停止使用消毒剂，案件结案。

两个月后的 8 月 29 日，圣路易斯医院的另一个婴儿开始大量流汗，医院立即致电 CDC。艾希纳此时已经从 EIS 毕业，所以罗伯特·阿姆斯特朗准备使用艾希纳的笔记进行调查。

他注意到对婴儿血液的化学分析发现了痕量的酚烃。经过快速的文献搜索，他发现主要用作木材防腐剂的五氯苯酚在其他疫情中也引起了完全相同的症状。

当阿姆斯特朗早上到达小医院时，他从阁楼开始着手。"我翻遍了所有箱子、袋子和罐子。"一直到了下午，他下到地下室的洗衣房，在储藏室里他把一个大纸板桶转了一圈，看到了含烯类增白剂的标签。五氯苯酚是其成分之一，该标签警告说，不要在医院使用。

阿姆斯特朗回忆说："洗衣女工告诉我，她们把它放在洗衣机中，以便清洗尿布和所有医院用的床单。"他要求她们停止使用含烯类增白剂，并打电话给卫生部门，取其样本，然后将其锁起来。该化学物质很容易通过皮肤吸收，尤其是尿布覆盖的婴儿湿润皮肤。

此前在北达科他州的一家医院暴发婴儿疾病后，人们对含烯类增白剂产生了怀疑，该公司添加了警示标签。现在，制造商怀恩多特否认犯了任何过失——标签上写着不应该在医院使用这种物质。阿姆斯特朗没有被说服，尤其是当他发现自己的血液样本中五氯苯酚含量也相对较高之后。他在调查期间住过的圣路易斯酒店也使用含烯类增白剂清洗床单和毛巾。

阿姆斯特朗回忆说，尽管美国农业部对该洗衣产品拥有监管权，但"他们的官员认为没有必要召回该产品"。"美国农业部只是工业利益集团的幌子罢了。"

阿姆斯特朗找到了 CDC 主任戴维·森瑟。在查看了数据之后，森瑟给怀恩多特公司的总裁打电话，要求他召回该产品并且永远不在美国销售该产品。尽管 CDC 没有监管权，但森瑟说如果这位总裁不同意的话，他将公开这件事情的内幕，这就是含烯类增白剂的终结。

10. 医院感染

1966 年，菲利普·布拉赫曼和约翰·班纳特创立了医院感染科，并开始编写 CDC 手册，以帮助医院减少传染病的传播。两年后，29 岁的 EIS 学员比尔·舍克勒发起了对美国 8 家医院的监测项目，这个项目被称为"社区医院感染项目"（Community Hospital Infection Program，CHIP）。舍克勒为此四处奔波，在两年中累积飞行里程达到约 6 500 千米。他的研究表明，被感染的病人中有 5% 的人在住院期间感染了病原体，这个数字至今仍然被认为是接近事实的。

1968 年 9 月，舍克勒和另外两名 EIS 学员前往马里兰州巴尔的摩市的约翰斯·霍普金斯医院，那里的耐药性克雷伯菌侵入患者的血液中，导致了危及生命的败血症。舍克勒和他的同事发现许多患者都有在静脉内留置的塑料导管，因此他们告诫不要过度使用这些导管，并强调使用正确的方式插入和日常护理程序。

同年 11 月，舍克勒在布朗克斯市莫里萨尼亚市医院调查新生儿中的葡萄球菌暴发疫情，最终找了"X 太太"，一个在托儿所工作了 30 年的护士，并从她的鼻腔中发现了噬菌体 80 型和 81 型葡萄球菌①。

就这样了。1969 年中期，布拉赫曼要求舍克勒将 8 家报告医院扩大到三十多家，他们将其命名为"美国医院感染监测系统"（NNIS），这是一个自愿保密项目。

EIS 学员护士朱莉·加纳于 1969 年加入医院感染科，并改进

---

① 用噬菌体可将金葡萄球菌分为 4 群 23 个型。造成医院感染严重流行的是 I 群中的 52 型、52A 型、80 型和 81 型菌株。——译者注

了医院获得性感染的定义，以便医院中的感染控制护士对其进行鉴定。她回忆说："这是一个热门问题。医生和医院的行政管理人员通常更愿意说一种疾病起源于社区。"

处理医院感染始终是一件棘手的事情。"我们通常试图使事情远离新闻界。我们没有在紧急救援报告①中提到医院的名称。我们学到了很多知识并提出改进建议，但是很多事情从未公开过。"

1969 年 12 月，亚特兰大皮埃蒙特医院的儿科主任打电话给CDC 寻求帮助。在过去的三个月中，在医院出生的 8 个婴儿发生了 A 组链球菌感染，感染主要发生在他们的脐带残端上。此外，他了解到有 10 位母亲离开医院后感染了链球菌。

加纳和 EIS 学员史蒂夫·泽尔纳调查后怀疑还有更多的病例，他们对随机选择的家庭进行了电话调查，发现有四分之一的皮埃蒙特新生儿患有链球菌感染，还有许多母亲和其他家庭成员。可能是一位见习护士将链球菌引入了新生儿病房，在那里，在三个月的时间里护士将这种细菌在婴儿之间传播，但没人知道问题的严重程度，因为大多数婴儿是在出院后出现感染病情的。

此后，病房中的婴儿接受了为期 10 天的青霉素疗程，建立了婴儿护理队列制度，并提醒护士和医生在照顾每个婴儿之前彻底洗手。终于，疫情停止了蔓延。

次年，加纳在 CDC 主办的关于医院感染的会议上发表讲话，在那里她发现男性医生对女性护士有明显的偏见。一位医生听众评论说，培训护士进行疾病监测是浪费时间，因为他们五年内唯

① 每次派 EIS 学员进行 CDC 正式调查时，就称为紧急救援（Epi‐Aid）。Epi‐1 记录了最初的问题和响应。调查完成后，EIS 学员会撰写详细的 Epi‐2 报告。

一要进行的监测就是监督他们孩子在超市的行为。朗缪尔则为加纳正名撑腰。此后，加纳留在 CDC 工作长达 30 年，并且后来成为了医院感染领域的领导者。

11. 特殊病原体

CDC 的另一个新部门是特殊细菌病原体部门，成立于 1967 年。该部门由 EIS 学员马克·拉福斯领导，这是一个针对不寻常的细菌疾病的综合性部门。随着时间的推移，它成了最尖端、最受欢迎的 EIS 部门之一。

1967 年 11 月，CDC 接到尼泊尔政府的请求，调查一个偏远的印度教村庄的流行病。据报道，那里出现了大量牛死亡，而患者则起了看着很像炭疽病的巨大的黑疮。炭疽热专家菲利普·布拉赫曼与拉福斯、EIS 校友兽医阿诺德·考夫曼和 CDC 的统计学专家一起去了尼泊尔。疫情被证明是鼠疫，而非炭疽病。拉福斯回忆说："它与袭击欧洲的黑死病是同一种病毒。"

本次事件的索引病例是一名 16 岁的养牛女孩。她死后，她的尸体被扔进河里。两周后，接替她养牛的 24 岁的男子因咯血、腹泻和呕吐而病倒。他死后，瘟疫在他的家人和附近的其他 4 个家庭中蔓延。拉福斯得出结论说，病原体已经通过人身上的跳蚤以及空气中的飞沫传播。

在美国，脑膜炎球菌性脑膜炎（奈瑟菌脑膜炎）于 1968 年 1 月 14 日（星期日）的晚上，在密西西比州的一家精神病院造成同一病房的两名妇女死亡。脑膜炎是大脑保护膜上的炎症，可由血液和脑脊液的许多入侵者引起，其中包括细菌、病毒、真菌或原生动物。细菌病因最为可怕，例如此次密西西比州立医院的病因。这种细菌可以潜伏在鼻腔中，一旦出现发热、头痛和脖子僵硬的症状，这种疾病就可以在数小时内造成死亡。

当 EIS 学员拉福斯、洛厄尔·杨和雅克·考德威尔于星期二到达时，一楼的 56 名妇女中的一人已经死亡，四分之一已经住院。本应阻止细菌繁殖的磺胺类药物没有效果。EIS 人员推荐对所有患者均使用大剂量的青霉素。他们还在现场取了一楼所有人的鼻咽拭子。其中 5 人是无症状感染者，但在接下来的几天内，发现其中 2 人患上了脑膜炎。最终，有 11 名妇女感染了这种疾病。

细菌性脑膜炎通常会袭击儿童，但这些患者大约有 60 岁。是什么导致了这种耐磺胺类药物的菌株的暴发？EIS 学员假设，感染密西西比州医院的流感病毒可能使年长的脑膜炎球菌携带者更可能发病。

第八节　消除升级

在 20 世纪 60 年代后期，一些 EIS 学员开始进入慢性病流行病学领域。在北卡罗来纳州，彼得·施拉格调查了棉尘病（byssinosis），这是一种肺病，困扰着许多棉纺织厂的长期雇员。施拉格回忆说："医生没有对此进行报告，但是在纺织厂的梳理室工作的人中有 30% 在棉尘中暴露了 20 年，病得很重。""他们就像患有哮喘——呼吸急促且喘息费力。"

EIS 学员调查了北卡罗来纳州伊甸市的一家工厂，但公司高管对该调查结果不满意。雇主提醒贫穷的白人雇员，他们有工作是幸运的，他们比更穷的黑人雇员优越，从而说明令人难以忍受的工作条件是合理的。

施拉格感到沮丧的是，在他 1968 年离开 EIS 时，国家还没有采取任何措施来规范该行业。第二年，他给拉尔夫·纳德打了电话，并促使他在《国家报》上撰文。纳德说："但是我们不能称其为棉纤维吸入性肺炎。"

"称其是因为吸入棉花而产生的'白肺'呢？"施拉格建议。

纳德回答："听起来太干净了，让我们称它为'棕肺'吧。"从那时起，这种疾病就一直被称为"棕肺"。

EIS 学员吉姆·麦钱特和约翰·汉密尔顿在北卡罗来纳州跟随施拉格，继续进行棕肺研究，事实证明，最严重的健康问题发生在梳棉房，那里产生的植物性粉尘最多。他们发表的研究对于改变美国纺织厂可接受的粉尘标准，具有开创性的意义。

1. 人口爆炸、宫内节育器和人工流产

朗缪尔在 20 世纪 60 年代中期对记者说："通过防止婴儿死亡，我们造成了人口爆炸。我相信，如有必要，美国 50% 的卫生投入会用于解决这一问题。"那时，地球上有 35 亿人口，到 2000 年，预计增长到 60 亿。1963 年，经济学家斯图尔特·蔡斯预测，除非大力推行节育措施，否则数百万人将挨饿。

1964 年，朗缪尔指派 EIS 学员尼克·莱特在亚特兰大的格兰迪纪念医院的产后计划生育诊所工作。莱特每月为新妈妈们植入多达 500 个子宫内节育器（IUD）。他说："这些都是生完第一胎或第二胎的年轻黑人妇女。如果她们愿意，我会提供避孕建议和服

务。（当时避孕药要贵得多。）需求量很大。"

当莱特去佐治亚州南部提供计划生育服务时，他发现当地人同样对此很感兴趣。"我培训了当地医生植入宫内节育器，并要求他们每月两次提供免费门诊。"他成功地在佐治亚州的乡村小城开设了 159 家诊所，并结识了一些令人难忘的客户。当他问一个刚刚丧偶的妇女，她是否仍然想要宫内节育器时，她说是的，并补充说："我的丈夫已经离开人世了，但我没有。"

莱特的 EIS 工作经历影响了他的职业道路。他离开 CDC 后继续从事海外计划生育项目。为了接替他，朗缪尔在 1966 届班级中招募了三名新的 EIS 学员来负责计划生育项目。曾在莱特诊所担任儿科住院医师的鲍勃·哈彻在佐治亚州哥伦布市的一家医疗机构工作。产科医生查尔斯·麦吉在路易斯安那州工作。朗缪尔选择了 32 岁的卡尔·泰勒作为主要负责人，在格兰迪纪念医院工作，继续发展壮大该项目。

泰勒已婚且有四个孩子，并已在公共卫生服务中心当了两年妇科医生。他说："看到孩子出生的那一刻，比生活中的其他任何时候更让我兴奋。"作为一名 EIS 学员，他看到了确保更安全的计划生育的机会。然而，他本人却不赞成人工流产，除非是在极端情况下。

朗缪尔于 1967 年 1 月派他进行了一次环球教育之旅。泰勒在日内瓦停留，参观了世界卫生组织，然后飞到西巴基斯坦的卡拉奇，在那里他与推广避孕服务的助产士交谈。然后，他去了东巴基斯坦的达卡，并去了马特拉普的农村前哨站。在那里的访问对泰勒产生了重大影响。"面对马特拉普的极度贫困我毫无准备。"

在加尔各答、新德里和曼谷进一步停留后，回到了亚特兰大的泰勒已经完全变了个人。"我渴望拯救世界上所有不想怀孕的妇女。"他对人工流产的反对情绪逐渐减弱。

在泰勒的领导下，计划生育部门不断扩大。1967 年 7 月，包括罗恩·奥康纳在内的五名 EIS 学员上任，他们花了一年的时间继续在佐治亚州的乡村地区运行该项目。在第二年，奥康纳收集了佐治亚州和其他州的患者数据。他回忆说："我们想知道不同干预措施的成功程度。"女性还在持续服避孕药吗？她们的宫内节育器是否保持原位？

同时，EIS 校友雷文霍尔特成为美国国际开发署新任人口事务负责人，在那里他在全球范围内启动了节育计划。雷文霍尔特请奥康纳担任顾问。

1968 年 11 月，EIS 学员约翰·阿舍在亚特兰大的格兰迪纪念医院开始了流产监测。次年在格兰迪进行的 90 次人工流产中，有 30 起获得了医疗批准，而其他 60 人则因非法流产的并发症而来医院就诊。亚瑟总结说："一种合理的方法……需要结合改进的避孕服务还需要更广泛地提供安全的人工流产方法。"亚特兰大近 20% 的婴儿是非婚生子女，一半的母亲是青少年。

1969 年，EIS 学员罗杰·洛萨加入了亚特兰大的计划生育部门。他评估了佐治亚州 1968 年 4 月通过的《自由流产法》的影响，这项法律要求每次堕胎都必须得到 3 名医生的同意。"我查看了第一年的数据，发现进行人工流产的妇女大多是年轻未婚的城市白人妇女。相比之下，在过去 20 年中死于非法流产的妇女大多是年龄较大的农村黑人妇女。"他总结说，使人工流产合法化同时又使人工流产难以进行，就不太可能制止非法或自行流产造成的死亡。

洛萨还研究了佐治亚州计划生育计划对生育率的影响。在一次全国会议上，他介绍了他的数据，统计显示能够使用避孕药的非洲裔美国妇女生育的孩子较少。洛萨说："一位白人女性妇产科医生指责我是种族主义者。"朗缪尔为他辩护说："我们必须对我们的计划进行客观的评估，而不能考虑政治或意识形态。"但是，将政治和意识形态排除在人工流产问题之外将被证明是不可能的。

2. 追踪白血病

作为 EIS 学员，克拉克·希思曾在伊利诺伊州尼尔斯调查过一系列儿童白血病。1965 年，朗缪尔在国家癌症研究所的资助下，可以留住希思在 CDC 继续领导新的白血病部门。

在接下来的两年半中，EIS 学员彼得·麦克弗兰跑遍全美，探究白血病例。尽管有诱人浮想联翩的间接证据，他仍然无法确定病因。以下是两个典型调查的摘要。

1966 年 3 月，据报道在新泽西州苏塞克斯县有一个可能的群组。自 1965 年 1 月以来，该县共发生 6 例急性白血病。其中两名患者是近亲属，也许这预示着遗传因素也是病因之一。其中一名患者每年都要接受 X 光检查——辐射是否导致了这种疾病？另一个人在栅栏杆上涂了一种含有五氯苯酚（一种环境毒素）的木材防腐剂，是否这种化学制剂是罪魁祸首？麦克弗兰将血液标本带回 CDC 染色体实验室，但他们没有找到答案。

在佐治亚州的道格拉斯，连续三个住在简陋煤砖房的孩子都得了白血病。麦克弗兰采访了所有家庭并观察了房屋，采集了水样并检查了现场的辐射水平，但并没有发现什么异常。

在 EIS 毕业之后，麦克弗兰继续从事血液病研究，与此同时，克拉克·希思派遣 EIS 学员寻找聚集性白血病暴发的原因。尽管白血病的病因仍是个谜，但这种勤奋的踏破铁鞋的流行病学调查仍然是 EIS 的王牌法宝，明察秋毫且锲而不舍地挖掘关键线索——总是在寻找打开谜底的钥匙，虽然不总是能马上找到。

3. 出生缺陷监测

因为先天性心脏病似乎与白血病的发生有关，所以这也引发了希思对出生缺陷的研究兴趣。此外，唐氏综合征患儿经常患有白血病，促使希思成立了细胞遗传学实验室进行染色体相关研究。

1967 年，EIS 学员艾伦·埃宾与希思的新生缺陷部门一起发起了亚特兰大大都市先天缺陷监测项目。他和护士安妮·施普勒说服了大都市亚特兰大地区的 20 家医院进行合作。

埃宾回忆说："每周我们到医院四处巡视，并接收有关先天性异常的报告。"这是在美国进行的第一次出生缺陷监测。一旦建立了"正常"缺陷的基线信息，就更容易发现诸如沙利度胺摄入引起的婴儿畸形之类的问题。直到该药物上市后四年，也就是 1961 年，人们才意识到这些问题。

在医院里，埃宾看到了各种各样的异常情况。每当病人明显增加时，他都会与病人家属联系，询问药物使用情况、怀孕期间的患病情况、家族史以及病例之间的其他可能的常见关联。与白血病调查一样，一开始并没有明显的答案，但是随着时间的推移，先天缺陷的研究出现戏剧性的结果。

1968 年，儿科医生戈弗雷·奥克利以 EIS 学员的身份加入了出生缺陷小组。他的第一篇论文指出，女性年龄越大，尤其是 35 岁以后，生下唐氏综合征孩子的概率就越大。奥克利在他的整个职业生涯中都留在 CDC 工作。他说："当家庭中有先天缺陷的孩子时，那将是一次改变生活的重大事件。人们认为这是上帝让它们发生的，然而最终，我们将找出导致所有出生缺陷的原因。"

4. 骷髅谷羊之死

1968 年 3 月 14 日，犹他州的 6 000 只羊死亡。在偏远的杜格威试验场，化学专家像多年以来那样，一直在测试一种致命的 VX 神经毒气[①]。飞行员会在接近地面的地方释放这种气体，然后将飞机拉高并抛下空罐。但是这一天，大约下午 5：30，飞行员拉升飞机之后，气体就一直从新的高压测试机中排出。风把神经毒剂吹向西，而在西边的牧羊人正在山上牧羊。

这一消息传到主要媒体后，军方召集了 CDC 兽医小组。负责前线工作的两名 EIS 学员是丹·哈德森和丹尼斯·斯塔布尔菲尔德。这项调查当时是最高机密。基地的军官询问哈德森他的安全权限有多高。"我告诉他，我是 511 等级的。但他觉得这一点都不好笑。"后来，哈德森从直升机上看到，身穿防护服的男子将羊群带入直接喷射 VX 气体的区域。"绵羊在一秒钟之内死亡。他们给

---

① VX 神经毒气，对 VX 的二元体系而言，这两种化合物分别为斜方硫及乙基-2（二异丙胺基）乙基甲基、亚磷酸酯。是一种比沙林毒性更大的神经性毒剂，是最致命的化学武器之一。——译者注

了我们十粒阿托品解毒剂胶囊，可以自己服用的那种。我问中士我需要服用多少才能保证安全。'孩子，我不会担心这些的。'他说，'那些只是装装样子。你还没来得及把第一粒从口袋里掏出来，就已经死了。'"次年，理查德·尼克松总统单方面下令停止美国所有进攻性生物战研究。这对德特里克堡产生了重大影响，但杜格威试验场的化学实验不知为何仍然在进行。

5. 庞蒂亚克热

1968 年 7 月 5 日，星期五下午，位于密歇根州庞蒂亚克市的奥克兰县的卫生局局长向 CDC 报告说，他的大多数员工都出现了头痛、胸痛、肌肉酸痛、发冷和发热症状，连他自己也没能幸免。

当天晚上，病毒疾病科的 EIS 学员汤姆·格里克和 EIS 同事艾拉·卡萨诺夫与 CDC 实验室的一位科学家一同前往庞蒂亚克。三名调查人员在周末独自在闷热的卫生大楼里工作，大楼里设有行政办公室、医疗部门和牙科诊所，地下室还有一个诊断实验室。他们没有打开空调，因为担心这会造成疾病的传播。

该流行病从 7 月 2 日（星期二）开始，影响了在那里工作的一半以上的人。第二天有更多的人生病。到 EIS 学员到达时，104 名员工中有 90 名患病。受到当时流行的汽车广告口号"道奇发烧友，我必须拥有！"的启发，格里克将神秘疾病命名为庞蒂亚克热[1]。

---

① 又称非肺炎性军团病（庞蒂亚克热），此型为该病菌感染的轻型。——译者注

　　调查人员发现从 6 月底开始休假的 4 名员工安然无恙，因此看来疾病是从 7 月 1 日（星期一）之后开始传播的。因为怀疑传染源应该是办公室的公用设施，饮水机被列为怀疑对象。然而因为有 24 名患病员工都没有使用过饮水机，这个可能也被排除了。另一方面，许多诊所的病人和访客也患上了庞蒂亚克热。尽管暴露时间不同，但他们疾病的严重程度大致相同。

　　流行病学家得出结论，该疾病应该是经空气传播的。到星期一早上，大多数员工都恢复健康重新上班了。当室外温度超过 32 摄氏度时，办公室又开启了空调。

　　EIS 学员则继续追踪线索。那么最近发生了什么变化呢？工人在屋顶上安装了避雷针；六月，附近疗养院的停车场被拆除，工地一直延伸到卫生中心，扬起了阵阵灰尘；地下室里的一些管子已经重新油漆过了；六月底曾有暴雨，随后又有热浪。

　　到星期二晚上，格里克和他的同事也出现了严重头痛，只能痛苦地躺在床上，这意味着他们也感染了庞蒂亚克热。根据他们的情况，很容易计算出庞蒂亚克热的潜伏期为两天，这样推算下来空调系统必然是疾病扩散的源头。

　　在接下来的几周中，CDC 派出了两批增援人员，其中包括兽医、毒理学家、动物学家、卫生工程师、真菌学家和细菌学家。不幸的是，很多专家抵达现场之后，出师未捷身先病。

　　7 月 15 日，整座办公大楼被关闭了。但实验室专家检查血液和粪便样本后并没有什么发现。CDC 病毒性疾病处负责人、EIS 校友迈克·格雷格于 7 月下旬抵达。他将注意力转向了空调。该空调由两个独立的系统组成。在其中一个系统中，空气在冷却盘管上循环，冷却盘管从装置底部的水箱喷出循环水。第二次吸入的新鲜空气在通过冷却盘管时被冷却，然后进入建筑物。格雷格在屋顶上巨大的进气管道内站了 15 分钟。他发现了一只死鸟。他说："我觉得这应该是老天爷给我的启示，两天后我弄懂了这意味着什么。"

格雷格在得到启示的同时，也得了庞蒂亚克热。EIS 校友兽医阿诺德·考夫曼被召来检查这只死鸟，他也得了病。他们恢复后，格雷格建议打开空调管道。研究人员发现，冷却盘管的循环水看起来很脏，用来清洗冷却剂的杀藻剂也没有进入管道。另一方面，在新鲜空气被冷却的地方，有一个满是烂泥的积水坑。两个导管中都有裂纹，因此发生了交叉污染。此外，一个系统的排气口太靠近屋顶上另一个系统的进气口了。

流行病的来源已经确定。在对空调系统进行彻底消毒和重建后，办公大楼得以重新开门，所幸这一回再没有发生其他病例。格雷格、格里克和其他团队成员带着一升的脏水样本回到亚特兰大。在接下来的几个月中，考夫曼用雾化的水喷洒豚鼠，不出所料这导致豚鼠患病并出现肺部结节。但是实验室无法识别出任何病原体。

EIS 学员在其关于暴发的论文中得出结论，庞蒂亚克热是"健康危害的典型例子，这些健康危害可能以令人费解的方式出现，与人类对环境的改造有关。"

6. 口服补液疗法和水样便

在东巴基斯坦霍乱研究实验室的马特拉普前哨站，EIS 学员正在进行一项针对霍乱的口服治疗的革命性实地试验。1968 年秋天，罗杰·洛萨和巴斯·瑞勒到达马特拉普，在那里他们在老旧监狱驳船的吊床上睡觉，照顾霍乱患者。霍乱患者躺在医院里的蓝色霍乱专用床上，底部有破洞，不停地往下面的黄色水桶里排水。

洛萨和瑞勒给患者喂下救命药水，药水由氯化钠、碳酸氢钠、葡萄糖和柠檬酸钾（盐、小苏打、糖和钾的来源）制成。戴维·纳林和理查德·卡什在前一年研发的这种被称为口服补液疗法（ORT）的方法，被证明是简单有效的，只要患者还没有处于休克和濒死的状态。

ORT 彻底改变了霍乱的治疗方法，此前这种疾病可能会导致人们在 24 小时内因脱水而死亡。现在只有最严重的情况才需要静脉滴注。死亡率降至 1% 或更低。它是 20 世纪最重要的医学进步之一。

瑞勒说：“对于每个病人，我们会把他们的呕吐物倒进他们的粪便桶里，然后用等量的 ORT 溶液来补充流失的体液。有一名男性患者在 48 小时内排空并补充了约 55 升液体，创下了纪录。”

1968 年 12 月中旬，EIS 学员伊莱·阿布鲁廷和约翰·福雷斯特到达马特拉普接替洛萨和瑞勒并继续进行 ORT 研究。阿布鲁廷回忆说：“我们的想法是，我们可以制造像橡皮泥那样的小包装袋，然后将它们与水混合在一个罐子里，就像‘酷爱’牌饮料（黑人贫民区居民的常见的廉价饮料）那样。”他们把自己在当地集市上买原料的过程拍成了一部短片，以此来说明即使在如此偏远的地方，找到这些补液的原料也很简单。这是一个好主意，但事实证明，教育过程过于复杂，因此，大规模生产口服补液成为一种可行的廉价治疗方法。

1969 年 1 月 7 日，阿布鲁廷醒来时突然出现急性水样腹泻并伴随绞痛。他说："每个人都认为我可能患上了细菌性痢疾。""我们的实验室仅能诊断霍乱。他们认为我最好回到达卡。"

他乘坐快艇，将静脉输液杆绑在舷缘上，进行了开往达卡的四个小时旅行。他开始排泄水样粪便，那是一种无色透明的腹泻物，内含肠道黏膜——这肯定是霍乱的征兆。尽管与细菌接触过，但从未有人想到美国人会感染霍乱。因为他们通常都很健康，而且洗手时也很小心，所以他们被认为可以免疫。此外，几个月前，阿布鲁廷已接种了霍乱疫苗。

然而，霍乱疫苗显然没有发挥作用。当他到达达卡医院时，他已经脱水得眼窝深陷，体重减轻了约 4 千克。具有讽刺意味的是，他需要快速的静脉补液，而不是他一直提倡的口服补液。所幸，他一天之内得以恢复，可以离开医院转而接受 ORT。康复之后，阿布鲁廷便将自己的经历转化成《内科医学年鉴》上的第三人称论文。他写道："患者是一名 28 岁的美国医师……"

7. 西非天花的终结

CDC 的西非消除天花计划已陷入困境，部分原因是比尔·福格使用选择性疫苗接种而非大规模疫苗接种来阻止这种流行病。福格加入了唐·米勒在亚特兰大总部的天花消除计划办公室，在那里他帮助为非洲准备了新的 EIS 学员和医务人员。福格坚信监测-遏制方法，即发现天花暴发并仅在该地区接种疫苗，可以阻断天花传播。① 特别是在 10 月份雨季结束时，工作人员应该加倍努力，因为那时发病率最低。福格告诉米勒："我们可以在 1968 年消除天花。"他们称该计划为"消除升级"，这个名字正好映衬了当时的越南战争升级。

事实证明，这种新方法有效，但并不容易实施。例如，1968年 10 月，上沃尔特暴发了大规模疫情，疫情最终被控制住了，它可追溯到来自马里偏远的库纳村的一个索引病例。与 CDC 同事们一道，EIS 学员戴维·瓦斯汀在崎岖不平的小径上走了约 10 千米最终抵达库纳，在那里他们发现约五分之一的村民都有天花瘢痕。他们给村民接种了疫苗，那是马里最后一次天花暴发。

8. 危机中的比夫拉

即使消灭天花的努力升级，但在发生叛乱的比夫拉（尼日利亚东部），人们仍死于饥饿和疾病。1968 年的最后三个月，比尔·福格飞回美国，与路德教会和红十字会合作，协调救援工作。

当唐·米勒命令福格返回亚特兰大时，EIS 校友莱尔·康拉德接替他任职至 1969 年 2 月。由于越南战争，尼克松新政府不希望公共卫生医生在海外工作太久，因此越南境外的国际服务被不合理地限制在 60 天之内。

康拉德发现尼日利亚局势混乱。他说："进入该地区的粮食不足，无法养活 50 万难民。"因此，他们不得不把食物分配给最需

---

① 虽然福格成为公认的采取监测-遏制措施的功臣，但指导全球根除天花行动的 D. A. 汉纳森坚称，在非洲，"使用有效、稳定的疫苗进行大规模接种是大多数国家成功的关键"。

要的人。营养不良的儿童很容易被发现，因为他们的腹部膨胀，头发是红棕色的。但是如何判断呢？身高与体重比是最可靠的衡量标准，但功能量表很难获得。贵格会救济组织发明了一种简单的方法，用手臂围（AC）代替体重，然后用棍子测量身高，简称贵格法（the QUAC-stick method），EIS 学员采用了该方法。他们尽其所能进行监测并建立了免疫诊所，重点关注造成一半以上营养不良的儿童死亡的麻疹。这次行动也是 CDC 首次参与营养学相关项目。

1968 年圣诞节刚过，3 名 EIS 学员——戈弗雷·奥克利、卡尔·弗斯顿和乔纳森·贝拉抵达营地，并对营养不良状况展开监测。"谁曾想到会有三名渴望赶赴战场开始工作的年轻美国人呢？"康拉德在 1969 年 1 月 26 日写道，"这三个人经常为了追溯麻疹和天花的来源跑到距离前线只有约 3 千米的地方。"

奥克利很快学会了修理注射天花疫苗的喷射注射枪。他还与一个臭名昭著、残忍的尼日利亚将军打网球，以此来转移军队的注意力，使饥荒救济队有时间进入农村。卡尔·弗斯顿驻扎在哈科特港，并继续使用贵格法进行营养监测。在一次任务中弗斯顿遇到了麻烦，当他乘坐联合国儿童基金会的直升机降落在卡拉巴尔后，过河去往一个小岛上进行营养调查。结果他突然被一艘军用摩托艇劫走。"他们听说一个白人在四处游荡，就断定我一定是个间谍。"幸运的是，他说服上校放走了他。

9. 可怕的新疾病

1969 年 2 月 28 日，就在莱尔·康拉德准备离开尼日利亚之前，他接到了来自 EIS 校友斯坦·福斯特的电话，他是尼日利亚消除天花项目的负责人。福斯特为了莉莉·"彭妮"·皮尼奥的情况寻求医疗咨询。皮尼奥是一名美国的宣教士护士，因为一种神秘的疾病而性命垂危。第二天早上，康拉德和卡尔·弗斯顿一起会见了福斯特和传教士赫尔曼·格雷，后两位碰巧是 EIS 的第一届学员。

折磨皮尼奥的这种神秘疾病已经杀死了两名护士，一位是在尼日利亚东北部偏远的拉沙村感染了这种神秘的病的劳拉·怀恩，以及夏洛特·肖恩，她曾经护理过怀恩。而皮尼奥曾护理过肖恩，并在两周前协助做她的尸检。现在皮尼奥难以进食。她抱怨喉咙痛得难以忍受，喉部出现了黄色的溃疡结节。她几乎不能说话，头和背部疼痛并且脉搏微弱。人们还发现她的皮肤上出现瘀斑，这可能是内部出血的征兆，她的体温保持在38.5摄氏度。

至此，这四名 EIS 学员巧合地一起发现了第一种致命出血热症。康拉德认为，这是 EIS 学员带着他们对疾病的敏感度进入广阔的世界时的必然结果，他们总是能发现问题所在。由于第一个患者是在拉沙村感染了这种疾病，弗斯顿建议称其为拉沙热。康拉德陪同这位重病患者乘坐泛美航空公司的航班返回美国，她在美国活了下来，尽管她携带的病毒后来导致一名实验室工作人员死亡。

10. "彻底崩溃"

整个 1969 年中天花逐渐减少，直到 9 月达荷美（今贝宁）的暴发被遏制为止，此后再无新发病例。看来在西非确实已经消除了天花。[①] EIS 学员继续前往尼日利亚进行救援，每周为 50 万人提供食物，并为 3 万人提供医疗服务。

很明显，比夫拉这块飞地很快就会沦陷，美国国务院希望 CDC 可以派人来做一项营养调查。10 月 14 日，卡尔·弗斯顿与国务院外交人员一起飞往比夫拉。致力于和平谈判解决方案的比夫拉人不希望进行营养调查。弗斯顿回忆说："我预料到了。我带了两罐汽油、比尔·福格的介绍信和一些给传教士的威士忌。"他从谈判桌上溜走了，提着油罐四处搭便车，但显然两罐油可跑不了多远。

弗斯顿在比夫拉 8 个省的 36 个广泛分布的地点进行了随机人口调查。在他检查的 2 676 名村民中，有 31.4% 的人营养不良。其中很少有刚出生或年老的村民，因为他们中的大多数已经去世了。他回忆说："最重要的问题是这块飞地中有多少人。""有人说一百万，有人说一千万。"弗斯顿发现他的样本中有 67.2% 有天花瘢痕。他知道，在免疫接种运动期间，已在该地区施用了超过 100 万剂天花疫苗，因此他推断出比夫拉的总人口为 323 万。其中，约 100 万人患有严重的蛋白质营养不良。令人惊讶的是，弗斯顿在不到两周的时间内完成了所有这些工作。

返回亚特兰大后的几周，他向尼日利亚派出了两名新的 EIS 志愿者。其中一位是 28 岁的俄亥俄州当地人保罗·施纳克，他毕业

① 与此同时，EIS 的校友里奥·莫里斯在巴西领导消灭天花的工作。它是西半球最后一个有这种疾病（小天花病毒）的国家。巴西最后一个天花病例是在 1971 年 4 月确诊的。

于哈佛医学院。弗斯顿回忆说："我们告诉新来者搭乘泛美航空的航班，但保罗想先去伦敦，然后乘坐尼日利亚航空的航班从那里飞过来。"1969年11月20日，当施纳克乘坐的飞机接近拉各斯时爆炸了，这可能是因为行李中藏有一颗恐怖分子的炸弹。于是，保罗·施纳克是第一位也是迄今为止唯一一位因公死亡的EIS学员。

1970年1月4日，EIS学员马特·洛温斯坦到达哈科特港。机场附近的告示牌上写着："欢迎来到尼日利亚，孩子们快乐又健康。"内战1月15日正式结束，洛温斯坦与奥地利红十字会、路德教会和其他机构一道，在前比夫拉区的奥韦里设立相关机构，试图在一片混乱中进行监测和紧急补给。然而不管他们的处境如何，难民们纷纷返回家乡。"这种不惜一切代价回家的渴望是非同寻常的"，洛温斯坦回忆道。

在哈科特至乌尔里港的公路上为难民提供食物的尝试是灾难性的。洛温斯坦在1月15日的日记中写道："彻底崩溃了。大批的食物……从未被分发过。已经运往奥韦里的200个袋子丢失了。"他还发现，许多害怕且饥饿的伊博人逃进了丛林。"形势非常严峻，"他在1月18日报道，"健康的人匆忙上路逃生了，只留下生病的人躲在灌木和小村庄里……因为没有食物，一个村庄在前一天就关闭了容纳150名病人的医务室。"

洛温斯坦在1月23日写道："奥韦里的人们惊慌失措。据说救援就在路上……我们将不得不停止在奥韦里提供食物，以防止成千上万的人每天袭击该城。"

到1月31日，秩序稍有恢复。洛温斯坦继续说："我越来越乐观了。我们现在有 85 个医务室和孤儿院。"然而在同一天，他又收到了埃格布医务室的一封信："您在 1970 年 1 月 27 日给我们带来的少量食物都吃完了。孩子们都饿得要命。"

即使有足够的食物到达，也很难将它们迅速送到病房和补给站。从仓库重新分配需要花费时间，因此洛温斯坦完全省略这些繁琐的流程。从哈科特港驶来的 10 吨重的利兰卡车与较小的当地卡车进行交接，以便将物资分发到医务室。

由于特殊情况，洛温斯坦获得许可，可以在此地逗留超过 60 天。到他 1970 年 3 月 28 日离开时，救援工作已经变得相对顺利，但这位高 182 厘米重约 63 千克的 EIS 学员，在尼日利亚时减了约 18 千克。洛温斯坦说："我每周工作 120 个小时，你会觉得在自己的生命中，再也不会做比这更重要的事情了。"

1970 年 5 月 21 日，西非确诊了最后一例天花。天花确实已在该地区根除，尽管在其他地方，特别是在印度，这仍然是一个问题。

11. 朗缪尔时代的终结

在 1970 年 4 月 13 日召开了 EIS 年度春季会议，会议的最后，主持者朗缪尔将麦克风移交给了 CDC 主任戴维·森瑟，后者宣布了令人震惊的消息：朗缪尔即将退休。菲利普·布拉赫曼将接任 EIS 的主管之位。这意味着朗缪尔时代的终结。

朗缪尔的妻子萨莉在 1969 年 2 月死于肺癌，朗缪尔用不分昼夜的工作来抵挡悲伤。后来，他开始悄悄地追求自己的老朋友利昂娜·鲍姆加特纳。鲍姆加特纳曾任纽约市卫生局长，当时在哈佛大学任教。他们于 1970 年 6 月结婚，朗缪尔搬到马萨诸塞州的剑桥与她在一起，并在哈佛医学院任教。

朗缪尔可能意识到 EIS 已经发展到不再需要他的地步。在他无微不至的领导下，EIS 迎来了头二十年的繁荣。但很明显，现在一个人已经无法控制这个迅速发展的项目。在朗缪尔的余生中，他仍拥有对 EIS 的重要影响力，但是这个孩子的成长已经超过了"EIS 之父"的预想。

Ⅱ

第二章 流行病学的黄金时代
（1970—1982）

第九节　不仅管传染病

1970 年 4 月，CDC 的名称从"国家传染病中心"更改为"国家疾病控制中心"。该组织已超出其最初的职责范围，现在主要处理传染病或其他方面的国际卫生问题。

几周后，一场疫情暴发拉开了疾病调查新的十年的序幕。1970 年 5 月 4 日，星期一，俄亥俄州特拉华市威利斯中学的几个学生发热，感到头疼、喉咙痛和胸部不适。一周内，学校的 960 名学生中的 40% 患上了这种神秘的疾病。星期五，校长关闭了学校。

俄亥俄州卫生部门的调查并没有发现水污染，18 个咽拭子检测也没有查出病毒或细菌，因此致电求助于 CDC。EIS 学员艾伦·布罗德斯基于 5 月 25 日到达。对 40 名病情最严重的学生的采访并没能提供什么线索，所以布罗德斯基制作了一份问卷，请所有进出过校园的人回答。他还将 200 名随机选择的学生的血液样本送回 CDC 实验室进行抗体检测。

调查问卷显示，无论学生们是吃自助餐厅的食物还是自带午餐，乘公交车或是步行去学校，都生病了。威利斯学校附近的高中及俄亥俄州卫斯理大学没有发现病例，而且威利斯学校内的各个教室里的疾病发生率相对统一。

布罗德斯基认为这种疾病可能是经空气传播的。CDC 派遣了 EIS 学员马特·洛温斯坦前来支援。洛温斯坦问起疾病暴发前是否有任何特别活动。布罗德斯基突然想到，这之前正好是"世界地球日"。那天，孩子们被分配了不同的清理任务，包括耙搂和扫除学校建筑物周围的碎屑。

布罗德斯基想，也许是组织胞浆菌病。也许学生们搅起了组织孢子，这种孢子在鸟粪中生长得最好。于是，他询问了这里的老教师，后者告诉他有过成群的椋鸟栖息在曾经遮盖学校庭院的树木上。鸟粪非常厚实，树木看上去好像被雪覆盖了。受损的树木早已消失，但腐烂的鸟粪依然存在。

午饭时分，学生们在厨房和自助餐厅旁边的院子里除草。在那个炎热的日子里，厨房工作人员倒转了排气扇，将新鲜空气和看不见的孢子吹进来，所以食堂里的所有人可能最终都吸入了病原体，空气在两座教学楼中流通造成进一步扩散。CDC 实验室的结果表明，患者血样中存在组织胞浆菌抗体。

EIS 学员在描述这一让人啼笑皆非的事件时写道："具有讽刺意义的是，本想清理环境，结果造成了有记录以来最大规模的组织胞浆菌病暴发。"

1. 康涅狄格的可爱宠物

1970 年 8 月，当儿科医生史蒂夫·拉姆在康涅狄格州担任 EIS 官员时，偶然发现在办公桌上有一叠实验室报告。他注意到其中许多内容与从儿童身上分离出来的细菌沙门菌的病例有关，后来他对受影响的家庭进行了电话调查。除此之外，他还询问了宠物的情况，发现大约有三分之一的家庭养的宠物是乌龟。然后，他将确诊患有病毒性疾病的儿童作为正式的对照组，并了解到只有五分之一的此类患者拥有宠物龟。

拉姆走访了患者家属。一位母亲坚持说："我家约翰尼总是在和海龟玩完之后洗手。"但是当拉姆去从盘子里收集水样的时候，发现小约翰尼正把乌龟放在自己嘴里。

拉姆追溯到生产宠物龟卵的路易斯安那州池塘。他了解到，池塘主将可以找到的任何廉价肉都喂给了乌龟，包括死马和肉食加工厂遗弃的内脏。最后，他仅仅通过鉴定乌龟所携带的沙门菌血清型，就能说出乌龟出生的池塘的名字。[①]

拉姆从康涅狄格州饲养宠物龟的 25 个家庭中发现了 36 个沙门菌病患者。其中 8 名患者共住院治疗 90 天，费用超过 1 万美元。推算这些数字，拉姆和他的同事们估计，全国每年约发生 28 万起与龟相关的沙门菌病病例。

1972 年，FDA 要求宠物乌龟在销售前必须获得无沙门菌的认证。1975 年，FDA 禁止在美国所有州际运送宠物乌龟，但是乌龟的出口仍在继续。EIS 校友吉恩·冈加罗萨后来抱怨说："卖龟的人胆大包天并且毫无良心可言，继续将其致命产品出口……到更远的地方。"

2. 飓风、旋风和潮汐

1970 年 8 月 3 日，飓风西莉亚袭击了得克萨斯州科珀斯克里斯蒂市的中心地区。为了应对风暴过后可能出现的疫情，EIS 学员约翰·麦高文开展了疾病监测工作。尽管有约 18 万立方米未经处理的污水流进了水体，EIS 学员发现虽然灾后幸存者需要食物、住

[①] 尽管拉姆当时不知道，但 CDC 早在 1963 年就已发现海龟与沙门菌之间的联系，而 EIS 兽医专家阿诺德·考夫曼多年来一直在研究和撰写有关该问题的文章。

所和恢复公共服务，但并没有疫情发生的势头。

西莉亚飓风事件标志着 EIS 开始涉足自然灾害响应工作。EIS 学员经常会得出这样的结论：对可能发生的流行病的无正当理由的恐慌，导致了资源分配的低效和浪费。1970 年 11 月的飓风和海啸就是一个很好的例子。风暴和海啸摧毁了东巴基斯坦的南部海岸，那里有 150 万人口。海啸发生在水稻收获季节中，当时有多达 50 万流动工人生活在沿海地区。

驻扎在达卡的 EIS 学员艾尔·萨默和霍乱研究实验室的几位同事搜集了五吨大米和预煮食品，先后乘坐公共渡轮和陆军巡逻艇，终于在夜幕降临后抵达了大岛梅姆普拉。在风暴来临之前，岛上住着 2 500 人。"灾难过后到处都是尸体。"萨默说。

第二天，他们委托当地男子第一时间为妇女和儿童分配食物。萨默撕破空袋子，在场地中央制作了一个大"X"，希望救援飞机能看到它并丢下更多物资。那天早上晚些时候，一架货机投下了数袋约 45 千克重的大米。由于食物分发工作顺利进行，萨默有时间在岛上四处探访，找到很少几位幸存者，所幸的是他们没受什么伤。

萨默向 EIS 校友威利·亨利·莫斯利汇报了自己的见闻，后者正在组织直升机进行为期四天的快速评估。四个由 EIS 学员与巴基斯坦人配对的两人小组，对 18 个地点进行了调查，得出的结论是至少有 24 万人死亡，实际死亡数字可能是 50 万或更多。没有证据表明灾后有疫情发生。虽然水很咸，但在大多数地方都可以饮用。

当世界了解到这里衣物和食物都很紧缺时，慈善捐助物资便开始大量涌入。"我们收到了很多莫名其妙的东西。"萨默回忆道。电热毯和滑雪服被成捆扔在地上；为了寻求减免税收的制药公司捐出的过期的减肥药和镇静剂；各个国家和非政府组织都派出了设备齐全的实地医院和外科团队，然而这些都不对症。最终根据EIS调查建议，美国政府将原先分配给医院的 200 万美元用于解决当地灾民的穿衣和居住问题。

3. 孟加拉国的建立

萨默返回达卡后不久，东西巴基斯坦之间爆发了战争。1971年 3 月 25 日夜，巴基斯坦军队针对孟加拉国反对派发动了猛烈的进攻，目标是少数印度教徒和达卡大学的师生。第二天，东巴基斯坦宣布应战和独立，更名为孟加拉国。

随后的战争中，1 000 万孟加拉国难民（主要是印度教徒）逃往印度，在那里他们生活在拥挤的难民营中。战争爆发前不久，天花终于从东巴基斯坦消除。然而，在难民营中这种疾病再次迅速传播。

到 1971 年底，只有四个国家（印度、巴基斯坦、埃塞俄比亚和苏丹）仍然存在地方性的天花，这主要是因为邻国输入性病例不断出现。现在，难民们蜂拥返回家园，所到之处都传播着天花病毒。孟加拉国很快成为第五大流行国。

1972 年，萨默返回孟加拉国，以帮助控制肆虐的天花疫情。指导尼日利亚消除天花工作的斯坦·福斯特随他来，在飞机上开起了天花知识教学课。他们集中在孟加拉国西南部城市库尔纳，那里有两个疫源地：贫民窟和附近的难民营。配备了分叉针头的当地人组成的小组接受了监测-遏制方法的培训，并三次走访了出现天花病例的聚居区。但有些难民拒绝接种疫苗。萨默和福斯特发现，唯一有效的方法是在获得食物救济之前强制人们接种疫苗。

三周之内，天花最严重的地区就被控制住了。然而"潘多拉之盒"已经打开，要想让孟加拉国再次摆脱天花，还需要数年时间。福斯特继续领导这场战斗。

在离开孟加拉国之前，萨默通过提倡服用维生素 A 来挽救数百万儿童的视力和生命，他帮助马特·洛温斯坦在联合国达卡救援行动中开展了雄心勃勃的健康调查。洛温斯坦随机选择了当地315 个村庄。在到达一个村庄后，EIS 学员在每个聚落采访了 20 个家庭。他们还使用贵格法评估儿童的营养状况，同时寻找由蛋白质缺乏引起的以四肢肿胀为表证的病例。

这项调查于 1972 年 5 月 3 日开始，并于 6 月 6 日完成。在其初步报告中，洛温斯坦估计，尽管 81% 的人接种了天花疫苗，但仍有 4.5 万人死于天花。他强调说："孟加拉国的儿童患有极度的慢性营养不良。"

他写道："目前住房严重不足，有 210 万人根本没有房屋。"超过 2 500 万人在房屋 400 米范围内无水可用。所有这些灾难笼罩着人口爆炸的孟加拉国：该国有 7 500 万人口，每平方千米人口3 250 人，并且每年以 3% 的速度增长。得益于 EIS 的调查，让全球都注意到了孟加拉国的困境。

4. 合法的人工流产仍会出现孕产妇死亡

1970 年 7 月 1 日，纽约州将人工流产合法化，该法律规定妊娠 24 周以内的妇女可以由有执照的医师根据要求进行人工流产。然而在三周之内，出现了三名妇女因人工流产而死于并发症的情况，这促使纽约市卫生部门向 CDC 寻求帮助来建立一个监测系统。计划生育评估组的卡尔·泰勒将工作分配给了 EIS 学员吉米·卡恩。

卡恩发现，在医生工作室、诊所和医院的流产手术都没有固定的规程。他建议，对于每一次合法流产都应提交一份终止妊娠的许可证，并附有详细信息以及每周总结报告。10 月份，新的州法规禁止在私人诊所进行人工流产，并规定怀孕第 12 周后（即妊娠中期）的所有手术必须在医院进行。

1970 年 9 月 3 日，在实施新规之前，一名 19 岁的印第安纳州女性在纽约市医生工作室进行了人工流产。两天后，她回到家，因恶心、呕吐和剧烈疼痛而入院。手术探查显示子宫穿孔、积血和一个 3 个月大的死胎。最终，这名患者于 9 月 22 日死亡。

EIS 学员比奇·康格于 1971 年 1 月 18 日被指派调查此案。在 1970 年 7 月 1 日起，直至半年后开始调查，其间这位纽约医生进行了 1 668 例流产手术，大约每 40 分钟进行一次。康格在记录中发现，这位流产专家在此期间造成 6 起子宫穿孔病例，还有其他几次不完全流产的手术。

显然，仅纽约州的监测是不够的，因为试图终止妊娠的妇女中有一半来自其他州。卡恩要求美国各大妇产科医院报告流产并发症，并将之称为他的"前哨医院计划"。这也成了第一种监测流产后并发症和死亡率的方法。

在监测的第一年末，卡恩报告说，纽约州发生了约 16.8 万例合法流产，造成 9 名产妇死亡。尽管孕产妇死亡都是不应该发生的，但纽约州的总体死亡率为每 10 万例流产中有 5.4 例死亡，远低于丹麦、瑞典或英国的合法流产死亡率。该程序肯定比声名狼藉的危险的非法流产更为可取。尽管反流产主义者指出胎儿死亡率为 100%，至少该过程现在已经接受了科学的审查。

1972 年春，宾夕法尼亚州加入了人工流产合法化的行列，当一名妇女在流产后出血，生命垂危时，费城卫生部致电 CDC 求助。EIS 学员加里·伯杰和朱迪思·伯恩调查后发现，1972 年 5 月 13 日，有 20 名妇女（大部分来自芝加哥）乘坐公共汽车前往费城，以进行合法流产。这家流产诊所正在尝试一种未经测试的新型"超级线圈"法，该方法是由加利福尼亚人哈维·卡曼发明的：通过在子宫壁和胎盘间插入多达 12 个盘绕的塑料带（这些塑料带实际上是用来绑包裹的），放置过夜，然后将带子拉出，促发引产。超过一半的妇女经受了并发症。幸运的是，没有人死亡，但是伯杰和伯恩建议对新的流产方法要慎之又慎，只有经过详细的研究之后才能批准。朱迪思·伯恩·鲁克斯回忆说："一些使用'超级线圈'法流产的人此后永久地丧失了生育能力。"

1973 年 1 月，美国最高法院对罗伊诉韦德案①做出裁决，在全国范围内人工流产都是合法的。

5. 死亡点滴

1970 年 12 月 1 日，弗吉尼亚大学医院向疾病预防控制中心通

---

① 1969 年，一位化名为杰内·罗伊的女性和其他人一起向得克萨斯州限制流产的法令提出了挑战。该法令规定，除非因为维护孕妇的生命，州内一律禁止为妇女实施流产手术。——译者注

报了 7 例败血症病例。两种不常见的肠杆菌——泄殖腔肠杆菌和聚团肠杆菌不知怎么进入了病人的血液。EIS 学员丹尼斯·马基发现所有的患者都使用过雅培公司生产的静脉点滴，雅培公司为全美40%的医院提供静脉输液用品。观察输注产品的使用情况，马基没有发现任何无菌技术环节的问题。

一家使用雅培产品的社区医院也报告了一组与静脉注射相关的败血症肠杆菌。EIS 学员在两家医院进行了一项病例对照研究，考察了饮食、药物、与患者接触的医生和护士、两次静脉输注之间的时间间隔以及瓶内添加剂等因素。与此同时，CDC 实验室的技术人员采集了样本。

只有两项指标与对照组有显著区别。患者组中，静脉输液瓶的平均悬吊时间为 30 小时，而对照组是 14 个小时。此外，相较于对照组，患者中有更多人在点滴中加入了添加剂，尽管没有添加普通药物。在马基建议医院每 24 小时更换一次静脉注射器械后，败血症病例减少了，但并没有消失。

通过检索医院感染病例数据库，马基发现其他医院也报告有败血症患者，他们都是在使用雅培静脉注射液后感染了肠杆菌。他通知了雅培公司的负责人，但雅培坚称自己的质量控制流程毫无问题。到 1971 年 3 月初，已有 25 家使用雅培产品的医院报告了败血症的暴发，脆弱的病人们正在死亡边缘徘徊。

马基觉得答案就在眼前。他用一根热的金属丝把一个没有用过的雅培瓶的上部切开，对液体进行取样。然而什么都没有发现。然后他捡起被割断的上部，上面有个瓶盖，他拧开瓶盖，盖内有一个塑料衬垫。用无菌钳子把衬垫取出来进行培养，果不其然发现了肠杆菌。1970 年 4 月，雅培公司用一种弹性软塑料替换了在瓶盖中使用了 35 年的红色橡胶衬垫。事实证明，这种红色橡胶衬垫很偶然地使用了一种可以杀死包括肠杆菌在内的微生物的物质，但是这种新型衬垫没有。在 25 家医院中，378 名患上肠杆菌败血病的患者中，有 10% 以上死亡。据马基估计，全美医院约有 20 000 人患病，可能导致 2 000 人死亡。

雅培公司同意在 1971 年 3 月 22 日召回其静脉注射产品，但拒绝承认有罪。败血症的流行突然停止了。马基和 CDC 的实验室工作人员获得了参观雅培工厂的许可。在那里，他们观察到有盖的瓶子每三万个一批地从机器中制作出来。为了加快冷却速度以便装运，含有肠杆菌的自来水喷洒在它们上面。随着瓶子的冷却，蒸汽凝结并被封入瓶盖的螺纹中。

当护士拧开瓶盖将瓶子固定在给药装置上时，会有一些细菌伺机进入液体中。输液瓶悬吊的时间越长，细菌繁殖越多。当护士向液体中添加药物时，他们通常会拧紧瓶盖并晃动瓶子，彻底混合药物并摇落更多细菌。

"雅培事件"之后，螺旋盖不再用于静脉输液产品，医院监测的重要性也变得显而易见。在 25 家研究医院中，有 8 家在回顾时才意识到他们曾暴发过疫情。1972 年，通过迅速发现受污染的输液产品所引发的问题，防止了另一起全国性流行病。

6. 对瑞氏综合征的探寻

几名 EIS 学员对瑞氏综合征（儿童杀手）进行了调查，他们确定大多数病例是由流感或水痘引起的。EIS 学员汤姆·格里克建立了第一个针对瑞氏综合征的非正式监测系统。在 1967 年至 1969 年的 30 个月中，他发现了 62 例瑞氏综合征，中位年龄为 6 岁。62 人中只有 15 人幸存。有 33 名儿童接受了阿司匹林治疗。格里克总结说："大多数（即使不是全部）瑞氏综合征病例的病因与外源性毒素或普通药物无关。"

1971 年 11 月 3 日，EIS 学员拉里·勋伯格接到杜克医院的电话，院方说，在过去的 11 天里，收治的 3 例患有瑞氏综合征的婴儿中有两人死亡，第三个婴儿依靠呼吸机生存。勋伯格在杜克大学和北卡罗来纳州的其他 3 家医院建立了监测系统，到圣诞节时，他发现了 10 名瑞氏综合征患者。出乎意料的是，他们没有人感染乙型流感或水痘，尽管 8 人有某些咳嗽、感冒、咽痛或咽部充血的症状。这次有 6 个幸存者。勋伯格进行了一项研究，以非病毒性疾病入院的相似年龄的儿童作为对照。结果尚无定论。

幸存的患者中有一名两个月大的女婴。勋伯格收集了她所有的就诊记录，并仔仔细细询问了她的母亲。"我离开的时候仍然很困惑，"他回忆道，"但我保留了那些记录。"

7. 脊髓灰质炎流行和政策问题

1972 年 10 月，勋伯格接到了一位纽约住院医师的电话，他的病人（一个十多岁的男孩）在康涅狄格州格林威治的一所基督教教会学校就读时瘫痪了。而那里的教师和学生都对医学干预抱有戒心。

勋伯格在这座学校的 11 名儿童中发现了脊髓灰质炎，其中没有任何一名儿童接种过脊髓灰质炎疫苗。最初，学校拒绝合作，但是 CDC 实验室从粪便样本中分离出脊髓灰质炎病毒后，管理人员让步并允许他们为教职员工和学生进行免疫接种。

尽管对口服脊髓灰质炎疫苗（OPV）的功效印象深刻，但勋伯格越来越担心仅依赖萨宾疫苗是否明智。1971 年，在美国发现了 20 例脊髓灰质炎感染病例，是自 1955 年 EIS 开始监测以来的最低纪录。但是其中有 12 例是由疫苗本身引起的。由于 OPV 存在极罕见的特性，即有可能恢复为毒性更强的病毒，OPV 免疫的建议在 1964 年改为"仅对 18 岁以下的儿童接种使用"。到 1971 年，大多数与 OPV 相关的瘫痪病例发生在父母或其他成年人中，他们都曾与刚接种过疫苗的婴儿亲密接触。[①]

口服疫苗更便宜，更易于管理，具有肠道免疫力并通过接触为他人接种疫苗。1972 年的正式建议甚至没有提到索尔克灭活脊髓灰质炎疫苗（IPV）。"我开始怀疑这是否是正确的政策。为什么不同时使用两种疫苗？"勋伯格向他的上级表达了这些怀疑。他回忆说："在 CDC 我仰慕的所有人都接受了 OPV 优于 IPV 的说法。"在美国，关于使用口服脊髓灰质炎疫苗的争论在未来几年仍将无法解决。

8. 埃尔帕索铅尘飞扬的街道

1972 年 3 月 27 日，得克萨斯州埃尔帕索市的一名卫生官员打电话给 CDC 请求他们帮忙评估可能的铅污染问题之后，EIS 学员菲尔·兰德里根和他的同事斯蒂芬·格尔巴赫在得克萨斯州见

---

① 佛罗里达州的 EIS 官员斯坦·缪泽可发现，20 岁的雪莉·吉文斯在接触过接种了疫苗的婴儿后感染脊髓灰质炎。她起诉了疫苗制造商，但没有成功。

了面。

自 1967 年以来，美国一家熔炼和精炼公司（ASARCO）的约
250 米高的塔一直主宰着埃尔帕索的天际线。ASARCO 公司从矿石
中炼出铅、铜和锌，在这个过程中排放大量污染物，仅在 1971 年
就向空气中排放了 313 吨的铅微粒。当地的一项研究揭示了土壤中
的重金属污染之严重。

当兰德里根和格尔巴赫分析埃尔帕索托儿所儿童的血液时，
他们发现 485 名儿童中有 12 名的铅含量高于 40 微克/100 毫升，这
在当时被认为是健康危险阈值①。这些儿童中有 11 名生活在离
ASARCO 公司不到 5 千米的地方。在 ASARCO 塔的阴影下，居住
在被称为"冶炼厂镇"区域的 4 名墨西哥裔幼儿的血液铅含量超
过 80 微克/100 毫升，尽管没有人出现急性铅中毒的症状。

在接下来的几个月中，兰德里根领导了 ASARCO 公司化工厂
周围的随机调查。发现在"冶炼厂镇"的家庭粉尘中，每百万粒
含铅颗粒多达 22 000 个。空气采样显示了工厂附近空气中有大量
铅颗粒，但它们在 5 千米外迅速下降到本底水平。大多数颗粒小于
5 微米，因此它们可以穿透并保留在肺中。"冶炼厂镇"的孩子正
在吞咽和吸入过量的铅。

1973 年 6 月，兰德里根返回埃尔帕索，他和得克萨斯大学心
理学家兰迪·惠特沃思对一组"冶炼厂镇"的儿童进行了研究，
这些儿童的血铅浓度都超过了 40 微克/100 毫升，他们将其与当地
其他血铅含量较低的儿童进行了比较。他们给这些儿童进行了智

---

① 现在认为安全级别为 10 微克/100 毫升或更低。

商测试（适当时，会使用西班牙语），并测量了他们的手腕反射。研究发现血铅水平较高的儿童智商较低，反应速度较慢。铅中毒会导致一系列健康问题。[①]

兰德里根从 EIS 毕业后留在 CDC 工作，他领导了一个新创立的环境健康部门。由于他的工作，新成立的美国环境保护署最终收紧了行业标准。

驻阿拉巴马州的 EIS 学员理查德·莱文帮助兰德里根对埃尔帕索冶炼厂进行了初步调查。在 1972 年的夏天，莱文因为铅污染的问题给阿拉巴马州的空气污染管控部门打了电话。那里的员工向他展示了一位农民的来信，该农民的祖产与阿拉巴马州特洛伊市的一家二级铅冶炼厂相邻，该厂对汽车电池进行再加工处理。农民在信中写到他的牛病了，有些已经死了。

1972 年 9 月，莱文发现特洛伊市这家工厂的 9 名员工在过去两年中因铅中毒症状而住院。EIS 学员兽医罗斯科·摩尔来协助调查。然而，犀利的纽约人莱文和非裔美国人摩尔却惹恼了阿拉巴马州的保守白人官员，他们的发现进一步激怒了这些官员。莱文和摩尔在报告中称："据住在冶炼厂附近的家庭报告说，自 1971 年以来，至少有 21 只狗和猫在连续几天的呕吐、共济失调、易怒、显著失明和抽搐后死亡。"工厂的 37 名员工中，有 30 人的血铅含量超过 80 微克/100 毫升。

---

① 行业和监管官员通常认为，在特定水平以下的血铅含量不会产生毒性影响，其含量-毒性曲线形成了"曲棍球棍"形状的曲线（即经历一段低水平平台期后曲线呈现线性陡增态势）。在达到临界水平之前，含量增加并不带来毒性的变化。在含量突破临界之后，毒性影响将呈线性增加。

莱文写了一份谴责当局的报告，并将副本分发给他的上级和其他州卫生部门。他回忆说："第二天来办公时，我的桌子被洗劫一空，所有笔记和副本都被销毁了。"EIS 校友、阿拉巴马州卫生官员艾拉·迈尔斯试图将莱文送回亚特兰大。莱文被铅制品公司以诽谤罪起诉，但法庭宣告莱文无罪。

莱文和摩尔最终在 1976 年发布他们对铅冶炼厂的调查结果。他们写道："这份报告还有令人不安的后续，在 1973 年 7 月至 1975 年 1 月之间，又发现了 21 名特洛伊铅冶炼厂的工人被诊断为铅中毒，其中有 6 人住院。"

9. 坏血溢出

1972 年 7 月 25 日，美联社记者让·海勒在《华盛顿晚报》上揭露了塔斯基吉梅毒实验的故事。自 1932 年以来，美国公共卫生署一直在研究一群患有梅毒且未经治疗的贫穷的阿拉巴马州黑人男性。甚至在青霉素被认为是一种有效的梅毒治疗方法之后，该项目仍在继续进行。实验者从来没有告诉过受试者他们患有梅毒，只是告诉他们患上了"坏血病"。

这篇文章发表后不久，继承了该项目的 CDC 就在负面报道的风暴中终止了塔斯基吉梅毒实验。[①]（尽管 EIS 并没有直接参与该项目，但是 1969 年阿拉巴马州公共卫生官员和 EIS 校友艾拉·迈尔斯曾建议不要中止该计划。）

这篇文章促进美国的医学实验和医学伦理的规范化进程。不

---

① 朗缪尔极力主张用历史视角看待该试验，当他试图在他的哈佛医学院课堂上为塔斯基吉实验辩护时，一些学生愤然离开以示抗议。

再允许囚犯们自愿接受传染性微生物注射了。机构审查委员会（IRBs）将确保为人类受试者制定知情同意书和其他保障措施到位。

然而，被揭露的塔斯基吉实验给 EIS 学员杰瑞·费奇带来了间接的好处。他当时正在研究萨尔瓦多太平洋沿岸贫困地区的疟疾、营养不良和贫血之间的关系。费奇是当地唯一的医生，人们请他治疗自己的疾病。1972 年，他说服了富有的种植园主——棉花和咖啡的种植者和牛的饲养者——为圣卢西亚镇出资建立一个煤渣砖的小诊所，由他在那里义诊。

费奇说："我的 CDC 直属主管告诉我，没有在萨尔瓦多获得执照，我无法从事临床医学范围的工作。"然而，在有了塔斯基吉梅毒实验的启示之后，CDC 的政策发生了转变。该组织需要在人道主义信誉方面为自己正名。1972 年底，CDC 主任戴维·森瑟访问萨尔瓦多时，他很高兴地看到圣卢西亚镇诊所的运作，并赞扬了费奇的做法。

10. 拉沙热再燃

1972 年夏天，塞拉利昂暴发了拉沙热疫情。随着病例的增加，EIS 学员戴维·弗雷泽和卡洛斯·"肯特"·坎贝尔在 CDC 的病毒学家和动物学家团队的陪同下，前往拉沙热疫情的中心潘古马。

坎贝尔协助了对一位已故孕妇进行的尸检。当研究人员切开死者的腹部时，血液喷涌而出，淋湿了所有人。坎贝尔没有在写给妻子莉兹的信中提及此事，后者正心事重重，她正被 EIS 校友拉里·奥特曼在《纽约时报》上发表的文章搞得心烦意乱，这篇文章的题目为《美国加入遏制非洲罕见致命热病的战斗》。

这是第四次已知的拉沙热暴发。前三次都是在医院内传播扩散的。塞拉利昂的这次暴发则似乎主要是基于社区传播。弗雷泽和坎贝尔进行流行病学调查的同时，其他科学家收集并抽取了各种动物的血液，以确定病毒的宿主。实验室已经确认拉沙热病毒是一种沙粒病毒，类似于啮齿动物或蝙蝠体内携带的一种病毒，因此这些动物是特别关注的对象。

EIS 学员检查了医院的记录，发现了过去两年中潘古马地区有 63 例可能未确诊的拉沙热病例。他们访问了潘古马地区每个患者所在的院落，并选择了类似的院落作为对照组。显而易见，在疟疾、麻疹和结核病等许多其他常见健康问题频发的情况中，无法识别出拉沙热病例。

在这个围墙圈起的院子里，多达 45 人挤在 10 个房间里。那里没有净化水的设施，也没有下水道，孩子们随地大小便。弗雷泽和坎贝尔在报告中写道："所有房屋和商店里都栖息着几种啮齿动物。大型啮齿动物、猴子和蝙蝠通常被大多数人当作食物。"

拉沙热似乎对孕妇尤其致命，七分之六的病例死亡，但住院病例的总病死率为 38%。EIS 学员开始怀疑，拉沙病毒可能没有以前人们认为的具有高致死率，而且比以前认为的传播范围要广泛得多。许多人可能有轻微的感染，没有住院治疗就康复了。

病例对照研究表明，拉沙热最常发生在拥挤的卧室里。这项研究在确定可能的动物宿主方面帮助不大。所有的实验组居民点都有老鼠，但94%的对照组居民点也有老鼠。22%的实验组和15%的对照组中发现了蝙蝠。该病潜伏期由3天至16天不等。

1972年10月8日，肯特·坎贝尔写信给莉兹，他感到"最令人震惊"的是，有60%的潘古马医院员工的拉萨热病毒检测结果呈阳性，包括与病人接触很少的木匠和泥瓦匠。他告诉妻子："这使我们相信，该地区的血清阳性率可能高达40%至50%。"

EIS学员想要采集过去几十年在西非服务，现在已退休的爱尔兰修女的血液样本进行测试，看看她们中有多少人对拉沙热病毒有抗体。他们获准访问爱尔兰和圣玫瑰老年姐妹会。

坎贝尔和弗雷泽于10月18日星期三到达伦敦，然后去都柏林采集修女的血样。弗雷泽离开后，坎贝尔的夫人莉兹·坎贝尔飞来和他一起度过短暂的休假。10月22日，星期天，坎贝尔突然感到难受，他开始恶心、发热、发冷、剧烈头痛和腹泻。他上周去过潘古马，就在拉沙热病毒潜伏期之内。他被紧急送往伦敦热带病医院，并被严格隔离。莉兹回忆说："有一段时间，我以为我丈夫会死。"第五天，一位CDC的同事带着来自拉沙热病幸存者约迪·卡萨尔斯·阿里特医生的超免疫血浆到达了。输入血清后不久，坎贝尔的高烧就停止了。

坎贝尔和他的妻子一起乘坐有便携式隔离室的飞机飞往纽约。又过了两个星期，坎贝尔感觉很好。当时还不清楚他是否患有拉沙热，只是他的血液检测呈阳性，但这也可能来自卡萨尔斯的免疫血清。爱尔兰修女或牧师的血液中都不含拉沙病毒抗体。次年，CDC实验室从野生南非多乳鼠的血液中分离出拉沙病毒，最终确定了拉沙热的动物宿主。

第十节　监测和遏制

1973 年 4 月，EIS 的校友，纽约州流行病学家艾伦·辛曼致电 CDC 寻求帮助。3 月初，罗切斯特的斯特朗纪念医院，一名在放射治疗室工作两年的驻院医师出现了高烧、畏寒、咽痛、恶心、肌肉酸痛和畏光等症状，他病倒了。在接下来的 5 个星期中，放射科的工作人员和照顾实验动物的人员中发生了 7 个类似的病例。

EIS 学员戴维·弗雷泽参加了辛曼的调查。他们采集了患者以及仓鼠、小鼠、大鼠、豚鼠和兔子的血液样本。在等待实验室结果的空隙里，他们采访了工作人员并重新查看了病历，确定了 23 个明显的病例。除 5 名患者外，所有患者均在有辐射的部门工作。5 名患者中有 3 人是动物饲养员，1 人是在医院工作的水管工，还有 1 人是复印机修理工。

其中，修理工向"疾病侦探"提供了最有利的线索。1973 年 3 月 16 日，他在动物饲养室里维修过复印机，然后他在 4 月 4 日病倒了。要到达机器放置处，他得穿过一条狭窄的通道，通道两边是兔子和仓鼠的笼子，而它们是被植入肿瘤 X 射线的实验对象。

弗雷泽和辛曼问辐射部门的工作人员，他们每个人多久使用一次复印机器。结果发现那些复印文档数量较多的人最有可能发病，这可能是因为他们在经过被感染的动物时吸入了病毒。

随后的实验室结果也证实了这点。叙利亚金仓鼠引发了在医务人员中暴发的淋巴细胞性脉络丛脑膜炎（LCM）。早在 1961 年，在阿拉巴马州伯明翰的南方研究所就在冷冻样本中就发现了 LCM 病毒，该研究所为全国各地的研究人员提供仓鼠肿瘤样本。

9 个月后，发生了全国性 LCM 流行，该病是由在南方研究所工作的兼职饲养员饲养的宠物仓鼠传播的。研究人员推测，他使用了从工作场所带出来的仓鼠作为种鼠来繁殖种群，而那只仓鼠就是染了病的。

1. 视觉传播链

1973 年 5 月 11 日星期五下午，阿拉巴马州菲也特县卫生官员报告一所小学暴发皮疹。366 名学生约有四分之一生病，有 48 名学生和 3 名老师被送往医院。除皮疹外，患者还有其他症状，包括头痛、咳嗽、恶心、呕吐、虚弱、咽痛、眼睛灼热、腹痛、麻木、呼吸急促和腹泻。21 名学生陷入短暂的昏迷。大多数病人很快康复，但仍有少数病人整夜待在医院。

第二天早上，驻阿拉巴马州的 EIS 学员理查德·莱文开车前往贝里镇的菲也特县医院。他检查了病人，其中一位患病的老师说："就像我的皮肤上溅满了红魔鬼的碱液一样。"这些病人没有发热，也没有异常白细胞增长。褪色的皮疹主要出现在病人的四肢，也就是他们抓伤的地方。莱文告诉校长，他认为没有理由取消周一的课程。

这位 EIS 学员在星期二返回学校时发现校园几乎空了，因为校内又出现了相同的情况。这次有 18 名学生受害，当中大多数人曾经历过第一次集中暴发。

莱文打电话给 CDC 寻求帮助。EIS 学员弗雷德·罗姆从亚特兰大赶来，与他同行的还有一名卫生工程师，密西西比州的 EIS 学员丹·塞克斯顿与一名上过流行病学选修课的四年级医学院学生约翰·凯瑟也来了。CDC 工程师放出烟幕弹来研究空气流通方面是否存在问题。研究人员检查了座位表，看谁坐在打开的窗户旁边。但没有发现什么有价值的信息。

疫情似乎仅限于小学。由于起病急、无发热，看起来可能不是传染病。调查人员收集了有关学校使用的化学品的信息，但没有找到答案。

逐渐地，莱文和塞克斯顿将故事拼凑了起来。在 5 月 11 日上午课间休息前不久，两名正在努力抓挠自己的六年级女孩被允许提前下课，她们坐在主走廊尽头的长凳上。在课间休息的时候，关心她俩的五年级和六年级的朋友聚集在她们周围。然后她俩的朋友们也开始发痒和抓挠。有些人冲进洗手间，将水溅在如火般燃烧的皮肤上。已经在洗手间的学生受到影响，也发起痒来。莱文在他的紧急救援报告中写道："几分钟后，四年级的学生走了进来，加入了走廊尽头的骚动。"很快，四年级学生也开始抓挠自己。

等待午餐的三年级学生也染上了瘙痒病。已经吃过午饭的一年级和二年级学生大部分都没有患病，而在远处教室里接受特殊教育的学生则完全没有患病。中午过后不久，绝望的校长疏散了学生。此时几个老师的皮肤也开始灼烧起来。

一周后，莱文采访了 7 名五年级和六年级的女孩，她们都曾经历这种瘙痒症。"我好痒！"一个五年级学生一边大声说，一边使劲地挠着自己。其他女孩也跟着做，抓得很厉害直到流血。两个五年级的男孩走进了房间，其中一人开始抓挠，另一男孩在没有抓挠自己的情况下，也出现了交感神经皮疹。莱文亲眼观看了瘙痒症的第三次暴发，因此确信这是集体歇斯底里情绪发作后产生的。正如他最终在一篇发表的文章中所写的那样，那些患上这种疾病的人只是看到了其他人遭受的痛苦——它通过"视觉传播链"——之后被"传染"。与大多数此类事件一样，患者多为女性。① 唯一幸免的是接受特殊教育的学生，也许是因为他们不够"聪明"，才没有生病。在第三次暴发之后，地方委员会关闭了这所小学，让它在这一年余下的时间里停课，不过反正这一学年也快要结束了。

2. 霍乱中心

理查德·莱文在阿拉巴马州待了一年多，目睹了一场歇斯底里情绪造成的流行病；他提交的一份有关铅的报告激怒了当地官员，于是理查德·莱文在孟加拉国的霍乱研究实验室找到了一份工作，进行疫苗试验，以为 EIS 服务。

快艇昼夜不停往返，带走了附近 234 个村庄的病人。莱文每周有三天住在一艘旧监狱驳船的上层，"看见运载霍乱患者及其家人的船只，人们在下船前会在船上上厕所。"员工将船翻转过来，将充满霍乱弧菌的排泄物冲到附近的运河中；霍乱病人的家庭成员通常是无症状的霍乱患者，他们粪便中的病原体和生活污水一起

① 为什么女性似乎更容易患上心身疾病是一个有争议的问题。解释包括：1）妇女更加情绪化和敏感。2）想象中的疾病源于对妇女的压迫。3）这是一种文化现象。4）遗传因素。

直接排入运河；另外，医院污水系统也连接到水道中，带来污染。

　　莱文检查医院的记录后发现，在 1968 年 11 月至 1971 年 2 月的五次霍乱流行中，运河"C 区"的霍乱住院率很高，每年每 1 000 人中有 15.6 例感染病例，而在所有的村庄中平均值为 2 例，奇怪的是，"C 区"的再感染率是其他村庄的 13 倍。"任何由于反复暴露而产生的免疫力，在运河水的污染面前都是无效的。"莱文在其报告调查结果的两篇论文之一中写道。

　　莱文又一次播报了有争议的新闻。尽管他谨慎地总结道，"对社区而言，医院在挽救生命方面的贡献大大超过了其感染附近几个病例带来的负面影响"。深知 CDC 不会批准这些论文发表，莱文和他的合著者将这些研究报告提交给了英国杂志《柳叶刀》，该杂志发表了这些研究报告。此后不久，卫生预防措施得以升级更新。

3. 藏在儿童日托所的病原体

　　在 1972 年 4 月的 EIS 会议上，北卡罗来纳州的 EIS 学员斯蒂芬·格尔巴赫告诉他的同事："为婴幼儿群体提供日托的机构数量的增加，可能会因通过粪—口途径传播疾病带来新的健康风险。"

　　格尔巴赫解释说，在北卡罗来纳州加斯顿县，六周的时间里，一家日托所中的志贺菌疫情导致 80 名儿童和 4 名托儿所工作人员腹泻、发热和呕吐。在另一个日托中心，无症状儿童感染者致使 4 名家长和中心的厨师感染甲肝病毒。

　　1973 年 1 月，EIS 学员杰克·韦斯曼调查了两起城市细菌性痢疾疫情，两起均涉及日托所。在俄亥俄州的克利夫兰，几周内就出现了 121 起病例，主要发生在该市最贫困地区的黑人中。他写道："1—5 岁的儿童离开家到日托所与其他儿童一起生活后，明显加大了将志贺菌带入他们家庭的可能性。"这种疾病很容易传播，因为许多年幼的孩子与兄弟姐妹或父母同住在克利夫兰贫民窟拥挤的屋子里。

一周后，韦斯曼被派遣至肯塔基州的莱克星顿，那里已经报告了 112 例志贺菌感染病例。同样，最初的病人年龄很小，其中 22 人曾到过日托中心。"随着越来越多的妇女开始工作，"EIS 官员总结道，"更多的学龄前儿童将在日间护理机构中彼此密切接触。"这意味着这些孩子和他们的家人有更高的风险患上腹泻性疾病。

4. 邮轮上的疫情

在夫妻双方都有工作的情况下，越来越多的夫妇有可支配收入来享受奢华的假期，但享乐者有时还是难逃疾病的困扰。

1973 年 10 月，从荷美邮轮公司运营的"史特丹"号上返回的 16 名乘客，都罹患由巴雷利沙门菌或森登堡沙门菌引起的腹泻，这两种都是沙门菌属中相对罕见的血清型。1973 年 12 月 19 日，"史特丹"号开始了为期 9 天的加勒比海圣诞节巡游，在此期间 750 名乘客中有 55 人因腹泻叫苦不迭。在接下来的 5 次航行中，包括 EIS 学员麦克·默森和戴尔·劳伦斯在内的 CDC 小组向所有乘客分发了一份关于腹泻的调查问卷。在每次航行中，都有 6% 到 10% 的人报告腹泻。从船员身上采集的样本中发现了 10 种沙门菌。许多受感染的船员在船上的厨房里工作。

此外，食品制备方法也令人担忧。生禽和熟禽是用同一把刀在同一块砧板上切的；食品加工者很少洗手；早餐和中午的自助餐的食物在室温下放置两三个小时，然后再放回冰箱；剩饭剩菜被重新加工，并作为夜宵再次上台。一旦这些问题得到解决，样品中的沙门菌检出数量就下降了。但是在第 8 次监测的航行中，仍然分离出了 2 株森登堡沙门菌，并且导致 9% 的乘客患病。

EIS 学员在 1974 年 1 月和 2 月，随机登上其他 9 艘邮轮展开问卷调查。乘客的腹泻率从 1.9% 到 10.2% 不等，平均为 5.7%——与"史特丹"号的记录相差不大。

"我们建议公开船上疾病数据，以对邮轮公司施加压力。"默森回忆说。

《纽约时报》和《迈阿密先驱报》根据疾病记录对船舶进行了排名。很快，这些船只改变了准备食物和储存水的方法，但邮轮上的疫情仍不时困扰着游客们。

5. 巴里·利维和明尼苏达州自助餐

每年，EIS 学员被派往州卫生部门要调查一千多起疫情。巴里·利维的经验说明了这些外勤干事可能遇到的许多挑战。

年仅 29 岁的利维于 1973 年进入了 EIS。他在 8 月至 9 月刚到明尼苏达州工作的这 8 周里，处理了一场天花输入引发的恐慌（一名埃塞俄比亚人飞往明尼阿波利斯做手术）、一起伤寒病例（一名最近去过墨西哥的男子）、一名患上了结核病的肾移植者、一个声称自己患有麻风病的人、一次假霍乱警报、三例落基山斑疹热、尼日利亚输入性疟疾、少女合唱团里出现的集体眩晕，以及在电话中解答诸如"大黄会有毒吗?"和"宠物店可以合法出售狼蛛吗?"这样的问题。

在利维上任的头几个月里,他还进行了三项重大调查,其中包括他刚到的时候正在进行的全州范围内的志贺菌疫情调查。当德卢斯市的来自苏必利尔湖的自来水中发现了每升有超过一百万根石棉纤维的时候,利维被叫去对该地区居民的胃肠道癌症进行回顾性研究。众所周知,吸入石棉纤维可能会导致肺癌和石棉沉着病,但喝石棉会怎么样呢? 利维没有发现发病率升高,但是城市的水系统还是增强了纤维过滤程序。①

9月中旬的一个周五下午,利维接到了奥瓦通纳镇一位卫生官员的电话。当天上午,当地一家保险公司的8名员工入院治疗。他们在周二晚上去霍夫酒吧参加公司聚餐,有些人还在第二天晚上去霍夫酒吧的"每周自助餐"吃了一顿。利维花了整个周末采访病人,追踪参加聚餐和吃了自助餐的其他人,并对他们吃了哪些食物进行了问卷调查。

他怀疑这次感染事件是沙门菌作祟(实验室后来确认了是胥伐成格隆沙门菌)。在参加聚餐或自助餐的173人中,有125人患病,总发病率为74%。调查结果显示,这两顿饭中都有土豆沙拉,但也有炸鸡。利维发现酒吧老板把生鸡肉放在塑料盘子里,然后他在同一个盘子里面调制了土豆沙拉。来自生禽的细菌交叉污染了盘中的土豆,随后细菌在室温下繁殖了几个小时。

利维计算出,住院费用、看医生费用、员工工资和生产力的

---

① 利维知道胃肠道癌症可能在几年后才会发生,但研究结果发现饮用含石棉的水可能不是一个主要的致癌因素。

损失、对餐厅的经济影响以及调查成本总计接近 3 万美元。而检查一家明尼苏达州餐馆的平均费用是 10.7 美元。《纽约时报》的科学记者拉里·奥特曼总结了利维医学论文中的这些数据，然后《时代》杂志登载了拉里的报道。

除了疾病调查，利维还撰写并发布每月一期的公共卫生简讯，开展宫颈癌和乳腺癌筛查活动，提供培训课程，发表演讲，并在当地电视和广播节目中频繁露面。当他的老板在 1974 年 12 月退休时，利维成了州代理流行病学家，并将他的任期延长了 3 年。

6. 来自北方的经验

1973 年，EIS 学员米基·艾森伯格被派往阿拉斯加，由于爱斯基摩人钟爱食用发酵肉，他成了肉毒中毒方面的专家。在过去，发酵过程通常是安全的，因为传统的方法是在永久冻土上挖一个洞，把生肉放进去，然后用草覆盖，从而可以透气。"随着商业广告的日益普及，"艾森伯格写道，"方便包装的产品增加了，而塑料袋可能提供了一种更完美的包装来创造生产肉毒杆菌毒素所需的厌氧环境。"

20 世纪 70 年代初，阿拉斯加的五次肉毒中毒暴发都是由塑料袋中发酵的食物引起的。有 4 名患者死亡，一些患者必须靠呼吸器存活。EIS 学员发起了一场关于使用塑料袋来发酵和肉毒中毒风险的公共宣传运动。

1975 年 2 月 3 日，星期一，艾森伯格得知，日本航空公司的一架波音 727 飞机在哥本哈根降落，机上满载可口可乐公司病情严重的日本雇员。这些员工赢得了一场销售竞赛，正在飞往巴黎的路上。这架飞机从日本起飞，中途停在了阿拉斯加。飞机上的 344 名乘客中，196 人因严重呕吐、腹泻和腹部绞痛而晕倒。

丹麦实验室在乘客的呕吐物和粪便样本中发现了金黄色葡萄球菌，还在抵达哥本哈根之前 90 分钟、机组供应的未食用的火腿煎蛋卷中也发现了金黄色葡萄球菌。火腿中含有大量由葡萄球菌产生的毒素，这是疫情在很短时间内暴发的原因。早餐的煎蛋卷是机上餐饮公司在安克雷奇准备的。

艾森伯格设计了一份食品调查问卷，并将其翻译成日语寄往哥本哈根。然后他采访了日本餐饮人员。厨师中一人的右手上长有葡萄球菌疮，他徒手把火腿片放在煎蛋卷上，然后不合时宜地将之冷藏了 15 个小时。在飞机上，这些被污染的食品在室温下又呆了 7 个小时，然后在 149 摄氏度下加热 15 分钟就上桌了。而那时候，它们已沾满了耐热的葡萄球菌毒素。并非所有的火腿煎蛋卷都是由第一位厨师制备的，但是他把手伸进了一桶火腿片中，这样一来就污染了第二个厨师制作的火腿煎蛋卷。52 岁的餐饮店经理桑原健治在得知自己的厨师要为这种疾病负责后羞愧自尽。

疫情暴发后，航空法规发生了变化。"幸运的是，"艾森伯格在他发表的报告中写道，"驾驶舱的机组人员没有吃受污染的食物。"他建议，在未来，飞行员和副驾驶应该吃不同厨师准备的不同食物。联邦航空管理局随后将这一建议变成了规定。

7. 强制性的绝育手术

1973 年 7 月，南方贫困法律中心向阿拉巴马州蒙哥马利市的联邦法院提起诉讼，原告是两名轻度智力发育障碍的黑人姐妹，年龄分别是 12 岁和 14 岁。她们的母亲不识字，在不理解同意书含义的情况下，在同意书上签了字，然后两姐妹就被绝育了。这个由美国卫生、教育和福利部门资助的节育诊所，实际上已经在未经父母同意的情况下对 11 名未成年人进行了绝育手术。此后不久，一项集体诉讼被提起，要求禁止使用联邦资金资助任何绝育手术。

26 岁的 EIS 学员詹森·韦斯菲尔德调查发现，在 1972 年，美国有近 800 名 21 岁以下的女性被做过绝育手术。她们中的大多数是南方的黑人或接受福利救济的人。"在当地的医院里，"他回忆说，"一些产科医生仍在为贫困的妇女施行输卵管结扎手术，他们认为这些妇女有太多需要靠福利生活的孩子。"

韦斯菲尔德与 CDC 计划生育评估中心主任卡尔·泰勒一起飞往华盛顿，向（美国）卫生、教育和福利部部长卡斯帕·温伯格汇报情况。政府选择庭外和解，最终禁止卫生、教育和福利部使用联邦资金为未成年人、智力发育障碍者或任何慈善机构救助的人进行绝育手术。

8. 道尔盾①带来的死亡风险

CDC 计划生育评估中心的 EIS 学员亨利·卡恩②调查了宫内节育器与口服避孕药相对比的医疗风险后，提出了一个雄心勃勃的计划——访问美国（和波多黎各）的每一位产科医生、妇科医生

---

① 道尔盾是商标名称，属于宫内节育器的一种。——译者注
② 由于亨利的反战激进主义、吉米·卡恩的父亲是共产主义者，卡恩家的这对堂兄弟亨利和吉米不得不突破联邦调查局的层层阻挠才最终加入 EIS。

和公共卫生医生，调查他们的病人在 1973 年的前 6 个月中使用宫内节育器后的并发症情况。他发出了 35 000 份问卷，其中一半被退回。卡恩准备在 1974 年 6 月发表他的报告。

在 6 个月期间共报告了 5 例与节育器相关的死亡，这意味着每年每 100 万节育器使用者中有 3 例死亡。口服避孕药的死亡率要高出 10 倍，且孕妇的死亡率是 0.02。但是道尔盾牌宫内节育器似乎存在一个问题，它导致 60% 的使用者住院，这其中又有 39% 的患者使用的是同一型号的道尔盾牌宫内节育器。

为了确保不会被排出体外，道尔盾牌宫内节育器的四个尖头卡在子宫壁上，有时会刺穿子宫。和其他宫内节育器一样，它通过一根尾绳穿过子宫颈进入阴道，以便女性检查和移除节育器。然而，与其他的牌子不同的是，道尔盾的尾线的保护鞘中包含了数百条尼龙纤维线，它起到了类似灯芯的作用，通过毛细作用将细菌从阴道输送到了子宫。

就在卡恩的研究结果发表在 MMWR 上之前，一位医生发表了一份报告，称他的四名病人在怀孕期间因感染死亡，而且她们体内都带有道尔盾。到 8 月，FDA 已经接到通知，17 名死亡的孕妇体内都带有宫内节育器。其中 11 人带着的是道尔盾。由此看来，道尔盾不仅会导致感染，而且也不能有效地防止怀孕。

制造商 A.H. 罗宾斯公司主动从美国市场撤回了道尔盾牌宫内节育器，但坚称它是安全的。直到 1975 年 4 月，在滚雪球般出现的诉讼中，罗宾斯公司才将该产品撤出全球市场。由于道尔盾事件，美国国会通过了《医疗器械修正案》，授予 FDA 管辖权，并强制宫内节育器和其他医疗器械的预先测试流程。

9. 安全悬赏

EIS 新学员沃德·凯茨在 1974 年接管了流产监测工作。他分析了流产研究联合项目的数据，这是一项对大约 8 万名妇女进行的大型前瞻性队列研究。他指出，1973 年罗伊诉韦德案判决的胜利，将人工流产从避人的后巷转移到更安全的前台，但出生和流产的数量大致都没有什么变化。"流产合法化的同时，"他写道，"流产死亡人数急剧下降——几乎完全是随非法流产死亡人数的下降而下降，从 1972 年的 39 人下降到 1975 年的 3 人。"反对流产的活动人士抗议称，CDC 低估了流产人数。"所以我们开始悬赏，"凯茨回忆说，"如果有人能提供我们的数据库中没有记录的因人工流产而死亡的病例，每人给予赏金 100 美元。当然了，并没有人拿走这笔钱。"

凯茨和 EIS 学员戴维·格莱姆斯也打破了一项有害的迷思：基于对数据的误读，常规做法是避免对怀孕 13 到 15 周的妇女进行流产手术，因为在这段时间内进行人工流产手术被认为是不安全的。报告写道："我们的研究结果清楚地表明，任何拖延都会增加希望堕胎的孕妇发生并发症的风险。"

10. 危险的塑料

1974 年 1 月下旬，在休斯敦的亨利·福尔克接到克拉克·希思的电话，说有 3 名化工厂的工人死于一种极为罕见的癌症——肝血管肉瘤。第二天，福尔克飞往肯塔基州路易斯维尔市的古德里奇工厂，与国家职业安全与健康研究所（NIOSH）成员开会，那时 NIOSH 刚刚与 CDC 合并。

通过员工的医疗记录和深入的健康筛查，福尔克又发现了 8 名患有肝病的员工，其中 2 人已经死亡。所有 11 名患病或去世的员工都曾做过一段时间的"化学助手"，他们被放进一个大桶里做清洗工作，清除里面聚氯乙烯（PVC）制成后留下的黏稠物。在这个过程中，他们吸入聚氯乙烯单体气体，这是聚氯乙烯的主要成分。

肝血管肉瘤没有治疗方法。患者通常在确诊后 6 个月内死亡。这 11 名员工平均在古德里奇工厂工作了 20 年。很明显，这种疾病与接触聚氯乙烯单体有关，而且潜伏期很长。1974 年 2 月，福尔克参观了俄亥俄州的另外 3 家聚氯乙烯工厂，随后在宾夕法尼亚州的费尔斯通橡胶工厂进行了一次大型调查。这些工厂的员工中也有因血管肉瘤死亡的。这些研究成果促使改进塑料生产过程使之更安全，许多未来的案例也因此得以避免。

得克萨斯州卫生部门随后打电话给福尔克，请他帮忙调查"肉制品包装哮喘"病例。这是一种新发现的疾病，折磨着那些整天切割保鲜膜的人。他们将保鲜膜缠绕在热金属丝上，然后将肉封入聚苯乙烯泡沫塑料盘中。福尔克与得克萨斯州 EIS 学员本·波特诺伊一起设计了一项对照研究。

福尔克和波特诺伊将调查问卷交给 145 个肉制品包装工人，并将同样数量的切肉工人和收银员选为对照组。大约 10% 的肉制品包装工人出现了喘息、呼吸急促和胸痛的症状，比例高于对照组。17 名使用机械切割器而不是产生烟雾的发热金属丝切割器的肉制品包装工人，没有出现与工作相关的呼吸道症状。

保鲜膜中含有 50% 的聚氯乙烯，在熔化过程中会产生氯气、盐酸和各种致敏物质构成的气体。由此引发的集体诉讼促进了行业标准的改变，使包装物要么采用机械切割，要么被低温金属丝切割，同时用抽风机吸走烟气。

福尔克说："我们帮助了 20 万名超市包装工。"福尔克在这一领域的研究使他得以在 CDC 留任。"在以前工作的儿科诊所要想治疗同样数量的人会需要很长时间。"

11. 寄生虫在此

当 EIS 学员彼得·尚茨于 1974 年加入寄生虫病部门时，他已经是人畜共患寄生虫病领域的专家了。人畜共患寄生虫是一种可以从动物身体迁移到人类身体的生命形式。他 8 月被派去调查 3 起美洲土著儿童棘球蚴病病例。引发这种疾病的绦虫需要犬科动物和绵羊作为宿主，犬和羊最初是作为捕食者与被捕食者结合在一起的，但现在它们俩的角色是牧羊犬和羊群。绦虫在狗体内无害，狗排出体外的绦虫卵粘在草上。绵羊吃掉草和草上的虫卵，体内会长出圆形的白色包虫包囊。羊死后，狗会把羊的尸体和囊肿一起吃掉，然后这些囊肿就变成绦虫，开始新的循环。

当人类不小心摄入虫卵，就成了寄生虫的下一个寄主。等囊肿长大到足以引起疼痛、阻碍器官功能或破裂时，当时唯一的治疗方法就是手术切除囊肿，因为囊肿长在肝脏和肺部。[①]

尚茨的第一站是亚利桑那州的图巴市，他在那里为一名 7 岁的纳瓦霍女孩做了检查。这名女孩发热和咳嗽，他让女孩拍了一张

---

① 今天，如果及早发现，化疗可以杀死这些囊肿。

胸片，结果发现她的两个肺部有 4 个圆形病灶。她做了 3 次手术摘除这些充满液体的囊肿，每个囊肿直径都超过了 2.5 厘米。肝脏扫描显示出还有更多的囊肿。

"这家人经常买羊，羊在后院被宰杀，"尚茨报道，"羊身上不能食用的部分和患病的组织被扔进垃圾桶，附近的狗经常来这些垃圾桶觅食。这个小女孩可能是在抚摸一只皮毛上粘有绦虫卵的狗之后，吞下了绦虫卵。"

在新墨西哥州有另外 2 个病例，一个是圣多明戈普韦布洛部落的女孩，另一个是祖尼族的男孩。两者相似，尚茨因此很容易地追踪到吃了病羊的狗。男孩的囊肿直径 12 厘米，充满绿色液体。在尚茨的调查中，第四名圣多明戈男孩被确诊。尚茨查阅了为当地服务的 17 家医院的医疗记录，发现在过去 5 年里还出现了其他 10 例棘球蚴病病例，其中 6 例是纳瓦霍族儿童。他还了解到犹他州摩门教牧羊人和希腊移民中出现的病例①。

尚茨实施了一项健康教育计划，在犹他州阻止了寄生虫疾病的传播，并向住在稳定社区的祖尼和圣多明戈普韦布洛部落居民提供了相当大的帮助。但他没能接触到很多纳瓦霍人，这些人追求半游牧式的生活方式，经常拒绝外界的建议。

12. 危险的护士

在美国，约 5% 的住院病人继续受到院内感染的折磨，每年造成约 15 亿美元的损失。EIS 学员罗伯特·哈雷于 1974 年发起了关

①　希腊牧羊人经常喂狗吃羊内脏。尚茨警告说："那些带有囊肿的希腊人要当心了。"

于医院感染控制（SENIC）有效性的研究。多年来对 300 多家急救机构的研究证明，适当的感染监测-遏制措施可使医院的尿路感染、外科伤口感染、肺炎和菌血症减少 32%。报告还显示，"大多数医院都未能降低院内感染率，只有少数医院实施了有效的措施。"哈雷写道。

1974 年和 1975 年连续发生的 3 次医院流行病证明了监测的价值和面临的挑战。1974 年 6 月 16 日至 10 月 9 日，西弗吉尼亚州埃尔金斯市一家社区医院的 9 名新生儿患上了腹膜炎，3 名婴儿死亡。医生初步诊断这些病例为新生儿坏死性小肠结肠炎，这是一种流行疾病，其病因至今仍是一个谜。这种病更典型的临床症状是肠穿孔。

当 EIS 学员马库斯·霍维兹进行调查时，他的病例对照研究观察了分娩并发症、婴儿体重、摇篮放置位置和从婴儿粪便中培养出的大肠杆菌类型。他并没有在病例和对照组之间发现显著差异，因此他进行了另一项研究，寻找医务人员和患病婴儿之间的联系。只有一名护士的助手照顾过这 9 名患病的新生儿。霍维茨怀疑是常规的直肠测温造成了这一问题，所以他请妇产科工作人员在仿真娃娃身上演示了操作过程，这些娃娃的特点是他们体内的直肠非常逼真。负责照顾生病婴儿的护士助手把温度计推到接近建议最大深度的两倍，这项关于深度的规定是为了防止穿孔。当新生儿病房将直肠测温转换为测量腋下温度后，这种病的流行就停止了。

第二次疫情暴发出现在 1975 年 2 月至 3 月，地点在俄克拉荷马城的一家医院，当时 17 名大外科手术患者在手术后 48 小时内感染了 A 群链球菌，其中两人死亡。EIS 学员沃尔特·斯塔姆怀疑手术室里有链球菌携带者。护士 A 在 17 例手术中协助了 12 例，在另外 4 例手术中一直在隔壁房间工作。所有病例都发生在她在院工作期间。

斯塔姆从护士 A 身体的各个部位取出 37 个样品进行培养。两个阴道拭子显示有 A 群链球菌大量生长。然后斯塔姆在房间的角落里放了 4 个血琼脂沉淀板,他让护士 A 在房间内坐 20 分钟,然后运动 10 分钟。3 个沉降板上形成链球菌菌落。之后护士 A 一直接受青霉素治疗,直到她的阴道拭子检测结果呈阴性。

第三次疫情暴发出现在密歇根州安娜堡的退伍军人管理局附属医院。1975 年 7 月至 8 月期间,在冠状动脉和重症监护病房发生了数量惊人的心脏骤停。在 15 分钟内出现心脏骤停的 3 名患者的尿液中,含有一种类似箭毒的类固醇神经肌肉阻滞剂。这种药物在外科手术中经常与全身麻醉一起使用,以放松肌肉,并作为插管或通气的辅助手段,但医生为这些患者开具的处方上并没有此类药物。突然之间,这成了一桩刑事案件。

管理人员打电话给联邦调查局和 CDC。EIS 学员迈克·沙斯比也参与了调查。“我们当时坐在退伍军人医院的一间会议室里,”他回忆说,“联邦调查局的特工告诉我,他们甚至不确定是否有问题。我静静地绘制了这家医院过去一年里心脏骤停事件的发生率的图。我给他们看了那张 8 月份数据突然飙升的曲线图,然后说,‘我觉得你们遇到大麻烦了。’”

沙斯比召集了一个由非这家医院的医生组成的小组,对这 35 名在 7 月至 8 月发生心脏骤停的病人的就诊记录进行了检查。医生们确定了 17 名被标记为“高度可疑”的患者,这些人发生的心脏骤停情况与他们的健康问题不相符。其中 6 名患者已经死亡。所有人都进行了静脉滴注。除了一人之外，所有人都是在下午 4 点到午夜的轮班期间出现心脏骤停的。

在重症监护病房，只有两名护士轮班工作。其中一位或两位都有可能将阻滞剂加入静脉注射液中。犯罪动机尚不清楚。安乐死是不可能的，因为大多数受影响的病人并不是绝症。几名病人多次被及时发现和抢救。或许，肇事者希望被视为救世主。特别令人震惊的是，医院直到 8 月中旬才发现心脏骤停人数过多这件事。

陪审团认为其中一名护士犯有谋杀罪，但上诉后判决被推翻。沙斯比的流行病学证据虽然在逻辑上很有说服力，但被当作是间接证据而不予考虑。在接下来的几年里，类似的医疗杀人案也会有 EIS 学员参与调查。

13. 世界上最纯净的水

1975 年 6 月 13 日，火山口湖国家公园在这个季节向游人开放。号称拥有"世界上最纯净的水"的俄勒冈湖在夏季每天吸引大约 3 000 名游客。有些人在公园的小屋里过夜。沿着这条路走 6 千米就是公园管理处和青年保护团（Youth Conservation Corps，YCC），青年保护团是一个为高中生提供的项目。

6 月 25 日，5 名 YCC 领导人在抵达后不到 48 小时出现腹泻、呕吐和剧烈腹部绞痛。当晚，YCC 主任布鲁斯·斯图布莱菲尔德和另外两名员工也病倒了。由于发病迅速，染病人数众多，他们怀疑自己的病是由饮水引起的。他们发现同样的病也传染给了旅馆的雇员。几天后，30 名 YCC 青少年注册报到后，也很快生病了。斯图布莱菲尔德曾要求公园管理人员检测水质，但被拒绝了。

所以他秘密地把水样送到了县卫生部门。

旅馆的负责人拉尔夫·佩顿给员工们写了一份关于"流感病毒"的备忘录，他说这种病毒是游客带进公园的。他的备忘录建议患者服用克必泰，"喝掉你能喝下的所有液体"。

俄勒冈州卫生官员最终邀请 CDC 进行调查，就在 7 月的培训课程进行到一半时。莱尔·康拉德给 EIS 新校友杰夫·柯普兰打了电话，随后，柯普兰被派往加州卫生部门工作。柯普兰于 7 月 7 日（周一）抵达火山口湖。他采访了患病的员工，并打电话给 CDC，要求从肠道病部门调来一名 EIS 学员。一份初步的问卷调查显示，YCC 和国家公园管理局的员工患病率达 90%。第二天，柯普兰发现虽然旅馆和周边设施的水似乎得到了充分的处理，但在 YCC 宿舍和公园管理处的供水中却没有检测到氯。

EIS 学员马克·罗森博格因为错过了飞往俄勒冈州的转机航班，花了 23 个小时，终于在午夜开车抵达火山口湖。7 月 9 日，星期三，罗森博格和柯普兰要求把泵房约 2 米厚的积雪清理掉，以便他们检查氯化系统。他们发现氯的注入绕过了送到 YCC 宿舍和公园管理处的储水器。再安装第二个氯气喷射器就可以解决这个问题。

那天晚上，他们约谈了旅馆的 80 名雇员，问他们有多少人生过病。除了 5 个人以外，所有人都举起了手。55 人还没好。他们中有 30 人在食品服务行业工作。罗森博格和柯普兰强调，任何仍有胃肠道症状的人都不应该在餐厅帮厨。他们要求员工填写一份调查问卷，并在第二天进行抽血和直肠拭子检查。

柯普兰和罗森博格推测，受污染的水可能是疾病的源头，尽管在小屋它被一定程度地氯化了。生病的餐厅员工可能进一步污染了食物。由于每天都有成千上万的游客在公园游玩，柯普兰和罗森博格一致认为，公园应该暂时关闭。

以前从未有国家公园因为疾病而关闭。第二天早上，也就是7月10日，星期四，当他们向吉恩·冈加罗萨和菲利普·布拉赫曼报告他们的结论时，后者要求在采取如此极端的措施之前提供更多的流行病学数据。当柯普兰收集问卷并进行电话调查时，罗森博格开始进行直肠拭子检查。

与此同时，雪正在迅速融化。下午6点30分左右。有人注意到污水管道上方有污水从检修孔溢出来。罗森博格和柯普兰把荧光染料倒进阻塞点的上游的一个排污口，然后他们发现绿色染料从山上顺着山坡流下来。不久之后，饮用水变成了绿色。周五早上，在与冈加罗萨、布拉赫曼和CDC主任戴维·森瑟召开电话会议后，决定关闭该公园。[①]

CDC实验室在公园的水样和患者的直肠拭子中发现了产肠毒素大肠杆菌。很可能是一个早期来火山口湖的游客在墨西哥感染了这种有毒的大肠杆菌，并在旅馆上了厕所。由于下水道堵塞，粪便中的细菌从融雪进入供水系统。罗森博格和柯普兰在他们的紧急救援报告中写道："随着越来越多的病人将具有传染性的粪便排放到堵塞的下水道中，水体的污染程度不断加深。"即使是在适当氯化的情况下，水中的细菌含量也已大大超标。

这种流行病导致了2 000多名工作人员和游客患病，但其政治

---

① 随着一个新的水处理系统的到位，火山口湖于1975年8月1日重新开放。

影响更为严重。俄勒冈州参议员马克·哈特菲尔德就 1975 年 9 月的疫情暴发举行了听证会。旅馆老板拉尔夫·佩顿曾极力阻挠 CDC 的调查，他取下警告标志，并指示工作人员剪掉报纸上有关疫情暴发的新闻标题，以免引起客人警觉。此外，员工还被迫在生病时工作。

然而，哈特菲尔德参议员没有去追究他在俄勒冈州的支持者佩顿的责任。相反，他攻击 CDC 的吉恩·冈加罗萨延迟关闭公园。冈加罗萨试图解释说他需要更多的信息才能回答人们是否仍在生病这个"关键问题"。为了解释为何需要更多的流行病学信息，这位 CDC 的专家说："我们在收集统计样本时涉及分子和分母两个数据，即感染人数和暴露在感染风险下的总人数。公众常想了解的是感染人数，但流行病学家们想要知道的是发病率。"

哈特菲尔德参议员德痛斥冈加罗萨说："这就好像房子着火了，而你对火势如何毫无兴趣，却只对火是如何着的感兴趣。"随后，他严厉批评了 CDC，称其是个"把疫情当作做实验的实验室，只顾进行神秘的统计仪式"。

至于酒店老板拉尔夫·佩顿后续如何？他起诉国家公园管理局未能保护他的投资，没有为小屋提供干净的水。他赢得了百万美元的赔偿金。

14. 幼年型类风湿关节炎暴发

1975 年 7 月从 EIS 毕业后，艾伦·斯逊尔在耶鲁大学开始了风湿病学研究。"我并不是想离经叛道，"他告诉自己曾经的 CDC 工作导师，"但我认为有些风湿病确实属于传染性疾病。"

1975 年 11 月，EIS 学员、康涅狄格州的代理州流行病学家戴维·斯奈德曼打电话给斯逖尔。斯奈德曼刚听说在一个有 5 000 人的老莱姆村，出现 12 个幼年型类风湿关节炎病例，这是一次不寻常的聚集性发病。

幼年类风湿性关节炎是一种罕见的疾病，每 10 万名儿童中就有一名患有此病。斯逖尔和斯奈德曼联系了医生、学校护士、当地卫生学员、莱姆新村和老莱姆村的母亲们，以寻找更多的病例。

他们发现，自 1972 年以来，共有 39 名儿童和 12 名成年人患上了关节炎，其中以膝关节炎症为主。大多数病例发生在夏季或初秋，超过一半的患者复发。血液和粪便检测各类已知的病原体结果均为阴性。虽然 6 个家庭有多名患者，但他们是在不同的时间感染了这种疾病，这似乎排除了通过空气传播或人传人的可能性。患者也没有接触过共同的食物、药物、免疫接种或水源。

斯逖尔总结道："家庭内的偶发模式与节肢动物传播的疾病最相符。"节肢动物，包括昆虫、蜘蛛、螨虫、蜱和甲壳类动物（仅举几例），是疾病传播的极佳媒介。

四分之一的康涅狄格患者报告，在患上关节炎之前出现了异常的皮肤病变。耶鲁大学的一位丹麦皮肤科医生告诉斯逖尔，这些病变听起来像是慢性游走性红斑，那是一种"欧洲病"，被认为发生在蓖籽硬蜱叮咬的部位，但与关节炎并无关联。突然间，除了 3 个康涅狄格州的家庭外，其他所有的家庭都养了狗或猫这一事实变得很重要。

然而，诱发这种新命名的"莱姆病"的并不是犬蜱，而是小鹿蜱（*Ixodes dammini*）。又过了 6 年时间，落基山实验室的昆虫学家威利·伯戈多尔弗才最终确定了这种细菌，并将其命名为伯氏疏螺旋体。这是一种螺旋体微生物，形如开瓶器，感染后如果不治疗，它可以像梅毒螺旋体一样在人体中存活数年，躲过免疫系统攻击，最终影响大脑、心脏和其他器官。

在接下来的 30 年里，斯逖尔致力于研究莱姆病的发展过程，因为在美国大部分地区都有莱姆病的病例。它现在是美国和欧洲报道的最常见的由节肢动物传播的疾病，在亚洲也有发现。

为什么它到了 20 世纪末才成为一个公共卫生问题？"在 18 和 19 世纪，"斯逖尔说，"新英格兰的森林被毁，土地用来建农场，鹿被猎杀殆尽。"但是当农田又变回森林，在缺乏猎食者的情况下鹿回来了，带着蜱一起回来了。康涅狄格河口附近的郊县社区是莱姆病的主要发生地区。虽然鹿对蜱来说是必需的，但螺旋体需要两次进入花栗鼠或田鼠的体内，这些鼠类会在城郊的林地里滋生。人类作为宿主成为细菌的"终点站"。

第十一节　目标为零

到了 1973 年，只有 4 个国家报告了天花大流行——印度、孟加拉国、巴基斯坦和埃塞俄比亚。人口最密集、天花病例最多的地区位于印度北部的恒河平原，包括比哈尔邦和北方邦。

亚特兰大疾病控制与预防中心"根除天花"项目的负责人、EIS 校友比尔·福格是"监测-遏制"策略的主要倡导者，他曾在西非成功地使用了这一策略。① 1973 年春天，他参加了亚洲天花规划会议，会上一位沮丧的印度卫生部部长说，他的国家正计划将根除天花的目标推迟至 1980 年。福格向他保证，如果他的政府有足够的意愿，运用足够的战略和资源，天花就能很快被消灭。

　　计划小组的成员被他的逻辑和魅力所折服，他们同意了——但前提是福格本人要来印度。1973 年 8 月，他和家人搬到了新德里，留下迈克·莱恩担任 CDC 天花项目的负责人。与福格联手的还有法国流行病学家尼科尔·格拉塞特和印度卫官员 M. I. D. 夏尔马，他们都转而支持"监测-遏制"策略。他还聘请了唐·弗朗西斯作为 EIS 学员，负责苏丹的天花消除工作。

　　1973 年 10 月，调查小组在印度农村展开了为期一周的调查工作。"他们去了一个村庄，联系了村长和学校老师，出示了天花识别卡，问他们最近是否看到有人感染了天花，"福格说，"我们发现了 10 000 例新的天花病例。这远远超出了我们的控制范围。"

　　世界卫生组织的团队每个月都在那里进行再次搜索。渐渐地，福格和弗朗西斯改进了监测方法。他们的团队走访了学校，询问孩子们在哪里见过天花；他们挨家挨户地走访；他们走过市场、乞丐社区和火车站，许多无家可归的人就睡在那里。遏制策略也因此改变。"我们会对村子里住的人进行普查，"福格说，"然后在深夜回去，找到那些逃脱了先前访问的人。我们每个月都在调整策略。"尽管做出了这些努力，天花还是继续传播，特别是在比哈尔邦，并在 1974 年 5 月到了危急关头。"在比哈尔邦，我们在一周

---

① 1970 年，唐·米勒接管了 CDC 的国家服务局，比尔·福格成了 CDC 天花项目的负责人。

内就发现了 11 600 个病例。"福格回忆说。

在次月的一次会议上，比哈尔邦卫生部长下令恢复大规模疫苗接种。一位年轻的印度医生抗议道："当有人的房子着火时，我们应该给他们的房子浇水，而不是在其他地方乱泼。"于是，部长同意再多给"监测-遏制"策略一些时间。

福格与一位印度同事讨论了一个想法。"似乎外国顾问在印度更有可信度，"他说，"我认为，如果我们这里有一些国际人士，当地人会跟随他们的脚步。"这位同事说服了一位高级部长，让他相信这个想法是有道理的。于是世界各地的流行病学家被请来帮助抗击天花。

许多应征而来的人都是 EIS 学员和公共卫生顾问，他们尽职尽责地坚守了 90 天。CDC 接管了臃肿的官僚机构后，CDC 主任戴维·森瑟利用削减外国检疫预算省下的资金悄悄为该项目埋单。"戴维·森瑟是消除天花的无名英雄，"福格说，"他答应了我的一切要求。"

1. "我们不要疫苗，要食物"

1974 年 6 月中旬，第一批 EIS 学员抵达印度，当时士气低迷。他们接受了为期 3 天的强化培训，课程内容包括使用分叉针、"监测-遏制"策略和印度文化。然后，司机和辅助医疗队的印度同事把这些新手送上了吉普车。

EIS 学员丹·布卢门撒尔被派往比哈尔邦北部的萨马斯迪普尔区。萨马斯迪普尔区占地约 2 590 平方千米，有河流和稻田，1 500 个村庄里居住着 150 万人。自 1974 年初以来，该地区报告的天花病例已超过 4 000 例。当布卢门撒尔到达时，117 个村庄中已有 400 个已知的活动性病例。但当他追踪线索时，他发现了许多未被报告的受感染村庄。当地卫生官员工资低，工作积极性低。许多人认为这个项目是浪费时间，因为天花永远不会被消除。

布卢门撒尔说："由于 7 月和 8 月一直下雨，道路变得泥泞不堪，稻田变成了湖泊，湖水变成了洪水。他的吉普车陷在泥里，不得不借来一头大象帮忙。当我们最终到达村庄时，没有人接种过天花疫苗，所以我们得给我们能找到的所有人接种。"

但是找到人并不容易。大多数人对针头抱有怀疑态度。尽管一部分妇女可能会把胳膊伸出门去接受疫苗接种，但因为习俗，她们不可在陌生男子前露面。大多数印度人是印度教徒，其中许多人崇拜印度教的天花女神，她拥有治愈和引发天花的能力。接种疫苗无疑冒犯了她。

布卢门撒尔反复给自己注射疫苗，以证明接种疫苗是无害的。他征求村长的同意。尽管如此，还是有许多人逃跑了；有些人不允许他们的家人接种疫苗。

天花并不是困扰印度人的唯一问题。"我看到孩子们严重营养不良，人们甲状腺肿大、患皮疹，还有人因脊髓灰质炎致残。破伤风和霍乱是主要问题。"布卢门撒尔回忆道，"'你真的想帮助我们吗？'人们会说，'不要给我们接种疫苗，给我们食物。'"

"一开始，当我追逐着天花疫情四处奔波时，感觉就像一场漫无目的的冒险。"他说。但在每个雨季，天花的传播会自然减少。随着"监测-遏制"策略的施行，天花暴发的次数也在减少。布卢门撒尔说："9 月初，我在为期 3 个月的任务结束后离开了该地区，那时疫情已经从我刚来时的 117 起减少到 34 起。"

前 EIS 学员史蒂夫·琼斯被派往尼泊尔附近的比哈尔邦木札法普尔地区。"刚开始的几个晚上，我躺在这个小平房里，身上满是虫子，天花板上有壁虎，我在想，我到底在这里做什么？"

但在头 3 个月工作结束时，他再次报了名，并在印度和孟加拉国待了 2 年帮助培训其他工作者。"在 5 个月的时间里，木札法普尔受感染的村庄从 100 个减少到几乎没有。这就是消除天花让人上瘾的地方，效果立竿见影。"

在一个月夜，琼斯调查到一个小孩身上可能存在天花病毒。"很明显是水痘，"他回忆说，"但原则上，无论如何你应该给整个家庭都打疫苗。"因为水痘很容易传播。然而这家的一位年轻人拒绝接种。琼斯抓住他的胳膊，用分叉式注射器连按了 15 下才成功接种。当他走出去时，一群愤怒的人一拥而上。"他们以为我们是强盗。"幸亏他的助理医生扑到琼斯身上为他挡拳，才使他免于被殴打致死。他意识到他的过分热心可能会适得其反。"其实我并不经常使用蛮力。我们试图完成这件伟大的事情。天花才是这故事里面的坏人。"

2. 第二批学员到达

1974 年 8 月下旬，第二波 EIS 学员抵达新德里。他们到那儿时，天花在北方邦已基本得到控制，但在比哈尔邦仍有 2 600 起疫情。比尔·福格在一次会议上作了鼓舞士气的讲话。

"比尔现在比以往任何时候都认为我们可以消除全球的天花。"EIS 学员戴维·普拉特在他的日记中写道。普拉特说："参加会议的流行病学家来自世界各地——俄罗斯、瑞典、英国、美国、印度和缅甸。所有这些男人（和女人）为了一项共同的事业，超越个人政治取向而团结在一起，这是前所未见的，此举意义非凡。"

普拉特负责萨兰和戈帕尔甘吉地区。他的日记记录了夜晚成群的蚊子穿过他的蚊帐、洪水、他的司机偷汽油、他在观看印度教火葬时对死亡的思考。不过，他主要还是写了他如何说服印度卫生官员恪尽职守。

1974 年 9 月 21 日：有些人非常懒……他们不认为在确认会暴发天花之前等待一周是玩忽职守。

1974 年 9 月 22 日：我们访问了 4 个社区，发现了 13 例天花病例……我们听说有些病人已经去找民间医生了。我们和他核实过了……用于治疗麻风病、皮肤结核和天花的药瓶装的是粉末、涂料和糨糊。高水平的骗术！我们给他和他的助手接种了疫苗。

1974 年 10 月 4 日：除非你有其他经历，否则你可以假设每个人都是腐败和受贿的……医生经常对我撒谎。

1974 年 10 月 7 日：我真的不知道如何表达这种挫折感。（这位医生）知道问题所在，知道纠正问题的方法，但不会去做……我第一次没能给一位强烈反抗的妇女接种疫苗。她不听劝告。最后，她的丈夫非常激动，开始尖叫，把我扔了出去，说我冒犯了他们家，我没有权利在那里（真的）。我真的为那件事感到难过。

尽管很沮丧，普拉特还是目睹了天花病例逐渐减少。到他 11

月底离开时，他所在的地区不再有新的病例。

在比哈尔邦的其他地方，EIS 学员鲍勃·方丹和威尔伯特·乔丹将陷入困境的卡蒂哈尔地区一分为二。"我去了土著部落里用弓箭的村庄，"方丹又说，"和酋长在一起时，我不得不抽这种像廉价雪茄一样卷起来的味道浓烈的烟草。一旦我们赢得了他的信任，他就会组织大家接种疫苗。"

作为一个出生在阿肯色州农村的非洲裔美国人，乔丹在种族歧视中长大，所以尤其受到印度种姓制度的困扰。"如果我派人去一个村庄，一个婆罗门说那里没有天花，他的意思是在婆罗门区没有天花。"乔丹回忆说，在其他种姓家庭中也有这种情况。"我不得不雇用不同的外援人员——一个穆斯林、一个婆罗门和两个部落医生。"

在一次国宴上，乔丹坐在一位部落医生的对面，其他人都在使用昂贵的瓷器餐具，而这位医生面前却只有一个铁制的盘子，乔丹称这是他"在印度最糟糕的经历"。乔丹反对这种制度。"有人告诉我，我这是在无理取闹。我们是政府的客人，不是来改变政策的。这让我对白人流行病学家很生气，因为他们更容易适应种姓制度。我曾在阿肯色州抗议游行过，他们希望我接受这个？"

不过，在印度农村，身为黑人是一种优势。"我比任何超级明星都更受欢迎。人们会盯着福格，他是个高个子金发碧眼的白人，但我比他得到更多的关注。"乔丹的舞蹈也引起了人们的注意。"在我的脑海里，有个声音在唱，'人们准备好了，火车来了'。我抓过一个孩子，我们一起跳舞，一起接种疫苗。我的员工认为我疯了，但我们就是这样做到的。"

乔丹的方法并不总是奏效。在一个村庄，一位父亲拒绝给他的 11 个孩子接种疫苗。"2 个月后我们回来的时候，有 9 个人死于天花。"他说。

当方丹和乔丹抵达卡蒂哈尔时，那里有 160 个受感染的村庄，到他们 12 月份离开的时候，只剩一两个了。身高 182 厘米的乔丹瘦了 27 千克，减到 60 千克。美国的一个实验室在他的粪便中发现了 17 种寄生虫。

EIS 学员詹森·韦斯菲尔德在 3 个传播率相对较低的地区工作，这意味着要经常出差。"我们每天花 20 个小时从一个暴发地跑到另一个暴发地，就睡在吉普车外面……在与社区长老讨论之后，我们经常在半夜给村民注射疫苗，这增加了一种惊喜的元素。"

即使是那些崇拜天花女神的人，大多数也能被说服。他说："当他们看到天花造成的感染、失明和死亡时，他们没有拒绝我们的援助。"印度圣人影响了韦斯菲尔德，他有了终生的精神追求。

3. 印度终篇

1974 年 12 月初，第三批 EIS 学员到达时，人们希望在接下来的几个月内将天花从亚洲驱逐出去。巴基斯坦在 11 月份发现了最后一例病例，亚洲大陆上只剩下印度和孟加拉国以及尼泊尔的几例输入病例。

任何报告新的天花病例的人都会得到 50 卢比（合 5.5 美元）的奖励，每一间感染天花的小房子都会雇佣 4 名当地保安（白天两名，晚上两名），以确保每个进入的人都接种了疫苗。秋季患者数量稳步下降，但随着季风的结束和冬季的来临，可以预测天花会迅速传播。

被派往比哈尔邦东部罗塔斯地区的 EIS 学员理查德·格林伯格尽职地指示他所在街区的医务人员填写隔离记录簿，在房屋外设置警卫，并为周边地区的每个人接种疫苗。但天花仍继续蔓延。格林伯格说："我天真地认为人们会说到做到。"几周后，比尔·福格派史蒂夫·琼斯去指导这位新手。

琼斯教格林伯格在不事先通知的情况下进行抽查，发现没有人可以完全信任。自己雇用的员工，如果表现不佳就解雇他们。这起到了一些作用。"我雇了人来核实工作是否完成，然后我又雇了其他人来监督我的监工。"3 个月后，格林伯格向欢呼雀跃的州议会宣布，罗塔斯没有天花了。

EIS 学员沃尔特·奥伦斯坦被派往北方邦的贡达地区，在天花卷土重来的帕拉斯普尔村，他把奖励提高到 100 卢比。

帕拉斯普尔的疫情得到控制后，奥伦斯坦被派至阿利加尔，去遏制那里的疫情。除了例行的挨家挨户调查外，他还成立了特别小组，在乞丐社区、火车站和公交车站搜寻病例，奥伦斯坦听说了一个新病例：一个 7 个月大的女婴死亡时。这位父亲向奥伦斯坦的疫苗接种小组隐瞒了真相，即自家儿子感染了天花，而小女孩是从她哥哥那里感染的。她是北方邦的最后一个病例。

他说："我看到这种可怕的疾病因为人们按照流行病学防治策略接种疫苗而消失了。这是个奇迹。"奥伦斯坦回到美国后，打算采用类似的策略来消除在美国传播的麻疹。

1974 年圣诞节后的第二天，EIS 学员玛丽·吉南在北方邦加入了奥伦斯坦的团队。吉南是一名拥有化学学位的医生，当她听说"天花消除"计划时，她还在约翰斯·霍普金斯大学读书。"我想要找一个机会，参与到历史性事件中去。消灭世界上的天花就是我的机遇。"

她是 EIS 班上唯一的女医生。"在周二的研讨会上，他们会招募志愿者，"她回忆说，"所以我会要求去。'不，印度不想要女人。'人们常常如此拒绝我，而我指出英迪拉·甘地是位女性印度总理。我坚持不懈，最后他们让我去了。"

她在第三次疫情暴发近一个月后抵达，被派往喜马拉雅山麓偏远的北部地区拉克-因普尔赫里，那里原本应该没有天花，但据报道出现了一例疑似病例。她睡在一家废弃的医院里，门口满是咬门的老鼠。"我整晚开着手电筒，想把它们吓跑。"她的吉普车不能穿过她所在的地区的三条河。当一个富有的当地人把一头大象借给她几个星期时，她松了一口气。"大象会游泳，这太不可思议了。"她说。

在拉欣普尔，吉南遇到了所有常见的问题，还有一个新问题。印度政府大力推行"计划生育"。一时间谣言四起，说天花疫苗接种留下的瘢痕是那些将要绝育的人的秘密标记。但她坚持了下来，疫情也逐渐消失了。

吉南 1975 年 4 月中旬离开，她在北方邦的工作结束了。"我请求多待一会儿，但他们不让。天花还没有从印度完全消失。它近在咫尺，令人难以放手。"

1975 年 4 月，比尔·福格带着家人回到 CDC，他相信天花很快就会从亚洲消失。印度的最后一例病例是当年 5 月发现的，但在邻国孟加拉国，疫情仍在继续。

4. 在孟加拉国坚持下去

EIS 的校友斯坦·福斯特自 1972 年以来一直在孟加拉国与天花作斗争。1973 年 7 月，EIS 学员杰夫·柯普兰来帮助福斯特，负责在孟加拉国南部消灭天花。

"Tomether akhane Bashunto Rugee ache？"EIS 学员用孟加拉语问小学生们，"你见过天花吗？"接着，他给他们看了一张天花鉴别卡，向他们展示奇异的病症。"孩子们叽里呱啦，指指点点，我们就问老师能不能'借'其中一位说了重要线索的小朋友用一下午。"就这样，他们追踪病例，派出"监测-遏制"小组。

有些人害怕了逃跑了。柯普兰解释说疫苗是无害的，并经常给自己注射疫苗示范。如果这样也没用，"我们就去追、去抓。但通常来自其他村民的同辈压力就足够了。我们会去见一位宗教长者，并告诉他天花对每个人都是一种威胁。"

斯坦·缪泽在孟加拉国西北部也做着同样的事情。1973 年 7 月，他也来到了孟加拉国，当时他刚在佛罗里达州当了两年的 EIS 学员。他在给一位朋友的信中写道："这里的天花病例非常多，每周大约有 2 000 例（大部分是输入性病例，大部分在我居住的地区）。"

起初，缪泽和他的团队对村庄发动了他所说的"几乎是军事化的行动"。"妇女和儿童经常被从床下、门后、厕所内拖出来。"他写道。由于缺乏良好的监测手段，缪泽很沮丧。"我们很快就认识到，我们不能依靠常规的天花免疫宣传手段。"

1973 年 9 月，在一个偏远的村庄里，缪泽找到了一个年仅两岁的小男孩，他患了出血性天花，生命垂危。在同一个村庄，有一家男主人拒绝让他的家人接种疫苗。"我破门而入，经过一番挣扎，我给他家里的每个人都注射了疫苗，包括那个男人。他非常生气。但我们不能让人们感染天花，然后白白死去。"

到1974年10月，该国只剩下91个受感染的村庄。但是严重的洪水摧毁了大部分的庄稼，1974年11月至12月孟加拉国发生了饥荒。难民涌入城市，在拥挤的境况下，天花突然暴发。许多人又在12月22日返回家乡过古尔邦节。

截至1975年1月底，已有572个村庄再次受到感染。二月中旬，政府下令铲平孟加拉国所有的城市贫民窟，这是一个灾难性的计划，因为贫民窟的居民无论走到哪里都会播下天花的种子。孟加拉国卫生部部长和当地世卫组织代表对新的疫情作出反应，建议恢复大规模疫苗接种和放弃"监测-遏制"策略的努力。"我以为这个国际合作项目就这么完了。"斯坦·福斯特说，"我想辞职，找个地方躲起来算了。"在这最糟糕的时刻，亚历山大·朗缪尔以顾问身份来到孟加拉国。"你应该留下来，拼到底。"他如此建议福斯特，"要么世卫组织代表离开，要么你离开。"一周之内，世卫组织驻当地代表被调往了另一个国家。

另一批国际流行病学家紧急支援。琼斯和弗朗西斯从印度带来了急需的专业知识，包括"4名看门人制度"，以及对新发现病例奖励等策略。首次开始挨家挨户地搜查，并雇用了多达12名当地人在每个受感染的村庄帮助接种疫苗。

孟加拉国比爱荷华州略小，1975年人口约为8 000万。然而到7月，整个国家只有45次暴发，8月份只报告了15起疫情，9月份似乎又发现了最后一例病例。

1975 年 11 月 15 日，福斯特收到了 3 封电报。前两封祝贺他在孟加拉国消灭了天花。第三封说："发现一名活跃期的天花病例。"这位孟加拉湾波拉岛的 3 岁的女孩拉希马·巴努最终活了下来，她被证明是地球上最后一个自然传播的大天花病例①。

1977 年 10 月，索马里的阿里·马欧·马阿林成了世界上最后一个小天花病例。

5. 消除天花计划的遗产

EIS 学员总是与他们周围的人通力合作，这一点在他们的天花消除计划中体现得最为明显。来自世界各地的流行病学家都应该为这一努力的成果受到赞扬，但最伟大的英雄是献身于这一事业的印度人和孟加拉人。

在消除了天花之后，EIS 学员要恢复到正常的美国生活并不总是那么容易。他们的任务的紧迫性和结果的即时性令他们上瘾，这让他们对什么是真正重要的有了另外的看法。"这是一次发人深省的经历，"威尔伯特·乔丹回忆说，"它让我珍惜我所拥有的一切。我发誓，如果我回到美国还对生活有所抱怨的话，我一定会踢自己的屁股。"

"但回来后被当作普通人对待也让我很不舒服。我在印度是超级明星。"乔丹说。韦恩·海默尔特回到家中，见到妻子和两个年幼的孩子，他感到了一种反向的文化冲击。"有一段时间，我有点

---

① 最后一例大天花病例于 1978 年发生在英国伯明翰，由于实验室泄漏，所以它不是自然发生的。天花病毒后来被封存在 CDC 和苏联的低温试验室里。

像个生病的陌生人。我妻子看着我，显然在想：你怎么了？"

然而，大多数时候，他们带着满满的自豪感和成就感。"这几乎是一种宗教体验，"沃尔特·奥伦斯坦说，"看到那些毁容、死去的孩子，并知道你将避免这些在将来继续发生，这多么令人激动啊。"对于理查德·格林伯格来说，"我生命中其他的一切都可以追溯到在印度的这一刻，我们取得的成就。这是一件美妙的事情。你几乎觉得地球应该停止转动。"

许多"消除天花"运动的"老兵"后来成了全球公共卫生部门的领导者。他们带着一种自信、敢想敢干的态度，拒绝接受一切陈规旧说，对死板的官僚主义极度不耐烦，对苦难感同身受。斯坦·缪泽说："我们很骄傲自己是天花战士。""这也使我们变得很难对付。我们知道只要足够努力，就能克服任何障碍。"

在印度和孟加拉国，一意孤行有时等同于恐吓和胁迫。"我们做得太过火了。"史蒂夫·琼斯承认。但这些远征者毕竟是在拯救生命，试图让世界摆脱一种古老的灾祸。

几年后，比尔·福格称"消除天花计划"为"甘地理想的化身"，带来非暴力的社会变革以及一个更美好的世界。

汉纳森总结了他的方法以指导现场流行病学家们，"给他们一些发挥空间，一些支持和一些补给，让他们思考他们在做什么。上帝会给他们指路，然后就会有伟大的事情发生。"

唐·弗朗西斯在回复同事的信中提到了他 1973 年在苏丹为消除天花所做的努力，他提到了 EIS 学员应具备的品质。他说："我认为，EIS 课程教会我们所有人如何凭信念行事，最终取得成功。只要给所有的校友 一根打包绳、一块泡泡糖和一把计算尺，然后把他们送走就行了。"

此外，弗朗西斯指出学员们应该知道如何修理汽车和学习外语。"吃苦耐劳的品质必须是课程的一部分"——忍受吃生的骆驼肝、难以置信的高温、糟糕的路况和巨大的文化差异。再加上"苦中作乐的能力"，那里有美丽的景色、友善的人们，具备这些素质，"最终就可以看到一种最邪恶的疾病从孩子们身上消失了"。

第十二节　危险的一年

1976 年 2 月 4 日晚，18 岁的士兵戴维·刘易斯在新泽西州迪克斯堡进行基础训练时，感觉不适。当他努力跟上队列时，刚喘了口气，就倒下了。两小时后，他在基地医院去世。一种流感病毒正在迪克斯堡肆虐。刘易斯患上的流感导致了病毒性肺炎。

新泽西州立实验室在生病士兵的拭子里检测到甲型流感病毒维多利亚株，即新的甲型 H3N2 毒株，该毒株以它最初被分离出的所在地——澳大利亚的一个州名命名。但实验室无法从戴维·刘易斯或其他几个人的喉咙拭子中识别出此种流感病毒。棉签被送到亚特兰大的 CDC 检测。2 月 12 日晚些时候，CDC 实验室主任沃尔特·道德尔得到了检测结果。这名士兵和其他三人感染了甲型 H1N1（旧称"猪流感"），这种病毒通常只感染猪。

道德尔知道检测结果后惊呆了，因为他知道 1918 年的流感大流行很可能是由一种与此类似的病毒引起的，那次流感在全世界造成了至少 2 000 万人死亡，其中包括 50 多万美国人。到 20 世纪

20年代末，H1N1病毒已经变异，对人体的危害降低，然后在1957年消失。没有人确切知道是什么导致了1918年的大流行，因为没有保存完整的病毒样本。但是，幸存者血液中的抗体对甲型H1N1病毒有反应，这意味着它们必定是密切相关的。病毒学家认为人类一定是在流感大流行期间把病毒传染给了猪，从那时起病毒就在猪身上存活了下来。

在美国，1918年流感曾两度暴发。3月份出现了某种类型的流感，患者会出现为期3天的轻度症状。在许多国家迅速传播之后，它在夏天消失了。但在9月份，流感又回到美国，成为冷酷杀手。它咆哮着穿过数个军营，包括迪克斯堡，然后在10月撕裂了费城。这种1976年的病毒是否预示着另一场流行病的到来？

道德尔立即打电话给CDC主任戴维·森瑟，询问迪克斯堡的甲型H1N1疫情。2月14日，星期六，森瑟在CDC召开了一次重要免疫学员的紧急会议。碰巧的是，著名的病毒学家老埃德·基尔孟上周五在《纽约时报》上刚发表了一篇社论，引用了流行病毒株大循环理论，并警告说新型流感即将暴发。

在周六的会议上，包括许多EIS老兵在内的专家制定了计划来确认甲型H1N1分离株，寻找其传播的进一步证据，并开始准备疫苗。会议的官方记录最终写道："真正的问题是，这是下一次大流行的开始吗？明年秋季甲型H1N1疫情会在美国大规模暴发吗？"

负责流感监测的是前EIS学员麦克·哈特威克，他是病毒呼吸和特殊病原体处的负责人。1975年10月，威斯康星州的一名8岁男孩感染了流感，威斯康星州实验室把孩子的血清送到了CDC，发现是新型流感病毒——这个情况在当时看来只是很有趣，但现在看来很紧要。

哈特威克给设在密歇根的 EIS 分部学员迈克·沙斯比打了电话，总部还从亚特兰大分部派出 EIS 学员里克·奥布莱恩。1976 年 2 月 18 日，沙斯比来到威斯康星州的希博伊根，在养猪场与男孩和他的家人见面，并采集了 6 个孩子和他们父母的血样。他艰难地走进寒冷的猪圈给猪放血。奥布莱恩不久也来了。他们还参观了希博伊根的其他养猪场，采集了更多的人和猪的血样。他们收集了男孩的同学、当地屠宰场的工人、县法院的志愿者、医院的病人、养老院老人的血液样本。

血清学检测显示，第一个农场的猪有甲型 H1N1 抗体。男孩的父亲和 4 个兄弟姐妹也是如此，尽管他们都没有染病。这名男孩的同班同学中没有人有抗体。大多数养老院老人抗体阳性，但这是意料之中的，因为他们经历了 1918 年的流感大流行。

沙斯比和奥布莱恩的结论是，人类确实可能从猪身上感染流感，但在希博伊根不太可能发生人与人之间的传播。每个家庭成员都可能是直接从猪身上感染的。否则，它应该在学校和其他地方传播。

与此同时，EIS 学员加入了州卫生学员的行列，从居住在迪克斯堡附近的平民身上采集血样。他们没有发现感染甲型 H1N1 的证据。陆军医疗调查人员又查了 1 月份和 2 月份在该地住院的士兵的血清。他们确定了 8 名新兵的疾病是由甲型 H1N1 病毒引起的，这使甲型 H1N1 患者总数达到 12 例。当他们从最初 4 例患者的战友中抽取 308 名士兵时，68 人（22%）的甲型 H1N1 抗体检测呈阳性。调查人员计划扩大迪克斯堡新兵的样本范围。

2 月 27 日，森瑟和其他公共卫生学员在华盛顿的 FDA 总部会面。FDA 生物制品部的哈里·迈耶报告说，疫苗制造商正在研究甲型 H1N1 种子病毒，准备进行疫苗实验。哈特威克回顾了正在流行的甲型流感。与 1968 年在美国造成约 3 万人死亡的流感大流行相比，这次的超低死亡率使这个病毒看起来不算可怕。到目前为止，只有一人死于甲型 H1N1。

会议进行到一半时，一位来自弗吉尼亚州夏洛茨维尔的医生打来电话，报告说有两名住院病人体内有甲型 H1N1 抗体。EIS 学员吉姆·韦兹（驻弗吉尼亚州）和来自哈特威克分部的查尔斯·霍克进行了调查，发现一名病人在发病前两周一直在喂猪。另一个人没有接触过猪，但最近买了家庭屠宰厂生产的猪肉香肠，虽然他还没有吃过。在这两个案例中，他们都找不到病毒持续传播的证据。

到 3 月的第一周，陆军已经收集了 1 321 名迪克斯堡士兵的血清，其中 273 人的甲型 H1N1 抗体检测呈阳性。疾病预防控制中心预计，迪克斯堡大约有 500 名士兵亚临床感染。没有一个士兵能回忆起最近与猪有过任何接触。甲型 H1N1 的人际传播似乎已经发生了。

1. 甲型 H1N1 运动

1976 年 3 月 10 日，星期三，CDC 主任戴维·森瑟与其他专家顾问一起召开了免疫实践咨询委员会（ACIP）特别会议。该组织一致认为，"其他（未被确认的）疫情很可能正在或将在未来发生。"据大家所知,以前从未有过如此大规模的抗原而不出现大流行的情况。与会者一致认为,"必须开始生产疫苗,并制定疫苗管理计划"。

3月24日,杰拉尔德·福特总统戏剧性地宣布:"除非我们采取有效的应对措施,否则这种危险的疾病将在明年秋冬季节流行开来。"福特要求国会拨款1.35亿美元,以购买足够的疫苗,使美国所有人都能获得免疫。

随着4月份活动的逐步升级,ACIP学员、EIS校友罗斯·亚历山大写信给森瑟,"我强烈建议在开始疫苗管理计划之前要有所考虑……如果到9月份没有进一步的证据表明甲型流感将会暴发的话,我们似乎仍需保持谨慎。"

5月中旬,罗恩·哈蒂斯向CDC提交了他的长篇论文《流感恐慌:与幽灵流行病的战争》作为报告,哈蒂斯调查到在军事基地出现的风疹暴发未能在当地居民中大幅蔓延。他的结论是,类似的事情可能发生在迪克斯堡。和朗缪尔一样,亚历山大也敦促储备甲型H1N1疫苗。

CDC的甲型H1N1指导委员会投票否决了储备疫苗的提案,他们认为一旦甲型H1N1暴发,数百万人根本没有足够的时间进行免疫接种。

当年夏天的实地试验表明,这种疫苗对成人有效,但对儿童无效。只有2%的接种者出现了发热等不良反应,但保险公司拒绝为这项史无前例的计划提供保险。除非国会同意补偿制药公司,否则就没有保险。如果没有保险,意味着免疫接种无法开展。

2. 一场致命的退伍军人大会

8 月 2 日周一，1976 级 EIS 学员第一天报到，当天上午 8 点 45 分 EIS 新学员鲍勃·克莱文的电话就响了，那时他正在国家流感免疫项目作战室的小隔间里。"好吧，显然是肺炎。4 个人死了吗？还有 26 人生病？"每说一句话，他的声音就提高一点。"他们都参加了会议？"克莱文愤怒地记着笔记，"请了解详细情况，并尽快给我回电话。"

克莱文挂断电话，砰地一声捶在隔间隔板上。"就是它！"他对隔壁德菲尔·格雷特尔喊道，"甲型 H1N1。"打电话的人是来自费城退伍军人管理局医疗中心的医生。他刚刚得知一种疾病正折磨着宾夕法尼亚州的美国退伍军人协会成员，他们参加了 7 月 21 日至 24 日在友爱之城举行的年会。

格雷特尔试图打电话给 EIS 的同学吉姆·比切姆，他被分配到位于哈里斯堡的宾夕法尼亚州卫生部门。占线。占线。占线。接通！格雷特尔终于打通了比切姆的电话。比切姆说，他已经接到了不少有关退伍军人生病和死亡的电话。

戴维·森瑟和 CDC 的其他高级成员听取了简报。几个小时后，之前提到的 3 名 EIS 学员飞往宾夕法尼亚州。格雷特尔前往费城与刚搬到此处的 EIS 校友、城市流行病学家鲍勃·沙拉尔和约翰·哈里斯一起工作，这将是哈里斯在 EIS 的第三年。克莱文则来到匹兹堡。细菌特殊病原体处的 EIS 新学员泰德·蔡前往哈里斯堡加入比切姆团队。

晚上 7 点，森瑟召开了紧急会议，首要任务是将甲型 H1N1 排除在外。不管病原体是什么，3 名 EIS 一年级新生都无法单独处理。森瑟选择了戴维·弗雷泽承担起重任，他曾作为一名 EIS 学员在塞拉利昂调查过拉沙热，现在弗雷泽是细菌特殊病原体的负责人。

8 月 3 日，星期二，弗雷泽飞往哈里斯堡，与此同时，附近几个州的 6 名陆军军官开车前往宾夕法尼亚州各地的城市。沃尔特·奥伦斯坦也抵达费城，领导那里的 CDC 小组。公共卫生护士在其他地区的医院搜索了新的军团病例。当地报纸的告示栏提醒该小组注意与大会有关的更多死亡名单。比切姆和蔡编制了一份 115 个疑似病例的清单，其中包括 20 例死亡。有 3 名患者住在迪克斯堡附近 16 千米内。

下午，国家实验室致电格雷特尔，报告军团里的患者血液样本的血清检测结果。他们的甲型 H1N1 抗体测试呈阳性。不过，大多数患者都超过了 50 岁，所以他们可能之前就有流感抗体。更精准的测试是必要的，但结果要过几天才能出来。

截至周三，已有 20 名 EIS 学员走访了全州的医院与退伍军人面谈。许多病人在重症监护病房靠呼吸机呼吸不能说话，幸好还有其他人可以回答问题。

在张伯斯堡，EIS 学员史蒂夫·塞克戴上外科口罩、穿上防护服，与 48 岁的退伍军人托马斯·佩恩交谈。佩恩体温高达 42℃，但奇迹般地存活了下来。塞克记下了他的问题。他问佩恩住过贝尔维尤-斯特拉特福德酒店吗？因为这家位于布罗德街的古老的费城大酒店曾是这次大会的总部。塞克还问了：佩恩是什么时候开始觉得不舒服的？他参加了纪念晚宴吗？他是否吃了早餐？他参加过布罗德街的游行吗？他去了哪个待客厅？他在那儿喝了什么？最后一个问题看起来一定很奇怪，塞克问："你和猪有过接触吗？"当然了，这位老兵跟猪没有接触。

在恐慌状态下，原本陷入僵局的国会卫生小组委员会决定采取行动，打破保守派制造的僵局，投票决定，由政府负责对甲型流感疫苗接种可能造成的伤亡给予赔偿。几天后，立法通过了，这为开始接种疫苗扫清了道路。

精疲力竭的 EIS 学员从现场返回。发现患者除了在贝尔维尤-斯特拉特福德酒店待过一段时间外，在问卷统计的结果中几乎没有发现其他共性。该病似乎有 5 天或 6 天的潜伏期，死亡发生在发病后约一周。死者大多年龄较大，其中许多是重度吸烟者和酗酒者。最初的症状是肌肉酸痛、全身乏力和轻微头痛，接着是体温迅速升高，患者感到发冷，还常常伴随腹痛、呕吐和腹泻。病患呼吸变得困难，并伴有干咳。胸部 X 光片显示为斑片状肺炎。尸检发现患者肺部有带血的泡沫。

实验室的科学家们试图从肺组织中鉴定出病原体。在最初的两天里，细菌、真菌和立克次体迅速被排除了。病毒则需要更长的时间来检测。最后，在 8 月 5 日星期四早上，注射用的鸡蛋准备好了。他们在其中没有发现甲型 H1N1 病毒以及任何其他病毒。"我想我们都可以松一口气了，这不是流感。"森瑟告诉记者。没有证据表明该病继发于家庭成员或其他接触者，每天报告的新增病例和死亡人数也减少了。流行病学曲线呈现出一个钟形，钟形曲线是由共同来源引发疾病暴发的典型曲线图。

但它们的共同来源是什么呢？森瑟表示实验室工作将继续进

行，"不能完全排除某种感染"，但搜索的重点已转向有毒化学物质，无论是天然的还是人造的。

3. 扑朔迷离

德菲尔·格雷特尔和其他 EIS 学员一起追查每一条可能的线索。罢工工人用堆放垃圾的方式表示不满，在街上留下了成堆的垃圾。老鼠会传播这种疾病吗？如果贝尔维尤-斯特拉特福德酒店与此有关，那为什么酒店员工没有生病或死亡？最近唯一从疑似流感样疾病中康复的员工是个 26 岁的空调修理工，但他拒绝抽血化验。

军团到达费城后不到一小时就用完了旅馆里的冰，所以他们找来了袋装冰。格雷特尔找到了制冰厂，检查了工厂，取到了水的样本，但是没有发现任何问题。他收集了作为免费样品送给退伍军人的香烟，并把它们送回 CDC。他得知一些性工作者曾为退伍军人提供服务，并怀疑这可能是一种性传播疾病。但他找不到她们。

媒体对这个故事进行了铺天盖地的报道。从受人尊敬的科学家到疯子，每个人都贡献了自己的理论。每小时超过 3 000 个电话涌入 CDC 的电话线，就连主任戴维·森瑟也帮忙接听电话。人们众说纷纭：一辆来自德特里克堡的军用卡车泄露了用作生物武器的致命细菌；一个左翼组织正在试验一种毒药，他们打算在即将到来的共和党全国代表大会上使用这种毒药；那场瘟疫是外星人发出的警告，他们不喜欢我们的"海盗"号太空探测器；这是摩门教的阴谋。

EIS 学员米奇·科恩也接到过一些奇怪的电话，因此，当有人打电话说他两年前在"怪人"大会上得了类似的肺炎时，科恩会认为打电话的人确实只是另一个怪人。"那是 1974 年 9 月，"那人接着说，"在贝尔维尤-斯特拉特福德酒店。我知道还有很多人也感染了。其中 1 人死亡。"这名男子的说法被证明是真的。科恩和 EIS 同事比尔·特拉诺瓦最终在参加 1974 年大会的人员中发现了 20 例，其中 3 例死亡。因为潜伏期和发病症状与军团中的病人惊人地相似，几乎所有人现在都称这种未知的疾病为"神秘疾病"。看来，贝尔维尤-斯特拉特福德酒店存在某种偶发的环境微生物或毒素，只有在夏末的某些条件下才会活跃起来。

4. 摩擦和沮丧

在哈里斯堡待了一个星期后，戴维·弗雷泽确信，解开这个谜的钥匙就在贝尔维尤-斯特拉特福德酒店里或酒店附近的某个地方。8 月 11 日，星期三，弗雷泽把整个办公地点搬到了费城。该团队住在贝尔维尤-斯特拉特福德酒店里，表面上是为了支持这家陷入困境的酒店，实际上他把自己和 EIS 的学员当作了实验品。

与此同时，约翰·哈里斯、德菲尔·格雷特尔和 EIS 学员卡洛斯·洛佩兹正在绘制发生在酒店附近的"非军团"性肺炎的感染曲线。7 月 23 日，体重 136 千克的公共汽车司机安德鲁·霍纳克驾车带着匹兹堡高中乐队参加退伍军人大游行。他站在贝尔维尤-斯特拉特福德酒店前的人行道上，只是看了看学生们。霍纳克死于 EIS 学员所谓的"布罗德街肺炎"。这类疾病的曲线呈现的发展态势与患病的军团类似。弗雷泽认为所谓城里的肺炎聚集性暴发是人们谣传的消息，可能事实上病例并没有比往常多，只是人们更加注意肺炎病例罢了。哈里斯认为，弗雷泽的病例定义，即"进入过贝尔维尤-斯特拉特福德酒店且生病的人"，会忽视了蔓延到城市其他地方的可能性。此外举办天主教国际圣体大会期间，住在贝尔维尤-斯特拉特福德酒店的 1 名修女和牧师也染上了这种病。

一项病例对照研究（几项研究中的第一项）的结果表明，贝尔维尤-斯特拉特福德酒店的大厅是大多数病人都到过的地方。7月 23 日，星期五是暴露最严重的时候。弗雷泽认为这种疾病可能是通过空气传播的，毕竟，它主要影响肺部。在 CDC 资深环境调查员乔治·马立森的陪同下，EIS 学员戴维·海曼爬进了贝尔维尤-斯特拉特福德酒店的空调采风系统，采集了粉尘样品。在屋顶上，马立森发现饮用水供应和冷却塔内的水之间有混合的可能。他还研究了费城的天气。7 月 22 日至 24 日出现了逆温，导致暖空气下沉。与此同时，通常刮着的西风暂时转成了东风，7 月 23 日下午的一场阵雨打破了持续两周的干旱，这一天正是退伍军人们可能被感染的日子。

8 月 16 日，也就是调查开始两周后的周一，人们仍然没有找到答案。在编写和分发了另一份病例对照研究的问卷后，EIS 学员们又恢复了他们的常规工作。

在亚特兰大，弗雷泽和泰德·蔡分析了所有的数据。他们确认共 180 名患者，其中 29 人已经死亡。大多数人参加了退伍军人大会，7 人参加了 8 月 1 日至 8 日举行的圣餐大会，3 人参加了美国退伍军人大会前夕在贝尔维尤-斯特拉特福德酒店举行的蜡烛制造商集会和魔术师大会。

媒体和政客们指责 CDC 没能解开谜团，而弗雷泽和森瑟则在国会听证会上被质问。在大量负面报道之后，贝尔维尤-斯特拉特福德酒店停业了。

5. 宾州死亡人数增加

1976 年 10 月 1 日，在波士顿和印第安纳波利斯对老人和病人进行了第一次甲型流感免疫接种。在头 10 天内，超过 200 万美国人接种了疫苗。

10 月 11 日，星期一，3 名匹兹堡老人在同一天同一小时，在同一诊所接种疫苗后死亡。他们都接种了相同剂量的帕克-戴维斯疫苗。几天之内，13 个州暂停了他们的甲型流感疫苗接种项目，其他地方的需求也急剧下降。

德菲尔·格雷特尔和鲍勃·克莱文前往诊所进行调查。他们了解到在 10 月 11 日上午 10 点 30 分左右，一名有心绞痛病史的 64 岁妇女在接种疫苗后出现眩晕。救护车来了，但患者感觉还好。随后，在上午 10 点 55 分，之前被诊断为动脉硬化的 75 岁的朱莉娅·布奇来了，她刚接种完疫苗就感觉很虚弱。救护车又被叫了回来，把她带走了。1 小时后，她死于心脏病发作。上午 11 点 10 分，一名坐在布奇附近等候区、83 岁的妇女叫来一名警察，说她感觉自己快不行了。这是急救车一天内第 3 次出动，所幸这位患者很快就康复了。

上午 11 点 15 分，71 岁的查尔斯·加比格注射了疫苗。他体重过重，有心脏病史，两小时后死于急性心肌梗死。74 岁的艾拉·迈克尔患有心脏病和肺气肿，她在上午 11 点 25 分接种了疫苗，在这之前她询问了护士被担架抬进医院的人所遭遇的情况。那天晚些时候，她死于心脏病发作。

实验室分析发现，帕克-戴维斯疫苗没有任何问题，另外一万四千次注射也没有不良反应。格雷特尔和克莱文得出结论："看见实施医疗紧急程序会引发焦虑，这可能是他们死亡的原因。"换句话说，有3个先前存在心脏问题的老年人可能在接种前已经担心得要死。

慢慢地，甲型流感免疫接种项目得以恢复。CDC 解释说，接种疫苗后的意外死亡——尤其是在病人或老人中肯定会发生。到10月15日，已经有35起这样的死亡事件，每一起都由 EIS 学员跟进调查。

6. 非洲的恐怖疾病

EIS 学员乔尔·布雷曼刚刚参加了一名底特律男子的尸检，这名男子在接种了甲型流感疫苗后不久死于心脏病，当时他接到了一个电话。布雷曼听着，眉头紧锁。"一种新的非洲疾病？百分之百的死亡率？哇，我明白了。让我和家人商量一下。"

一方面，布雷曼并不想离开他的妻子和两个孩子；另一方面，在彼时的扎伊尔农村和苏丹南部肆虐的神秘疾病可能是他职业生涯中最大的挑战。1976 年 10 月 15 日，星期五，晚上，布雷曼正在一架跨越大西洋的飞机上，与来自 CDC 实验室的卡尔·约翰逊分享故事和波旁威士忌。在这两个人中间坐着另一位 EIS 学员，这位学员很少说话。在前往非洲的途中，几人既是出于礼貌，也是为了获取尽可能多的信息，决定在位于日内瓦的世界卫生组织停留。坐在他俩中间的沉默寡言的 EIS 学员被这次任务吓坏了，乘机飞回了亚特兰大。

在午夜飞往金沙萨的转机航班上，布雷曼和约翰逊碰巧坐在美国医生比尔·克洛斯身边。克洛斯是时任扎伊尔总统的蒙博托·塞塞·塞科的私人医生。克洛斯答应尽其所能提供帮助。

布雷曼和约翰逊于 10 月 18 日，周一早上 6 点 30 分抵达，被直接送往比利时医疗代表团，那里正在召开国际卫生学员会议。有人告诉布雷曼，这场疫情始于东北方向约 965 千米外的扬布库村。比利时修女经营的天主教教会医院是疫情中心。17 名医院工作人员中有 11 人死亡。一位被送往金沙萨医院的比利时护士于 9 月 30 日死于出血热。照顾过她的一名修女于 10 月 14 日去世，现在一名刚果护士马延加正遭受这种疾病的折磨。他们给她注射了从南非马尔堡一名幸存者那里带来的康复血清①，希望能有所帮助。据大家所知，马延加是首都金沙萨唯一的病例。

暴发疫情的整个布巴市现在已被隔离。一架飞机正等着载支援小组飞往布巴市，他们将从那里驱车前往扬布库，寻找遏制疫情的方法。

布雷曼想着，"他们看起来很有条理，而且他们也制定了相应计划。"当地卫生局长带着期待的神情与他们对视。在紧张的沉默中，所有的目光都转向了布雷曼和约翰逊，布雷曼这才意识到他们才是众人期盼已久的救兵。饥饿、睡眠不足的 CDC 工作人员本应直接跳上飞机追踪这种致命病毒。他们礼貌地拒绝了，并解释说约翰逊要留在金沙萨建立一个实验室。那天下午他们去医院检

---

① 血清是血液中含有抗体的部分。导致另一种出血性疾病的马尔堡病毒是 1967 年在德国马尔堡暴发的。

查了生病的马延加。

第二天早上，布雷曼和另外四名医生——两名比利时人，一名刚果人，一名美国人——乘坐蒙博托总统的飞机飞往布巴。飞机预计 4 天后返回。在天主教传教士处睡了一觉后，探险队踏上了崎岖泥泞的山路，来到了扬布库。

在传教所，他们只找到了 3 名比利时修女和 1 名年长的神父。其余的工作人员和病人要么逃走，要么死了。"我们被吓得不知所措，"布雷曼回忆说，"我们不知道我们是否能搞定这一切。"修女们一边喝着尊尼获加威士忌，一边告诉他们，已知的第一个病例是教会学校的一名教师，他在 8 月底结束了对北部地区的传教之旅，之后不久就发热了。一个护士修女以为他得了疟疾给他注射了一针氯喹。几天后，他开始腹泻并全身流血，于 9 月 8 日死亡。

9 月第一周发生了另外 9 例出血病例。所有人都在门诊接受了针对其他疾病的治疗。1 位助产士修女死亡，其他医护人员和病人也相继死亡。幸存的修女和神父没有直接照顾病人。

布雷曼意识到这种疾病可能是医院感染造成的。第二天，医生们分成 4 组前往附近的村庄，修女和当地的传教士充当翻译。布雷曼松了一口气，他发现虽然出现了很多死亡病例，但大多数村民都安然无恙，逃过了这场疾病。

在接下来的 3 天里，这些小组访问了 67 个村庄，其中 43 个已经被感染。8 个村庄仍有活动性病例。在对疑似患者的初步估算中，调查小组记录了 353 例病例，其中 325 例已经死亡。在长达一周的潜伏期后，患者感到剧烈的头痛、乏力伴有发热、腹泻的症状。病人在第四天开始呕吐和出血。许多人鼻子、耳朵和阴道流血。患者通常在第一次出现症状后一周内死亡。

　　虽然死亡率极高，但传播率似乎相对较低。孕妇似乎特别容易感染，当她们产下胎死腹中的早产儿时，显然会将疾病传染给照顾她们的人。那些在病故的人入葬前清洁尸身的人非常容易感染这种疾病。这种流行病在9月的最后一周达到了顶峰。

　　一天晚上，由于潮湿、炎热和恐惧，布雷曼戴着面罩，穿着防护服，大汗淋漓，巡视了寂静得可怕的山布区教会医院，那儿的120张病床全空了。该机构每月治疗6 000多人。大多数人是来门诊注射的，包括想要注射维生素的孕妇。单纯的药丸不被认为是有效的药物，需经由一根神奇的针才有药效。在产房里，他发现了一个阴道窥镜、手术刀和一个注射器在托盘上。他小心翼翼地把它们放在塑料袋里。

　　布雷曼了解到，医院每天早上都向门诊工作人员和产前诊所发放5支注射器及针头。这些针具在白天不同患者使用时仅用温水清洗，只在晚上才煮沸消毒，这简直是传播血源性疾病的完美方式。

　　3天后车队回到布巴，但是飞机并没有如期到达。天主教的无线电通信设备无法联络到金沙萨。两天后布雷曼被召至新教教会，在那里他听到了EIS校友乔·麦考密克通过短波电台发出的声音，这让他松了一口气。麦考密克解释说，总统的飞机无法起飞，因为蒙博托的家人已经飞往欧洲躲避疫情，他们不得不安排另一次飞行。

　　10月27日，飞机终于抵达。医生们与两名奇迹般地从疾病中幸存下来的刚果人同住，他们的血液可以制成一种血清，用来治疗未来的病人。护士马延加已经去世。

该小组未能核实该流行病的来源、宿主、中间宿主或可能的载体，但至少他们可以命名病毒。"我们想，"约翰逊和布雷曼在他们为在美国的同事录制的一段录音中说，"提出'埃博拉'这个名字，'埃博拉'三字取自一条流向扬布库北部的小河的名字。"

7. 埃博拉病毒在苏丹

10 月 30 日，乔·麦考密克乘飞机到苏丹边境附近的刚果基桑加尼。在苏丹南部，几周之前另一场埃博拉疫情在扬布库暴发了。麦考密克的任务是找出两者之间的联系。

在没有授权或相应文件的情况下，他越境进入苏丹，到达了恩扎拉镇，那里是埃博拉疫情开始的地方。他进了医院，发现只有 1 个医生。他对麦考密克说："病人、护士，所有人都在逃跑。13 个病人中有 7 个死于这种新疾病。"

第一个病人曾在当地的棉纺厂工作过，后来的许多病人也是如此。参观工厂时，麦考密克抬头看到高高的天花板上挂满了蝙蝠。他想知道它们是不是埃博拉病毒的宿主。

麦考密克知道 EIS 学员唐·弗朗西斯是世卫组织指定调查南苏丹疫情的小组的学员，所以他给弗朗西斯留了一张便条，详细说明了他的发现。然后他艰难地走了约 800 千米到达刚果北部的扬布库。他在沿途任何地方都没有发现埃博拉病毒的迹象。麦考密克确信苏丹和刚果的疫情没有联系后，便返回了金沙萨。

在离开几个小时后，弗朗西斯来了并看了纸条。进一步调查后，他发现其中 1 名棉纺厂的病人活跃于当地一家性俱乐部，并在那里传播了疫情。"当俱乐部老板生病时，"弗朗西斯说，"他有足够的钱去马里迪的教学医院看病。"

于是，尽管恩扎拉的疫情消失了，但在更大的马里迪教学医院里却暴发疫情了。当弗朗西斯和他的同事们在 11 月初抵达时，主治医生和 61 名护士感染了埃博拉病毒，其中 33 人已经死亡。疾病已在镇上广泛传播。在向医院工作人员分发一次性防护装备并采用适当的隔离后，疫情得以控制。11 月 25 日最后一例苏丹病例收治于马里迪教学医院。

为了获取标本，弗朗西斯对一名刚去世的病人进行了尸检，他把尸体搬到外面，因为医院的工作人员不想与之有任何接触。"当我坐在地上切开尸体的时候，我戴着防毒面具、双层手套，穿着防护服，"他回忆说，"但天开始下雨了，我的衣服都黏在皮肤上了。回想起来，这并不明智。"肝脏增大了，切开时血从里面流出来，但其他器官看起来很正常。

"这种疾病带来的损伤令人难以置信，"弗朗西斯说，"即使那些恢复的人也减了一半的体重，并且造成脱皮。我们有人大面积脱皮，足部皮肤、老茧、脚趾甲全都脱去了。"

苏丹暴发的埃博拉疫情影响了 284 人，其中 53% 死亡。刚果的最后一名病人的病例号为 318，死亡人数为 280 人，死亡率达到了令人难以置信的 88%。刚果和苏丹的毒株后来被证明在遗传上是不同的。

埃博拉病毒的宿主仍然是个谜。对人类来说，这是一个死胡同，因为它杀死寄主的速度快而有效，而且它需要与血液或尿液密切接触才能传播。在偏远的村庄，可能没有人注意到小型流行病。直到医院和针头扩大了埃博拉病毒的传播（以及造成白人死亡），它才引起了全世界的关注。

当乔尔·布雷曼于11月10日返回扬布库对已得到控制的疫情进行全面监测，并收集血样检查抗体时，他考虑了最坏的情况。他认为，如果埃博拉病毒能够适应人类，从而进入呼吸道并在空气中有效传播，它可能会导致人类灭绝。

8. 进行性上升性麻痹

与尚未解开的军团之谜和正在上演的甲型流感大戏相比，埃博拉疫情在美国很少受到关注。11月29日，EIS学员亨利·弗洛报告说，他已经统计了103例甲型流感疫苗接种后的死亡病例，但它们与普通人群中的患者数量一致。"接种疫苗1个月后就死于吉兰-巴雷综合征。"他提到，但除此之外，大多数人死于心脏问题。

然而，几天之内，又报告了8例吉兰-巴雷综合征病例。没有人知道是什么原因导致了这种神经系统疾病。1916年，两名法国医生发现了这种疾病，所以以他们的名字命名。通常，它是由急性呼吸道疾病引起的。麻痹从腿部开始，逐渐蔓延到全身，影响到手臂，偶尔也影响到脸部。大多数人恢复得很快，但有些人遭受永久性的神经损伤，约5%的人死亡。由于吉兰-巴雷综合征病例很少见，国家报告不是强制性的，所以很难知道什么水平是不正常的。

EIS校友拉里·勋伯格被委任负责调查。随着积极监测发现更多病例，勋伯格指出，这些病例在接种疫苗后的第二或第三周聚集出现。12月13日，星期一，他向CDC领导人陈述了这一事实。他的数据表明，接种过疫苗的人患这种综合征的风险是未接种的人的两倍。在玛莎葡萄园岛的家中，朗缪尔建议说："只要留意就好。现在看起来很可疑，但它可能会消失。"

第二天，勋伯格接到了新泽西州流行病学家、EIS 校友罗恩·奥特曼的电话，他报告说，新泽西州的病例数可能被低估了，因为那里的疫苗接种计划开始时间比其他州晚了两周。

在凌晨 2 点，勋伯格意识到了这一点。"天哪，我找到了！"他过去用接种疫苗和未接种疫苗的人数来确定风险。相反，他决定在分母中使用"人员时间"，根据某人接种或未接种疫苗的时间段进行调整。截至 12 月 15 日，星期三，共有 94 例吉兰-巴雷综合征。在 14 个州发现了这种综合征，其中 4 人死亡。51 人在瘫痪开始前 3 周内接种了疫苗。

当勋伯格利用"人员时间"重新计算这些数字时，他发现接种疫苗的人比未接种疫苗的人患该综合征的风险高出 7 倍以上。这些数字是有说服力的，CDC 在 12 月 16 日暂停了甲型流感疫苗接种计划①。

9. 终于找到了解决方法

为迎接新年，乔·麦克达德清理了他的实验室，他决定重新检查一张从军团病患者身上取的标本制成的涂片，他把豚鼠脾脏的一部分涂在了玻片上。36 岁的麦克达德在 CDC 只工作了一年。20 世纪 60 年代末，他曾在德特里克堡工作，专门研究 Q 热。Q 热是一种立克次体病，被认为是生物战的理想选择，因为它会使人

---

① 虽然接种甲型流感疫苗与感染吉兰-巴雷综合征有关，但随后接种的流感疫苗未发现这类情况。

衰弱，但不致命，而且不会二次传播。

立克次体比正常的细菌要小，不能在普通的琼脂板上生长，所以麦克达德碾碎了肺标本并将其注射到豚鼠体内以寻找 Q 热。当豚鼠生病时，他牺牲了豚鼠并将它们制成玻片，又用不寻常的染色剂使玻片着色。他在玻片上看到了一些细菌，但他认为它们是污染物。他还将豚鼠的脾脏提取物注射到卵细胞中。为了消灭杂菌，他添加了抗生素。这次培养基上什么也没发现。

12 月 27 日，他花时间重新检查了一张涂片，观察了 100 个不同的微观领域。半小时后，他发现了一大群细菌，这表明确实有细菌在生长，不纯粹是受到了杂菌污染。他决定再次将生病的豚鼠脾脏提取物注射到鸡的受精卵中，但这次没有使用抗生素。3 天后，卵胚死亡。它们内部充满了杆状细菌，且对军团病恢复期血清中的抗体反应强烈。

麦克达德解开了军团病的谜团。它是由一种"吹毛求疵"的细菌引起的，这种细菌后来被命名为"嗜肺军团菌"（*Legionella Pneumophila*）。它只在富含铁和半胱氨酸的液体中生长。幸运的是，它对红霉素和四环素这两种常见的抗生素敏感。

当麦克达德报告他的初步发现时，约翰·班纳特建议用引起 1965 年圣伊丽莎白医院疫情暴发的病毒的样本进行检测。抗体对军团菌反应强烈。几周后，对庞蒂亚克热标本进行了复查。庞蒂亚克热标本当中也含有军团菌抗体[1]。

---

[1] 目前尚不清楚为什么军团病的临床类型之一的庞蒂亚克热传染性更强，但致死率更低。这种细菌对健康状况不佳的老年人来说是最致命的，比如酗酒、烟瘾大的退伍军人。

10. 太天真了

1976 年是流行病情报机构成立 25 周年的转折点。在那之前，CDC 基本上是在政治监管之下。1975 年，参议员马克·哈特菲尔德因 CDC 未能及早关闭火山口湖而对其大发雷霆，此后这一情况开始发生变化。在甲型流感的问题上 CDC 因犯了一个相反的错误被指责——行动过于迅速，从而避免了一场后来被证明是虚幻的疫情暴发。

在甲型流感疫情期间，有 4 700 万美国人接种了疫苗，这前所未有，无疑证明了大规模免疫接种是可行的。即使是吉兰-巴雷的灾难也表明，流感监测系统是有效的。然而，正如莱尔·康拉德 1976 年晚些时候所观察到的，对甲型流感的关注转移了其他免疫项目的资源。麻疹病例比前一年增加了 64%。

军团病的暴发对 CDC 的疾病侦探来说并不是一件光彩的事。在麦克达德的实验室取得突破之前，官方的结论是，这种疾病可能是通过空气传播的，与贝尔维尤-斯特拉特福德酒店的大厅有牵连，但最终的紧急救援报告错误地指出："酒店外的几个可能的接触点（人行道等）与疾病无关。"

麦克达德的实验室检测证明，所谓的布罗德街肺炎确实是由相同的军团菌引起的。随后的 EIS 调查发现，军团菌在自然界中广泛分布，它们会在诸如冷却塔、淋浴喷头和洒水器等人为设计的环境中激增，形成气溶胶。这些细菌可能在贝尔维尤-斯特拉特福德酒店屋顶的冷却塔中繁殖，在短暂的风向转变和逆温期间，它们顺着建筑物的前部向下流动，然后冲进大厅或被吸进酒店空气调节系统。

可怕的埃博拉病毒来自热带雨林的某个角落，但可能并不新鲜。它导致数百人死亡，主要是因为患者使用了未经消毒的针头。与此同时，麻疹、破伤风、结核病和疟疾等可预防的传染病仍在威胁发展中国家。随着人口的增加和进入新的环境，大自然可能会带来更多的"惊喜"，同时世界各地紧密相连，地球变成"地球村"，疾病会传播得更快。最后，1976 年发生的事提醒公共卫生专家，大自然是很难预测的。流感的卷土重来并非都是可预见的①。"该项目的失败会降低未来免疫计划的可信度吗？"拉里·奥特曼在《纽约时报》上问道。麻疹和白喉疫苗接种率在美国已经处于危险的低水平。接下来的几年里会发生什么呢？

第十三节　70 年代后期的男女超人们

1977 年 2 月 7 日，新上任的美国卫生与健康局局长约瑟夫·卡利法诺公开宣布解雇戴维·森瑟。卡利法诺坚称此事与甲型 H1N1 流感疫情无关，但没人相信。卡利法诺任命比尔·福格为新的 CDC 主任。EIS 校友福格推动了"监测-遏制"之法施行，用以消除天花，他承诺将像戴维·森瑟一样，继续保持对科学严谨性和完整性的重视。"我们预计会比批评者更强硬，"他说，"如果你

① 具有讽刺意味的是，甲型 H1N1 流感于 1977 年秋天席卷全球。它与该菌在 1950 年的祖先完全相同，该菌株引起的疫情在 1957 年消失了，所以它在 1977 年只影响那些没有抗体的人，也就是 20 岁或更年轻的人。现如今它仍在低水平传播。

看看过去一年，这可能需要一些想象力。"

1977 年 7 月份，参加 EIS 培训课程的包括 5 名女性军官，她们是未来几年将进入该项目的聪明自信的女性群体的一部分。两年后，EIS 在培训结束时的结业短片中标了"女超人"和"如果女性掌管 CDC 会怎样"的特色标语。扩大招募范围是有原因的：医生们不再需要逃避入伍征募草案。现在大多数选择 EIS 的人之所以这么做，因为他们已经对公共卫生感兴趣了。

新任 EIS 行政官玛丽·莫尔曼积极地在医学院和教学医院招募男性和女性，在那里她可以依靠 EIS 校友推荐优秀的候选人。她还为高年级医学生和兽医专业的学生开设了一个与 EIS 合作的项目，这是另一种有效的招聘策略。

正如 1977 年一期的 EIS 公报所述，长期资金不足的 EIS 项目继续发展壮大着，"卫生、教育和福利部门都遇上了预算危机，还缺乏持续的解决方案以覆盖 CDC 当年度财政预算，在这种情况下，EIS 勉强维持。"

1977 年 4 月，卡利法诺部长宣布，在今后两年内，美国 90% 的儿童将接受白喉、百日咳、破伤风、脊髓灰质炎、麻疹、风疹和腮腺炎的免疫接种。EIS 的艾伦·辛曼回到 CDC 负责免疫司协调工作，并为此付出了巨大的努力。到 1980 年，美国 50 个州将强制要求把儿童免疫接种证明列为入学必备条件，除非家长反对。因此，突然放弃甲型流感疫苗并没有像一些人担心的那样损害未来的疫苗接种工作。

在全球范围内，1977 年，EIS 的校友雷夫·亨德森（CDC 仍在支付他的薪水）搬到了日内瓦，以启动世界卫生组织的扩大免疫规划（EPI），该计划是成功消除天花的有效措施。虽然其他疾病可能不会很快根除，但至少麻疹（非洲的一种致命疾病）、破伤风和其他儿童感染的死亡率可以降低；1977 年 7 月，EIS 学员戴维·海曼和他的家人移居喀麦隆，并在那里实施 EPI 计划。

扩大免疫规划的目标是：到 1990 年使全世界 80% 的儿童获得标准儿童疫苗。美国疾病控制与预防中心主任比尔·福格强调，在发展中国家拯救生命需要两样东西——足够的疫苗和安全的水。他开始重新设定 CDC 的工作重点，向 EIS 的学员和雇员征求意见。1977 年 12 月创建的 CDC "红皮书委员会" 提出了一系列健康问题，这些问题远远超出了传统意义上传染病的关注范围。癌症、心血管疾病、酗酒、环境危害、交通事故、吸烟、暴力和意外怀孕等都被提及。

1. 克莱尔·布鲁姆和疫苗效力

1977 年 8 月，EIS 新员工克莱尔·布鲁姆被分配到细菌特殊病原体部门，他调查了格雷迪纪念医院急诊室中百日咳病例的增加情况，该医院为亚特兰大贫困的非裔美国人提供服务。

由百日咳鲍特菌引起的疾病，俗称百日咳，临床表现为阵发性痉挛性咳嗽伴吸气困难，可导致婴儿死亡。在亚特兰大的 115 例病例中，39% 的患者年龄在 1 岁以下。幸运的是，只有 5 例（全部未接种疫苗）是严重病例，没有 1 例死亡。在布鲁姆的紧急救援报告中，她建议提高疫苗接种率（6 个月大时接种 3 剂疫苗），并建议法律强制规定学生们在入学前接种疫苗。

疫苗的有效性成为布鲁姆的主要兴趣所在。1977 年，在南非的临床试验中，一种新的抗肺炎链球菌疫苗获得了使用许可。这种疫苗可以预防大约 90 种已知的血清型肺炎链球菌中的 14 种，但没有人知道它在美国人群中的效果如何。

布鲁姆建立了一个监测系统，来跟踪哪些血清型在美国导致了疾病，以找出任何可能致使疫苗失效的因素。然后，她开始收到医生的请求，请她对感染肺炎球菌性肺炎的患者进行血清分型。她回忆说："我当时真是大吃一惊，我意识到，我正盯着那些可以告诉我疫苗效果如何的数据。"如果它是百分之百有效的，那么接种过疫苗的患者中就不会有 14 种血清型疫苗中的任何一种。

使用一个代数公式来比较未接种疫苗者和接种疫苗者的致病菌株，她就可以估计疫苗的有效性，而无须进行大规模、昂贵的现场试验。布鲁姆的方法（仍在使用中）显示，疫苗的有效时长只有预计的一半。随着时间流逝，这一数字已逐步增长。

2. 乙型肝炎病毒迂回的传播途径

在 1977 年，仍然没有有效的乙肝疫苗。经血液传播的病原体可以在体内滞留并造成长期的肝损伤，当一个患者的血液或精液进入另一个人的身体时，它就会传播。

1977 年 8 月，EIS 学员史蒂夫·哈德勒前往佐治亚州东北部的埃尔伯特县，调查注射吸毒者中乙型肝炎的暴发情况。他发现在过去的 10 个月里出现了 16 个年轻白人病例，年龄在 15 到 24 岁之间，其中 12 名为男性，4 名为女性。9 人已入院治疗。乙肝病毒首先在男性吸毒者中传播，然后通过两个大型聚会共用针头广泛传播。哈德勒在他的报告中得出结论：应对未来疫情暴发的最佳方法是教育高中学生，让他们知道共用针头的危害。

1977 年 9 月，哈德勒调查了新奥尔良一家透析中心，在那里，上一年有 17 名病人和一名工作人员感染了乙型肝炎。他的病例对照研究未能查明问题所在，但他观察到，医护人员在接触不同病人时忘记更换手套，透析站之间共用恒温器和夹子，此类操作使无菌技术出现了漏洞。

吉姆·梅纳德是哈德勒所在的凤凰城的 CDC 实验室的主任，也是 EIS 的学员。他意识到，同性恋群体是默克公司生产的新型乙型肝炎疫苗的理想测试对象。1978 年，梅纳德招募了 EIS 的校友唐·弗朗西斯来组织试验。哈德勒在 EIS 的最后一年花了大量时间在同性恋群体研究上，在开始试验前获得了乙型肝炎发病率的基线数据。

3. 最不需要的食物

FDA 了解到 11 名女性在急剧减肥后死亡，所有人都读过《饮食，最后的机会：当其他一切都失败》，作者是宾夕法尼亚州整形医生罗伯特·林恩。1976 年秋，这本书出版，一跃成为畅销书。液体蛋白饮食有什么问题吗？是否有产品污染？

1977 年 11 月 1 日，星期二，FDA 员工理查德·斯旺森打电话给 EIS 学员哈罗德·索斯。周四索斯获得了有关患者及其位置的基本信息。斯旺森要求在下周二之前提交一份报告，当时 FDA 已经宣布将举行新闻发布会。

索斯打电话给各州的 EIS 学员，请他们获取患者的医疗记录。他向 CDC 的图书管理员要了关于节食和饥饿的所有材料。周末他飞往明尼苏达州，那里有几名妇女死亡。周一，他飞往克利夫兰，在那里，一名男子在凯斯西饮食诊所就诊时死亡。然后索斯回到亚特兰大，睡了几个小时，搭上了清晨飞往华盛顿特区的飞机，正好赶上新闻发布会。

在各种各样的飞机上，索斯阅读了一本二战期间被困在华沙犹太区的犹太医生写的书。"他们描述了与我在这些病例上的图表中看到的相同的心电图和血压下降，"他说，"我的结论是，这些节食者可能是饿死的，而不是死于受污染的产品。"

在新闻发布会上，他回顾了11个案例并陈述了他的初步结论。在接下来的几个月里，索斯总共发现了58例与节食相关的死亡案例，他将调查范围缩小到17例，这些案例都符合一种独特的模式。除了一名男性外，所有的女性都在23岁到51岁之间，她们都是在听从了林恩的饮食建议后死于心律失常的。没有人在减肥之前有心脏问题。他们每天摄入约1 260焦耳的热量，按照索斯的说法，这是一种"补充的禁食饮食"。这意味着他们要喝一种液体膳食补充剂——基本上只含明胶和胶原蛋白（胶原蛋白是一种结缔组织的成分）。

死者分别来自10个州和加拿大安大略省。索斯在这些病例中发现了一种可悲的模式。典型的例子是一位33岁的女性，她曾是一名医生的实验室技术员。她身高163厘米，体重112千克。在1977年3月，她不顾老板和私人医生的反对，坚持服用多种维生素。在7个月的时间里，她减掉了约40千克，焦虑的医生给她做了检查。她的生命体征和钾水平保持正常。10月底，她在工作时两次晕倒，随后住进了医院。第二天，她出现了几次心室颤动，尽管接受了治疗，但还是在当晚去世了。

索斯的结论是，这个问题是系统性进食障碍。FDA 聘请了一家调查公司进行了一项全国性的随机电话调查，以确定有多少白人女性食用了两个月或更长时间的液体蛋白。根据这些数据，索斯估计每年每 10 万名减肥者中有 59 人死亡。

由于林恩的液体蛋白质补充剂是一种食品，禁止它就像禁止白软干酪一样难。问题是如何更好地使用它。到 1978 年开始的时候，由于负面宣传和 FDA 的警告性声明，补充剂和风行一时的节食减重已经无人问津。[①]

4. 待宰羔羊

1977 年 11 月 2 日，EIS 学员戴维·莫伦斯登上飞往开罗的飞机。他被派去调查那里正在暴发的、可能是登革热的疫情。就在他离开之前，耶鲁大学的实验室判定此次疫情为立夫特山谷热（RVF）病毒引发的裂谷热，该病毒 1931 年在肯尼亚首次发现。它主要影响绵羊，也有少数偶见于人类。这种病毒以前从未在埃及发现过。

一上岸，莫伦斯就得知，在尼罗河三角洲沿岸的村庄里，已经发生了人际感染，多达 10 万人受到感染。在经历了发热、打颤、头痛和关节疼痛之后，大多数患者都康复了，但有 1% 或更多的患者内出血，死于肝功能衰竭或休克。农民们一开始拒绝承认他们的羊群生病了，他们害怕在伊斯兰圣宴需要羊羔的时候羊群贬

---

① 一名患者的丈夫起诉了罗伯特·林恩和他的出版商，但法院裁定，即使是致命的饮食建议也受到第一修正案的言论自由条款的保护。1984 年，美国 FDA 规定，蛋白质补充剂的热量不得超过 1 674 焦耳。

值了。

莫伦斯最后得出结论，致病病毒可能是通过走私的埃塞俄比亚骆驼传入埃及绵羊体内的。这种疾病主要通过淡色库蚊传播给人类，以及在产羔或屠宰期间直接接触绵羊血液的人。在一个例子中，当风卷起溅上血的灰尘，病毒被雾化了，吸入病毒的 6 个人生病了。

美国陆军传染病医学研究所（USAMRIID，前德特里克堡生物武器设施中心）提供了 3 000 剂未经批准使用的裂谷热疫苗，但疫情在 12 月蚊子活跃季节过去后结束了。EIS 的学员估计，在从未接触过该病毒故而也没有免疫力的群体中，已有数百人死亡。

5. 环境危害

20 世纪 70 年代末，EIS 的工作人员发现了令人震惊的潜在环境威胁，但要证明其危害程度是困难的。例如，EIS 的学员戴尔·莫尔斯无法证明阿拉斯加、亚利桑那州和密西西比州井水中的砷或多氯联苯含量超标，也无法证明佛蒙特州本宁顿一家电池厂附近饮用水中的铅对健康造成了影响。

1977 年，莫尔斯调查了从南美进口的康乃馨和菊花。一些州的植物检查员和花商抱怨说，他们偶尔会头痛、皮肤过敏、流泪，四肢也感觉不适。农药残留可以通过皮肤被吸收，从无法检测到的微量到百万分之四千七百五十一不等。莫尔斯建议将进口食品法规规定的检疫对象也扩大到观赏植物。

1977 年 12 月 8 日，威斯康星州奥克莱尔附近的一个小牛棚里，一名农场工人正在清理牛粪时突然倒地死亡，他死于液体肥料系统中搅拌器产生的硫化氢气体。莫尔斯的结论是，谷仓通风不足，西风从唯一一扇开着的门吹进来，阻止了有毒气体的扩散。他建议加强养殖场的通风和对养殖者的教育、监督。

几个月后，EIS 的学员罗杰·格拉斯调查了两起类似的与工作有关的死亡事件，这两起事件发生在墨西哥湾的一艘路易斯安那捕虾船上。1978 年 7 月 19 日，一名船员往冰袋里装刚捕到的虾时陷入昏迷。当船长冲过去救他的时候，他和另外一名船员一样，都倒了下去。船长恢复了知觉，爬出船舱，但两名船员都死了。

格拉斯发现，自 1970 年以来，在炎热的夏季，捕虾船上发生了两起类似的事故，两艘捕虾船出海捕鱼均超过了一周。他查明，在这期间，商业渔船上共有 24 例窒息案例，其中 21 人死亡。

格拉斯得出的结论是，路易斯安那的捕虾人在海上已经待了11 天，虽然他们用了大量的冰，捕到的虾看起来状态良好，实际上虾已经逐渐腐烂，耗尽了船舱氧气。他建议捕虾人在进入舱内之前先净化舱内的空气，并把呼吸器列为标准的船上设备。

6. 有毒的土地，病态的建筑

1978 年 12 月，阿拉巴马州特里亚纳市（人口 600 人）市长克莱德·福斯特打电话给 CDC，要求对他的市民的滴滴涕水平进行评估。该市居民大部分是非裔美国人。从 1947 年到 1971 年，奥林公司一直在附近生产滴滴涕。成千上万吨的植物废料被倾倒在印第安河的一条支流中，这条支流在特里亚纳汇入田纳西河。

环境影响司学员凯·克赖斯检测了来自这条支流的鱼，发现与滴滴涕相关的化合物 DDE 的含量高达百万分之四百五十，而FDA 规定的是含量不得超过百万分之五。克赖斯随后对特里亚纳的全部 600 名居民进行了研究。城镇滴滴涕的平均水平是全国几何平均值的 5 倍，而且随着年龄的增长，滴滴涕浓度也在增加，这与人们的鱼类食用量无关。专家曾认为滴滴涕含量达到了稳定状态。

但克赖斯发现，它会随着时间的推移在人体内累积。她的结论是："滴滴涕暴露没有显示出对健康的急性影响。"不过她指出，可能存在尚未认识到的长期影响。

随着纽约尼亚加拉大瀑布拉夫运河二噁英丑闻的曝光，特里亚纳滴滴涕事件导致了 1980 年《超级基金法案》的通过，该法案旨在清理污染严重的地区。

1979 年春天，克赖斯会见了 5 名在州里工作的 EIS 学员，他们在前几个月里因一种被称为"病态建筑综合征"的新现象与她取得了联系。在 20 世纪 70 年代末的能源危机期间，许多新建的办公大楼都是密封的，中央空调将过滤后的部分空气循环利用。员工开始抱怨头痛、疲劳，不能戴隐形眼镜，鼻子和喉咙发烫。

美国国家职业安全与健康研究所的调查人员对化学烟雾进行了检测，但未能发现任何明显的问题，他们将这些投诉斥为集体歇斯底里。"我不相信。"克赖斯回忆说。心身疾病通常包括昏厥或呼吸急促。它们通常是情景性的视觉现象。这些发病的人症状并不一致，而且是连续的。她认为，浑浊的空气中含有过多的二氧化碳可能是造成这些问题的原因。随后的研究证实了她的怀疑。"后来的研究也表明，与建筑物相关的症状和各种形式的空调都有关（制热、加湿、制冷），"她说，"可能是因为它们有助于提升湿度。"再加上地毯等吸水性材料，它们充当了刺激物和微生物的容器。

7. 服用阿司匹林，多喝水

1978 年 12 月，一场流感袭击了凤凰城。圣诞节后的一天，在亚利桑那州卫生服务部工作的 EIS 学员卡伦·斯塔科接到了 EIS 的校友约翰·沙利文·鲍莱的电话，后者当时正在凤凰城做儿科住院医生。他在凤凰城的三家医院里发现了七例瑞氏综合征患儿，他想斯塔科可能想对这些病例进行调查。

斯塔科去医院看望了几个孩子——五个女孩，两个男孩。他们处于昏迷状态，依靠医疗器械维持生命体征，他们的头骨上钻有孔以释放颅内压力。几天之内，就有两人死亡。据他们的父母说，这些孩子都是健康、正常的孩子，看起来只是得了常规的流感，本来过了一两天，孩子们起床了，感觉好多了；然后突然间，他们又开始不停地呕吐，继而变得昏昏欲睡、神志不清、有攻击性，最后陷入昏迷。

1979 年 1 月，斯塔科开始了一项病例对照研究，她从生了病又安然无恙地康复了的孩子的班上选择了 16 名小学生作为对照组。她的调查问卷集中在患病前一周，询问症状、用药史、家庭取暖方式、宠物和免疫接种情况。2 月，她开始分析结果，但弄清各种药物中都有哪些成分是一项挑战。除阿司匹林（乙酰水杨酸）和泰诺（扑热息痛）外，还有解充血剂、胶囊、含片、胃药比斯摩尔。经过研究和几次去药店研究标签，斯塔科理出了头绪。

所有患瑞氏综合征的 7 名儿童都服用了一种或另一种形式的阿司匹林（水杨酸衍生物），与对照组的一半儿童相比，患者服用的剂量更大。

　　斯塔科做了一些调查。她发现，从 1968 年 10 月到 1970 年 6月，EIS 的学员戴维·雷诺兹在俄克拉荷马州调查了 11 例致命的瑞氏综合征病例。卡尔文·雷曼于 1974 年报道了 24 名患有瑞氏综合征的俄亥俄州儿童。两项研究中，所有患者都服用了阿司匹林。斯塔科把她在病毒性疾病方面的研究数据拿给拉里·勋伯格，但是他说，"哎呀，我想起以前 EIS 的学员在一些研究中注意过阿司匹林，但它被排除了"。斯塔科惊呆了，让他去找那篇排除阿司匹林的论文。

　　几周后，勋伯格告诉斯塔科说，他审阅了 EIS 学员汤姆·格里克（1967—1969）和拉里·科里（1973—1975）的研究报告。在格里克的研究中，超过一半的患者服用过阿司匹林，而他没有留心过药物的特定品牌。科里研究了乙型流感全国性流行中的数百个病例，有 78％的人服用了阿司匹林。勋伯格还查看了患有瑞氏综合征的婴儿留在 EIS 的医疗记录。有人给这个孩子服用过阿司匹林。

　　斯塔科的亚利桑那州病例的对照研究很有说服力，但只有 7 个病例，很难成为证据。勋伯格建议已经在俄亥俄州从事瑞氏病例对照研究的 EIS 学员吉恩·赫维茨重点关注阿司匹林的使用。密歇根的 EIS 学员罗恩·沃尔德曼也在进行自己的研究。

　　要想解开谜题，还缺少一环，这让斯塔科很苦恼，这是一种不寻常的病理现象，表现为脑水肿和弥漫性肝脂肪浸润。也许水杨酸中毒也会产生类似的东西。她的上司莱尔·康拉德建议她给华盛顿特区的武装部队病理研究所写信。截至 1979 年 9 月 24 日，她在两周内收到了 11 例"婴幼儿急性水杨酸中毒"病例的详细资料。他们都有"微小的胞质脂肪囊泡"。斯塔科读着信，双手颤抖着。"我想尖叫，"她再次喊道，"就是它！"这些病例中有 7 例是先发的上呼吸道感染。换句话说，它们可能是瑞氏综合征的病例。①

当赫维茨和沃尔德曼在进行他们更大规模的研究时，斯塔科把她的论文投给了《柳叶刀》，但被拒稿。她很沮丧地打电话给她的主管莱尔·康拉德，说："我真的认为 CDC 应该在下一次瑞氏综合征冬季疫情来临之前公布这个问题。"她的研究结果随后在 1980 年 7 月被添加到 MMWR 的一篇摘要中，"需要进一步的研究，以更清楚地定义水杨酸盐的使用和毒素在瑞氏综合征发病机制中的可能作用。"

4 个月后，MMWR 公布了随访报告：俄亥俄病例对照研究的 98 名患者中有 95 人，密歇根的 25 名患者中有 24 人都服用了阿司匹林。文章总结道："父母在使用水杨酸类药物治疗儿童病毒性疾病时应谨慎。"一个月后，斯塔科的研究最终发表在《儿科学》杂志上。

1981 年 6 月，卫生部医务总监发布了一项建议，FDA 也建议在阿司匹林上贴上警告标签。阿司匹林行业从业者要求进行更多的研究，并成功地将水杨酸类药物上贴警告标签的规定推迟到 1986 年实施。② 仅 1981 年到 1985 年，就有超过 1 000 名美国儿童

---

① 斯塔科认为，瑞氏综合征仅仅是水杨酸中毒。流感或水痘引起的发热和脱水，加上不成熟的新陈代谢，使阿司匹林对年轻人更有效，也使他们更容易出现不良反应。她认为，少数非阿司匹林相关的瑞氏综合征病例是由先天遗传因素造成的。

② 为了支持药品制造商，儿童护理委员会的主席同时也是 EIS 学员的海因茨·艾肯瓦尔德，在 1983 年 2 月 28 日写道："许多儿科医生担心他们使用一种重要的治疗方法（阿司匹林）的能力会被无根据的恐惧所阻碍。"他否定了病例对照研究。

感染了瑞氏综合征，291 人死亡。多达三分之一的幸存者可能会有永久性脑损伤。

因为媒体和 EIS 学员宣传阿司匹林的危害，倡导逐渐减少儿童使用，所以，瑞氏综合征案例在美国从 1980 年的 555 件的高峰降至 1987 年 36 件，最后在 1997 年仅 2 例案例，至此大多数儿童药物不再含有阿司匹林。

8. 绝育及流产监测

1979 年 1 月，在尘土飞扬的孟加拉国，EIS 学员迈克尔·罗森伯格目睹了一名乡村外科医生为一名妇女施行输卵管结扎手术。手术结束后，两名助手把那个被麻醉的女人从桌子上扶起来，把她放在地板的一个角落里，然后把注意力转移到下一个手术上。

在人口稠密的孟加拉国，按法律规定，流产是非法的，但绝望的妇女还是选择流产，每年导致约 7 800 人死亡。因此，妇女们排队做绝育手术。但输卵管结扎术后死亡人数惊人，这也是罗森伯格观察手术的原因。"每当病人痛苦呻吟时，"他回忆道，"助手们就会给她注射几毫升安定。重 43 千克的瘦小妇女，所用药物剂量是 136 千克男子的 5 到 10 倍。"

很明显，一些妇女死于安定药物过量。在接下来的两年里，罗森伯格帮助建立了一个使用麻醉剂的培训项目，并筹建了一个监测项目来监测安全性。

卫生、教育与福利部部长约瑟夫·卡利法诺是一位虔诚的天主教徒，1977 年 8 月，他削减了用于流产补贴的联邦资金。之后，EIS 学员安·玛丽·金博尔和朱利安·戈尔德前往靠近墨西哥边境的得克萨斯州麦卡伦，调查因非法流产而入院的 9 名患者的情况。没有钱的西班牙妇女在助产士、产婆那里做流产。一些人越过边境来到了墨西哥的雷诺萨，那里的药店提供可以终止妊娠的注射剂。一名 27 岁的受害者此前曾利用医疗补助基金合法流产。现在她又怀孕了，她尝试了雷诺萨的注射，但失败了，然后求助于一个收费便宜的产婆。她后来发生感染性休克，死于心脏和肾脏衰竭。

1978 年 12 月，戈尔德调查了科罗拉多州一起罕见的与流产有关的死亡事件。尽管科罗拉多州已经补足了卡利法诺削减联邦资金造成的缺口，但仍有 3 名年轻女性将饮用薄荷油作为一种自然的流产手段。其中两个人服用了约 7 克的药物，两小时内就患上了严重的疾病，但后来康复了。第三个，一个 18 岁的学生，她吃了约 28 克。她死于肝损伤引起的多种并发症。最讽刺的是，她根本就没有怀孕。

FDA 并不管理草药，所以戈尔德和他的主管沃德·凯茨和卡尔·泰勒从国家通讯社、草药贸易协会杂志、妇女健康通讯和医学杂志上寻求媒体报道。他们还说服了薄荷油经销商停止危险产品的销售。[1]

9. 在出生缺陷部门拯救婴儿

1977 年底，EIS 学员彼得·莱德开始进行筛选婴儿先天性甲状腺功能减退症（甲状腺激素缺乏）的试点项目。如果不加以治疗，

---

[1] 薄荷油再次被广泛使用，主要是用于芳香疗法。

这种大约每 6 000 名儿童中就有 1 名患上的病会导致身心发育迟缓。早期甲状腺功能减退症很难诊断。大约一年后，当这种疾病的症状变得明显时才开始治疗，虽然可以阻止身体畸形，但不能防止脑损伤。然而，如果在临近出生时发现，有规律地用甲状腺激素治疗，孩子可以正常成长。莱德说："对这种罕见的疾病进行常规检测被认为成本太高。"

莱德在 EIS 期间花费了大部分时间来研究这个问题，并于 1979 年 5 月在《美国医学协会杂志》上发表了他的研究结果。筛查一个婴儿的平均成本是 1.55 美元，因此要找到 6 000 人中的一个婴儿需要 9 300 美元。终身治疗费用为 2 500 美元，每例筛查和治疗共 11 800 美元。对于每一个未经治疗的病例，莱德估计特殊教育和培训将花费大约 92 000 美元，算上一个健康儿童的净生产力，损失将再增加 14 000 美元，因此常规筛查出每个病例，将为社会节省 94 000 美元。莱德的论文产生了重大影响，每个州都实施了先天性甲状腺功能减退症筛查计划。这样，每年大约有 1 000 名儿童免受先天性甲状腺功能减退引起的智力低下的影响。

1979 年 7 月 27 日，星期五，儿科医生何塞·科德罗在 EIS 培训课程结束，第一天上班就接到了电话。孟菲斯市的一名医生报告了 3 例似乎是巴特综合征的病例，这是一种罕见的遗传疾病，儿童的肾脏无法重新吸收钾或氯化物。这种情况会导致代谢性碱中毒（血液中酸性均质不足），从而引起肌肉痉挛、虚弱、便秘和发育迟缓。这 3 名婴儿的所有症状都出现了，但医生说，他们服用钾和氯补充剂后很快就恢复了。

"在我实习期间，我用治疗巴特综合征的药治疗过一个孩子，"

科德罗回忆说，"即使用高剂量的附加剂，他也没能很快康复。我怀疑这是因为别的什么东西。"田纳西州的 3 个婴儿都有乳糖不耐受，而且都在喝一种新型婴幼儿豆奶。科德罗怀疑该奶粉配方所含的营养成分不足。周末，他和 EIS 同事弗兰克·格林伯格召集了美国所有的儿童肾脏学（与肾脏相关）专家开会讨论。到周一晚上，他们又发现了 31 例疑似病例，其中已知正在喝这种大豆配方奶粉的有 26 例。

周二，科德罗致电 FDA 和加州奶粉制造商欣特克斯公司。该公司售出了美国十分之一的配方奶粉，周四，该公司自愿将所有婴儿配方奶粉下架，并向儿科医生发了一封电报，告知他们这个问题。调查的直接影响是 1980 年通过了《婴儿配方食品法》，法案规定了婴儿食品配方里所需营养素的安全水平，包括氯化物。

10. 美国最后一次脊髓灰质炎疫情

1979 年 1 月，宾夕法尼亚州富兰克林县一名年轻的阿米什妇女感染了脊髓灰质炎。实验室透露，这名妇女患有野生型脊髓灰质炎，她所在的社区卫生环境也不太好。阿米什人对政府的任何计划都深恶痛绝，几乎没有人接种过疫苗。因为只有 0.5% 的感染是有症状的，所以一个野生型脊髓灰质炎病例意味着该病毒可能已经在患者所在的社区中广泛传播了。

EIS 学员玛乔丽·波拉克回顾了她 1978 年春天的经历，当时她在荷兰一个宗教型的社区密切关注一场大规模暴发的脊髓灰质炎。它也是野生型，当一些无症状的信徒访问加拿大时，他们把它传播给了那里的教会成员。后来她了解到，1978 年晚些时候，一个住在安大略省社区中的阿米什家庭搬到了宾夕法尼亚州。于是流行病传播链建立了。

荷兰、加拿大和美国菌株的分子指纹完全相同。1979 年 4 月，宾夕法尼亚州的阿米什人中又发生了两起病例，说服他们接受疫苗接种变得容易一些了。在 5 月和 6 月，许多阿米什人排队接受口服脊髓灰质炎疫苗接种，疫苗以滴在他们的舌头上的方式接种。结果发现，在宾夕法尼亚州、爱荷华州、威斯康星州、密苏里州还有加拿大，多人感染了脊髓灰质炎，总共有 17 个病例。到 7 月 1 日，全国 70% 的阿米什人已经接受了至少一次口服脊髓灰质炎疫苗，而后没有更多的病例出现。美国最后一次脊髓灰质炎疫情结束了。

11. 在红色高棉中匍匐前行

1979 年 10 月 28 日，星期天上午，EIS 学员里克·古德曼正在马来西亚的吉隆坡对寻求美国援助的南越南船民进行检查。另外 3 名 EIS 学员在东南亚的其他地区集结，也在做同样的事情。

周一凌晨 1 点，电话铃响了。"里克，你得马上收拾行李飞往曼谷。"是菲利普·布拉赫曼从亚特兰大打来的。越南人攻入柬埔寨，推翻了红色高棉政权。近 40 万难民逃离了柬埔寨，大约 3 万名难民被送往距离边境约 32 千米的泰国撒卡奥附近一个仓促建造的难民营。

古德曼和另外两名 EIS 学员第二天到达时，他们发现在一片仓促推出的平地上，角落里有 10 顶大帆布帐篷被带刺铁丝网包围。每个帐篷里住着上千名生病的柬埔寨人。古德曼在他负责的帐篷里缓慢行进，逐个查看躺在肮脏的地上的病人。他用笔在病人的胸前快速地写着记号——M 代表疟疾，F 代表发热，D 代表死亡。他将每个病人的临床表现记录在不同的卡片上。

在逃离的过程中，许多从未接触过疟疾的人经过了蚊虫肆虐的地区。有些人因为晚期脑型疟疾发作而痛苦不堪。其他病人则或多或少存在营养不良、肺炎、腹泻、脱水、贫血、骨折、皮肤病和生虱子等问题。他回忆说："除了少数青少年和穿着格子花呢衣服的年轻人外，所有人都病得很严重。"这些前红色高棉士兵移走了尸体。

难民营渐渐地恢复了一些秩序。医用胶合板、病床、抗生素以及用于治疗严重脱水病人的静脉注射液都已到位。古德曼在炎热的天气里光着上身接生，与此同时，附近的儿童不断死亡。幸好，在一周的时间里，那些在接受疟疾治疗和食物营养补充后没有死亡的人开始恢复体力。

周末，古德曼回到吉隆坡，由罗杰·格拉斯、沃德·凯茨、菲尔·尼伯格和康妮·戴维斯接替他工作三个月。格拉斯刚刚结束了他在 EIS 的工作，开始在孟加拉国研究腹泻病，他和妻子芭芭拉·斯托尔（儿科医生）就被召集了来。凯茨是 EIS 的另一位资深学员，她来自 CDC 计划生育部门。尼伯格和戴维斯当时是 EIS 学员。

古德曼帮助建立了当地的基层医疗保健制度和基本组织制度。格拉斯和他的同事着手进行公共卫生监测，统计死亡率是多少，什么疾病需要什么资源。他们每天从加州医疗中心的工作人员那里收集死亡信息，了解到脑型疟疾是头号杀手。格拉斯回忆说：

"我们把 62 名疟疾患者和一名以色列人关在一个病房里，给他们静脉注射奎宁，并给予适当剂量的补充液。"最后无人死亡。

剩下的几名 5 岁以下的儿童患有严重的贫血、营养不良和疟疾。"我们采集了记者和志愿者的血液，"格拉斯说，"一家澳大利亚的血库负责储存血液。"给孩子们输血补充了红细胞，挽救了他们的生命。当细菌性脑膜炎暴发时，他们给住在附近帐篷里的人发放了磺胺嘧啶，在 10 天内阻止了该病的传播。他们为那些有慢性咳嗽和发热症状的人建立了常规的结核病治疗制度，并为患病风险最高的儿童启动了麻疹疫苗接种计划。

在他们到达的 4 天内，疾病控制和预防中心的工作人员就如何通过有效的干预措施来阻止营地内的死亡写了一份完整的报告。国际红十字会主席最初对他们的记录感到恼火，但后来他改变了看法，开始相信流行病学的价值。死亡率逐渐下降，第一周每天每 1 万人有 9.1 人死亡，到了第五周只有 0.7 人死亡。在另外两个难民营，即卡姆普特和敖丹，也采用了同样的监测和治疗技术。

3 个月后，EIS 学员苏珊·霍尔克和斯蒂芬·普雷布鲁德到来，接手了格拉斯和他的同事们的工作，当时营地管理系统已初具规模，但是防止麻疹和脊髓灰质炎的暴发需要大范围的疫苗接种。霍乱在泰柬边境的临时难民营中暴发，波及百万难民。"我们关闭了受污染的井，挖了新井。我们提供了口服补液盐和一些静脉滴液，最终控制住了它。"霍尔克回忆说。

她发现没有人考虑过给这些妇女提供避孕用品，这令她愕然。许多饥饿的妇女在进入难民营时已经停止了月经来潮，但在充足的营养滋补下，她们又恢复了生育能力，并开始怀孕。"我无法想象在那种环境下养育孩子。"霍尔克说。她为那些需要避孕的人提供了口服避孕药和甲孕酮注射液。

第十四节　预算战争和新的瘟疫

1980 年 1 月 13 日，星期天，明尼苏达州流行病学家安迪·迪安（EIS 1974—1976 年学员）打电话给威斯康星州流行病学家杰夫·戴维斯（EIS 1973—1975 年学员）。迪安说："我刚刚看到两名健康的年轻女性濒临死亡，我还知道另有 3 名情况与之类似的女性。首先，她们呕吐——"

戴维斯打断了他的话，自己接着说道："然后她们出现了严重的腹泻还发高烧和起鲜红色的皮疹。她们惊恐万分。接着她们的肾脏和肝脏开始衰竭，身体严重脱水。随着病情的好转，她们手脚上的皮肤都脱落了。"

"是的。完全正确。是什么造成的呢，杰夫？"

"我的 EIS 学员和我在威斯康星州采访了 3 个案例，我发现自去年 7 月以来又发生了 4 起。其中 6 人来月经了。这叫作中毒性休克综合征。它可能是由一种产生毒素的葡萄球菌引起的，但还没有人将其分离出来。"

挂断电话后，迪安给 CDC 打了电话，EIS 学员凯西·桑德斯被派去调查这个问题。随着春天的到来，桑德斯了解到全国各地出现了新的中毒性休克病例。截止桑德斯统计之时，向 CDC 报告的 55 例病例中，52 例是年轻女性，其中大多数处于经期，并被葡萄球菌感染。7 人已经死亡。

桑德斯先是为 MMWR 写了一份初步报告，《华盛顿邮报》随后在头版上刊登了这篇文章，之后又有一百多起案例如潮水般涌来，各州内的 EIS 的学员们也开始积极地进行监测。他们组建了一个"中毒性休克综合征"（Toxic Shock Syndrome，TSS）工作组，招募了 EIS 的同事乔治·施密德、黛比·布鲁姆和布鲁斯·丹。当时，杰夫·戴维斯在威斯康星州刚完成了一项与卫生棉条有关的病例对照研究。

TSS 工作组的 4 名学员进行了他们自己的研究，研究中，他们要求 20 个州的 52 名患者说出一个年龄相当的朋友作为对照。一周之内，他们就找到了所有人，并通过电话对她们进行了询问，包括婚姻状况、性生活频率、月经期间的性交、卫生棉条或卫生巾的使用习惯、使用的品牌、月经模式、服用过什么药物等等。他们还联系了美国主要的卫生棉条制造商，询问产品使用的材料、生产过程和销售渠道。他们了解到，新的、吸收性更好的卫生棉条已经用聚丙烯酸酯纤维、聚酯泡沫和各种形式的纤维素取代了标准的人造丝和棉花。

TSS 工作组的对照研究没有发现对照组曾使用除卫生棉条以外的其他任何药物或进行其他任何活动。所有的 TSS 病例都使用了卫生棉条，而在 52 例对照组中，有 44 例使用了卫生棉条。卫生棉条似与 TTS 有关联，但影响不大。

第二篇 MMWR 文章发表于 1980 年 6 月 27 日。"没有特定品牌的卫生棉条有异常高的致病风险。"桑德斯写道。尽管没有统计学证据，她还是认为宝洁公司新推出的卫生棉条的安全性被高估了。这篇文章引起了媒体的疯狂报道，这些年轻的学员们开始直接向 CDC 主任比尔·福格和卫生部医务总监咨询。

在九月的第一个周末，EIS 学员进行了第二次病例对照研究，这次选用了 50 个新的 TSS 病例，并要求她们每个人找来自己的 3 个朋友参与，3 人作为每个病例的对照。为了确保所用产品的品牌信息是准确的，他们要求患者和对照组通电话，并在电话中朗读她们的卫生棉条包装上的标签。

在这项研究中，71% 的患者仅使用宝洁公司生产的一种卫生棉条，而对照组中只有 26% 的人使用。宝洁公司于 1978 年在全国范围内推出了新产品，声称它"甚至吸收了人们的忧虑"。当 EIS 的学员们展示他们的预出版研究报告时，宝洁公司的一位高管问道："你知道这对宝洁公司意味着什么吗？如果你错了呢？"布鲁斯·丹反驳道："如果你错了呢？如果使用者是你的女儿呢？"

研究结果发表在 1980 年 9 月 19 日的 MMWR 杂志上。在 FDA 的压力下，9 月 22 日宝洁公司宣布"自愿"把产品下架。

对于帕特·凯姆来说，这已经晚了两周。她是一位来自爱荷华州的 25 岁母亲，9 月 6 日因使用卫生棉条而死于中毒性休克综合征。她的丈夫起诉了制造商，而他的律师发现，尽管有越来越多的证据表明该公司的卫生棉条与此事有关，但宝洁公司还是在 1980 年夏天向 200 万个家庭邮寄了免费的卫生棉条试用装，并告知其销售团队不要与医生讨论中毒性休克综合征。

在接下来的一年里，TSS 工作组和其他研究人员继续尝试解开这个谜题。为什么卫生棉条如此危险？研究表明，大约每 10 名女性中就有 1 人的阴道中含有葡萄球菌，大约 1% 的女性体内含有产生葡萄球菌毒素的菌株。1981 年，在丹和桑德斯的努力下，最终分离出了这种毒素。卫生棉条就像一个钟形的茶包，膨胀后可以完全填满阴道。阴道内的葡萄球菌需要氧气和一个温暖的地方来繁殖，而卫生棉条同时提供了这两个条件。宝洁的这款卫生棉条中还含有普朗尼克 L92，这是一种使其他物质变得光滑的化学物质，用于缓解纤维带来的粗糙感。这种化学物质被证明能促进葡萄球菌的生长。"高吸水性卫生棉条是一个完美的小毒素工厂。"布鲁斯·丹说。

中毒性休克并没有随着宝洁公司该产品的消失而消失。其他高吸水性的卫生棉条也会产生这种综合征，而且，正如 EIS 学员亚特·莱因戈尔德记录的那样，非月经期的女性和男性都会发生中毒性休克。一名 14 岁的男孩从自行车上摔下来，脚受了伤，随后感染了 TSS，一名妇女在生产后也感染了 TSS。其他病例与乳腺炎、滑囊炎、烧伤和昆虫叮咬有关。在迪克斯堡训练的士兵因脚上水疱感染而患上了"毒袜子综合征"。

然而，即使在 1982 年，FDA 最终强制要求在卫生棉条上贴上警告标签之后，卫生棉条仍会与许多中毒性休克病例联系在一起。到 1984 年，美国记录在案的中毒性休克综合征病例已超过 2 500 例。

1. 力挽狂澜

1980 年，CDC 调查了纽约尼亚加拉瀑布拉夫运河有毒废料倾倒对健康的影响，以及马萨诸塞州沃本发生的化学污染事件。在这两个案例里，调查人员都无法证明人们因暴露在污染中而受到了伤害。在过去的 4 年中，EIS 校友葛兰·考德威尔一直在寻找退伍军人的信息，这些退伍军人在 1957 年内华达州的"烟雾"氢弹试验中被当作"小白鼠"使用。在 1980 年，他报告发现 9 例白血病，其中 3.5 例有待证实，可是他没能证明其与氢弹试验有因果关系。

正如考德威尔后来所观察到的，调查环境污染是一项复杂、耗时，而且常常吃力不讨好的任务，"要求关闭疑似有问题的垃圾场、工厂或工业区的呼声十分强烈"，"夸张的推测，把已知的任何疾病与在环境中的暴露联系在一起"。严谨细致的科学研究常常被视为"即便不是无能，也会拖后腿"的证据。

这一精神也适用于研究在越战期间广泛使用落叶剂橙剂带来的影响。1980 年，疾病控制与预防中心"先天缺陷处"的戴夫·埃里克森和戈弗雷·奥克利正准备进行一项国会授权的研究，以确定越战老兵的孩子们是否因为父亲接触了橙剂而有更大概率会有出生缺陷。埃里克森邀请了刚刚被 EIS 聘用的儿科医生乔·穆里纳尔来帮助实施这项研究计划，并委派他去诊察神经管缺陷。

《柳叶刀》杂志上的一篇英国论文曾建议怀孕前补充维生素，这样可预防脊柱裂和无脑畸形。这两种神经管缺陷的发生率在过去 10 年中略有下降，可能是由于营养的改善或接触有害化学物质频率的减少。穆里纳尔回顾了过去 5 年亚特兰大的出生缺陷数据。他发现，在白人母亲中，服用多种维生素似乎与神经管缺陷发生率的降低有关。

在橙剂调查问卷中，穆里纳尔询问了母亲们在怀孕前和怀孕头几周的维生素摄入量以及其他 120 个风险因素。[1] 这项调查将在

---

① 与此同时，人们普遍担心孕妇服用的抗抑郁药物苯达汀会导致出生缺陷。EIS 学员何塞·科德罗在调查中澄清这种药物不会导致胎儿有缺陷，但由于群情激奋和诉讼案件的增加，这种药物最终还是被迫退出了市场。

几年内产生大量的数据。有关接触橙剂的调查显示，父辈曾接触橙剂，婴儿有出生缺陷的风险并没有增加。

2. 火山和热浪

1980 年 5 月 18 日，华盛顿州的圣海伦斯火山爆发，大量的熔岩和火山灰喷涌而出，造成 57 人死亡，6 月 12 日又发生了第二次喷发。在 8 名 EIS 同事的帮助下，彼得·巴克斯特建立了医院监测系统，该系统显示火山爆发后，急诊室的哮喘和支气管炎患者数量增加了 3 倍。这种境况下除了建议人们戴上口罩外，几乎没什么可做的。

1980 年 8 月，EIS 学员马蒂·布莱泽和布鲁斯·温尼格前往蒙大拿的雷德洛奇市调查全市范围内暴发的腹泻疫情的详情，他们发现了火山爆发引发的连锁反应。他们发现贾第鞭毛虫——一种通常由海狸、狗和麝鼠携带的原生动物寄生虫，是引起人们腹泻的罪魁祸首。圣海伦斯火山喷发，黑色火山灰落在了落基山脉的积雪上，伴随着 5 月和 6 月晴朗、炎热的天气，气温上升，积雪消融，两次不同寻常的大径流将贾第鞭毛虫虫卵冲入了未过滤干净的城市供水系统。

3. 扩大授权，输出专业知识

1980 年秋天，EIS 成员马蒂·布莱泽在暴力流行病学方面开辟了研究新道路。在过去的一年里，有 22 名非裔美国男孩在亚特兰大被杀害。当布莱泽得知无计可施的警察正在咨询一位通灵者时，他认为 EIS 学员可以做得更好。布鲁斯·温尼格和其他人对被害人进行了一项病例对照研究，发现他们易为钱驱使，经常独自在街上或购物中心游荡。正当 EIS 的学员们完成他们的研究时，警察抓住了凶手，谋杀停止了。

为了更好地适应 CDC 职权范围的扩大，1980 年底，比尔·福格制定了一项计划已久的重组方案——将 CDC 改为多个中心，包括预防服务中心、环境卫生中心、健康促进与教育中心和传染病防治中心等。虽然菲利普·布拉赫曼仍然是流行病学规划办公室（EPO）的负责人，但他将不再全权负责被分配到各个中心的 EIS 学员。

1980 年，第一个官方的 EIS 在泰国"克隆"成功，称为"现场流行病学培训计划（FETP）"。EIS 的戴维·布兰丁-班尼特是它的第一个顾问，他的报酬仍然由 CDC 支付。培训结束后，新员工被分配到泰国公共卫生部的不同部门，布兰丁-班尼特每周至少会去看望学员们一次。他们类似 EIS 的"卫星队"，调查新兵肝炎、霍乱和食源性疾病的暴发。在随后的几年里，其他 FETP 项目在其他国家启动，使用基本相同的模式。①

4. 里根经济政策

罗纳德·里根 1981 年 1 月 20 日的就职典礼标志着 CDC 面临危机。保守的共和党人对政府开支不满。预算削减的小道消息被传得沸沸扬扬。上任 3 天后，里根总统会见了反对妇女流产的派别的领导人。他们的要求包括解雇 EIS 校友兼 CDC 流产监督部门的负责人凯茨。在为流产的正当性辩护时，凯茨写了一篇文章，文

---

① 1975 年，加拿大开始了一个与 EIS 类似的项目，虽然 EIS 校友对此有所耳闻，但那里没有常驻的 CDC 顾问。

中将青霉素作为梅毒的治疗方法与流产作为意外怀孕的解决方案进行比较。"我的本意是向大家展示流产是多么安全，"他遗憾地回忆道，"但很多人认为我是在说怀孕是一种疾病。"凯茨被迫转向性传播疾病方向的研究。

5. 西班牙毒油

1981 年 5 月的第一周，西班牙暴发了一场流行病。预计当年年底，将有超过 13 000 人住院，将有 314 人死亡。"1 号病人"在马德里被发现，那里有 140 人在一周内因呼吸困难四处求援。患者对抗生素没有反应，很快就患上了嗜酸性粒细胞增多症，这是一种白细胞数量异常高的疾病，通常与过敏反应有关。

西班牙政府向 CDC 求助，后者将该病例交给了来自波多黎各的 EIS 校友何塞·里高。马德里太大了，不适合做快速研究，所以里高选择了大约 80 千米外的拉斯纳瓦斯德尔马克斯镇，那里只有两家医院和 4 000 人口。虽然这种疾病经常折磨同一家庭的成员，但它并没有在学校、兵营或医院传播，所以里高把研究重点放在了家庭成员中。

6 月初，他完成了对 27 个有病例家庭和 108 个无病例家庭的初步对照研究。在该研究中，有病例的家庭唯一比对照组家庭更频繁使用的物品是某个品牌的洗发水，但这种洗发水仅在 8 个有病例家庭中发现。

当里高仔细考虑结果的时候，他听到了一个谣言，谣言说街上卖的橄榄油可能与此有关。他重新调查后发现，所有 27 个病例家庭都食用了从上门推销的推销员那里买来的"三无"食用油，而对照组 108 个家庭中只有 30 个家庭食用了这种油。他发现有一个推销员把油卖给了病例组的每家每户。同一个推销员还卖洗发水给他们中的一些人。

为了保护本国的橄榄油产业，西班牙只允许进口变性菜籽油，这种油被苯衍生物苯胺 652 污染，只用于金属加工。西班牙企业一直在购买廉价的石油，将其精炼后去除苯胺，然后卖给分销商，分销商再将其与其他廉价油和动物脂肪混合，以 5 千克装的罐装食用油的形式卖给销售人员。但这批非法食用油中仍然含有苯胺。

身患被称为"西班牙有毒石油综合征"的人，许多人得了严重的神经系统疾病瘫痪在床，那些食用（或吸入或接触）含苯胺的油较多的人已死亡。

6. 流行病学家的克星

沃利·施莱赫于 1981 年 7 月 17 日抵达新斯科舍省的哈利法克斯，来调查一场李斯特菌病的暴发情况，这种疾病被称为"流行病学家的克星"，因为从来没有人成功追踪过它的传播方式。

引起李斯菌病暴发的是单核增生杆菌，它在土壤、水和植被中都很常见，会导致牛、羊和其他反刍动物脑肿胀。因这些患病动物像游嬉一样追逐尾巴打转，所以也被称为"打转病"。李斯特菌病对成年人来说通常不是一个严重的问题，除非他们已经病了或者他们的免疫系统受到了损害。正常情况下，孕妇只会发高烧，但这对胎儿却是致命的。

这种流行病是 3 月份开始流行的。几个月后疫情停止，但发生疫情的省份已有 41 人感染，其中包括 34 名婴儿，已有 16 个婴儿死亡，还有两名成人死亡。这是有记录以来在人类中暴发的最大规模的李斯特菌疫情。

施莱赫进行了一项初步的病例对照研究。他将 4 名健康婴儿与每个病例婴儿进行配对，又为每个成人病例找来 4 名年龄和性别与他们一致的人与之对照。他查明了人们接触其他李斯特菌病病患或接触野生动物和家畜的情况。他向研究参与者询问园艺、徒步旅行和其他户外活动的情况。最后，他让研究参与者回忆过去几个月里的饮食。结果并不明确。

当一名来自安大略的老人住院时，EIS 学员采访了他和他的妻子，然后检查了他们冰箱里的东西，里面有香蕉、凉拌卷心菜和萝卜。重新采访显示，病例中吃凉拌卷心菜的比对照组多得多；当施莱赫唤起病人的记忆时，他们都回忆起吃过凉拌卷心菜。几天后，实验室发现了李斯特菌的剧毒菌株，正是它导致了"卷心菜疫情"的暴发。

施莱赫追踪到一家地区生产商，这家生产商从当地农民和几家批发商那里购买了卷心菜。他打电话给当地的大型动物兽医，发现 1981 年 3 月爱德华王子岛一名农民的羊死于李斯特菌病。当施莱赫参观这个有机农场时，他发现主人用未处理的羊粪给他的卷心菜施肥（标准的做法是把肥料陈化或蒸干）。10 月收获后，他把卷心菜放在冷藏室里过冬。李斯特菌在寒冷的环境中生长，因此冬季很可能在卷心菜中繁殖。后来农民把蔬菜卖给制作凉拌卷心菜的制造商。

最后，李斯特菌不再被称为"流行病家的克星"，而是施莱赫职业生涯的跳板。从 EIS 毕业后，他在新斯科舍省的一所大学工作，成为李斯特菌病研究方面的权威专家。随后，该杆菌在其他食物上被追踪到，如牛奶、软奶酪和未煮熟的鸡肉。

7. 世纪之病

EIS 学员韦恩·桑德拉被分配到洛杉矶卫生部，他听到了办公室里流传的八卦：同性恋群体中正流行某种神秘的新疾病。后来，在 1980 年 12 月，洛杉矶县医院的一位病理学家打来电话，说他最近看到 6 名男子患有非常不寻常的淋巴结病（淋巴结肿大）。"我想知道他们是不是同性恋？"桑德拉如是想。他打电话到他们家里，但找不到共同的线索。一名男子承认自己是同性恋，另一名男子称自己注射毒品，仅此而已。

两个月后，加州大学洛杉矶分校的免疫学家迈克·戈特利布打来电话，询问一名病人的情况。这个病人是一名 30 岁的男同性恋，以前很健康，现在患了肺孢子菌肺炎（PCP）。这是一种真菌感染引起的肺炎，通常只影响免疫系统受损的人，比如化疗的癌症患者或接受器官移植者。30 岁的男性患 PCP 是极罕见的。

4 月，戈特利布再次打来电话。现在他已经见过 3 个患 PCP 的年轻人了，他还知道另外一个。所有患者都是同性恋，有 1 个已经死了。这是一次大暴发。戈特利布问桑德拉能帮 MMWR 把它写下来吗？"当然。"桑德拉说。他挂断电话后查看了桌上的信息。其中有第 5 起 PCP 案件的通报，死者是一名同性恋律师。那天晚些时候，桑德拉拜访了戈特利布说起过的一个年轻人。他面黄肌瘦，还有假丝酵母菌性口炎，辅助性 T 细胞极度缺乏，而辅助性 T 细胞是免疫系统的关键部分。

桑德拉和戈特利布对这些病例进行了详细的描述，在《洛杉矶县卫生局通讯》5 月刊上发表了一篇简报，并向 MMWR 的编辑迈克·格雷格提交了比 1981 年 6 月 5 日那期更详细的报告。

在访问好莱坞男同性恋者诊所时，桑德拉以其他病人为对照，对一部分淋巴结肿大的病人进行了采访。他发现使用抗生素前后巨细胞病毒（CMV，一种疱疹病毒）感染水平并没有显著差异，而巨细胞病毒感染在同性恋者中几乎是普遍存在的。"我以为可能是 CMV 的致命菌株导致了这一切。"他说。

8. KSOI 特别工作组

斯蒂文·菲利普斯读了桑德拉发表在 MMWR 上的关于洛杉矶同性恋 PCP 病例的文章。菲利普斯在纽约市卫生局的 EIS 服务期即将结束，他在贝尔维尤发现了 4 例 PCP 病例，在其他医院发现了两例。EIS 学员通知了 CDC。这是另一起聚集性病例发生的证据。

纽约大学皮肤病学教授阿尔文·弗里德曼-金也读了桑德拉的 MMWR 报告。两年来，他一直看到同性恋者皮肤上有卡波西肉瘤带来的紫色斑片。他通知了 CDC，他打电话到旧金山得知，这种不寻常的绝症在那里的同性恋男性中也很常见。

没人知道为什么这些年轻的男同性恋会患上如此罕见的疾病。这种肿瘤通常以那些免疫系统被其他潜在原因削弱的人为目标，例如意大利的老人、波兰犹太人和一部分非洲人。但是这些同性恋者似乎容易碰到机会性感染。

CDC 匆忙地组织了一个卡波西肉瘤和机会性感染（KSOI）工

作组，由 VD 控制部门的吉姆·柯伦领导，EIS 学员哈罗德·贾菲协助，他是一名治疗性病的高手，EIS 同事玛丽·吉南是一名疱疹专家。柯伦还从其他部门调集了 EIS 学员，包括来自慢性病组的亚历克斯·凯尔特和来自寄生虫病部门的哈里·哈弗科斯，以建立一个国家监测系统。

哈弗科斯调查了美国 18 个主要的大都市区。在每个城市，EIS 的现场工作人员都仔细查阅医院记录，并向医生、同性恋卫生诊所和医院 4 个部门（病理学、肿瘤学、皮肤病学和传染病学）的负责人打电话，寻找 KSOI 病例。直到 1980 年，人们才注意到卡波西肉瘤的发病率没有增加。由于 CDC 是治疗肺孢子菌肺炎的药物喷他脒的唯一来源，哈弗科斯还研究了该药用于治疗没有已知潜在疾病的成年人的历史。此类喷他脒的需求从 1980 年 7 月增加，在 1981 年迅速扩大。

这显然是一种新综合征，其发病率正在迅速增长。哈弗科斯还了解到，许多男同性恋者患有脑弓形虫病（一种寄生虫感染）、隐球菌脑膜炎、单纯疱疹、带状疱疹、伯基特淋巴瘤，以及导致长期腹泻的隐孢子虫原虫病。许多患者诉说自己淋巴结肿大，感到疲劳、盗汗。他们不符合严格的病例定义（机会性感染或卡波西肉瘤），但哈弗科斯还是如实记录了这些信息。

1981 年 10 月，工作队开始进行纽约和加利福尼亚的同性恋 KSOI 患者个案的研究。研究小组共采访了 50 名同性恋 KSOI 患者（39 人患有卡波西肉瘤，8 人患有 PCP，3 人同时患有这两种病），年龄与 120 名身体健康的同性恋对照者相匹配。最初的想法是为每个病例匹配 4 个对照组——两个来自性病诊所，一个来自私人医生介绍，一个是从未做过彼此性伴侣的同性恋朋友。但事实证明，要找到众多没有做过恋人的同性恋朋友几乎是不可能的。

这份 20 页的病例对照调查问卷涵盖了受教育程度、收入水平、最近的旅行、处方药和非法药物使用、血统、疾病史和详细的性史，包括个人偏好和地点。PCP 患者通常有一种更致命的疾病，患者很快就会死亡。另一方面，卡波西肉瘤患者除了有几处紫色瘀伤外，通常看起来还很健康。"他们都很想帮忙，"参与纽约市研究的 EIS 学员玛莎·罗杰斯说，"他们想知道发生了什么事让他们失去了朋友和爱人。"

曾与罗杰斯共事的 EIS 学员波莉·托马斯称自己是一个涉世未深的纯真少女。她的第一个采访对象卖的是浴缸里自制的街头药品——戊基或亚硝酸丁酯吸入剂。他受过良好的教育，也很风趣，他把自己的性行为都告诉了她。然后，他注意到她睁大眼睛的反应，说："这是你第一次采访，对吧？"几个月后，她收到了他过世的消息。

在旧金山，一名身材高大的前足球运动员在 EIS 校友玛丽·吉南为他抽血时晕倒在她身上。"我试图把止血带从他的胳膊上取下来，然后针扎到了我自己。我们俩浑身都是血。"她叫醒了他（她不记得他是病例还是控制组），把他们两人都清理干净，然后继续进行下一轮调查。[①]

病例和对照组之间的主要区别是性伴侣的数量。对照组每年与大约 25 名伴侣发生性行为，而病例组性伴侣的平均数量为 61

---

① 几天后，当吉南胳膊上出现紫色病变时，她惊慌失措，回想起针扎的情形，她断定自己得了卡波西肉瘤。但是瘀伤很快又消失了。

人。患者也更有可能通过某些性交方式接触粪便，并患有梅毒、非乙型肝炎和腹泻性寄生虫。两组中都有 96% 的人尝试过毒品，而病例组中的人一生使用毒品的次数更多。KSOI 患者在澡堂遇到性伴侣的频率是匿名性接触的两倍。

在这些病例中找不到与之相关的微生物。1981 年 9 月，许多人认为可能是一种毒素导致了这种疾病。罗杰斯说："我本以为它会像中毒性休克综合征或军团病那样，是一种难以解决的病症，但后来我们找到了病因，它就结束了。"

到 1982 年初，工作队已查明 159 个 KSOI 病例，主要是男同性恋者，但也包括注射毒品者。尽管哥伦比亚特区和国外两个地方也报告了病例，但超过四分之三的患者来自纽约市、旧金山或洛杉矶。

9. 零号病人

在采访当地的案例和死者的爱人时，代替韦恩·桑德拉来到洛杉矶的 EIS 学员戴夫·奥尔巴赫，意识到许多病患之间存在着性关系。他还不断听说加丹·杜加斯的事，杜加斯是一名很有魅力的法籍加拿大航空公司乘务员，显然经常坐飞机过来与人发生性关系。奥尔巴赫打电话给 CDC，最后社会学家比尔·达罗来帮忙了。

达罗与奥尔巴赫一起追踪了一个延伸到洛杉矶以外的聚集性病例。在南加州发现的最初 19 个病例中，有 11 个已经死亡，但是达罗和奥尔巴赫发现其中 9 人在出现症状的 5 年内与一个或多个其他患者发生过性接触。

他们还找到并采访了杜加斯。杜加斯吹嘘自己的风流韵事，他每年约与 250 名男性发生性关系。1979 年 12 月，他的淋巴结开始肿大，次年 5 月又复发，最终在 1980 年被诊断为卡波西肉瘤。从 1979 年到 1981 年，杜加斯能说出 72 位性伴侣的名字，其中 4 人来自南加州，4 人来自纽约。最终，奥尔巴赫和达罗通过性接触史将 10 个城市的 40 名患者联系了起来，并在他们的文章中发布了一张以"零号病人"杜加斯为中心的性接触蜘蛛网图。

这种聚集性发病的模式清楚显示有一种感染性病原体，它可以通过精液或血液传播，且有相当长的潜伏期。一名男子在与杜加斯上床 13 个月后，发现自己也有了卡波西肉瘤。

当奥尔巴赫在洛杉矶工作时，EIS 学员贝斯·米勒审查了亚特兰大、纽约和旧金山的 57 名患有淋巴结病但没有 KSOI 的男同性恋者的记录。米勒在 1982 年 5 月的 MMWR 报告了她的发现。8 名受试者的免疫评估显示辅助 T 细胞计数下降。有二分之一的卡波西肉瘤患者和四分之一的 PCP 患者在发病前有淋巴结肿大的病史。"自从这项研究开始以来，1 名淋巴结病患者已经发展为卡波西肉瘤。"她报告说。

10. 四个 H 和一种疾病的洗礼

1982 年调查继续推进，很明显这不仅仅是一场"同性恋瘟疫"。在纽约，波莉·托马斯采访了患有这种综合征的海洛因成瘾者，他们告诉她共用针头的事情。显然不是所有的同性恋者都如此。

EIS 学员约翰·汉拉汉采访了 7 名在纽约州监狱接受 PCP 治疗的年轻男子，他们承认在入狱前曾静脉注射毒品，但他们坚称自己不是同性恋，也未遭监狱强奸，从那以后也没有服用过毒品。一名男子已经被监禁了 36 个月，这表明该病至少有 3 年的潜伏期。

波莉·托马斯采访了新泽西州一家医院的一名妇女，她的丈夫是一名患此病的瘾君子，但她说自己肯定没有注射过毒品。其他异性性传播的证据很快就积累起来了。

然后，海地移民开始患病并死于这种综合征。托马斯说："我最初采访的几个海地人告诉我，他们在太子港度假时与美国同性恋者发生性关系是有报酬的。""他们只是一贫如洗，而不是同性恋。然后他们结婚，传染给他们的妻子。后来发病的海地人坚称他们是纯粹的异性恋。"

1982 年 7 月初，哈里·哈弗科斯采访了一位俄亥俄州的血友病患者，他是第三位感染这种新综合征的患者。他既不是同性恋也不是吸毒者，也不是海地人。哈弗科斯得出结论，他一定是因受污染的含有抗血友病因子的血液而感染的，该因子是一种凝血剂，集合了数千名献血者的血液。这意味着这种疾病一定是由一种病毒引起的，这种病毒可以悄然通过过滤器，而通常过滤器可以从捐献的血液中筛除细菌和寄生虫。在这种情况下，国家的血液供应受到了威胁。现在有一个由患者组成的四类人"俱乐部"——同性恋者、吸毒者、海地人和血友病患者。

1982 年 7 月 27 日，CDC 的吉姆·柯伦和其他人在华盛顿特区提交了他们的证据，参加会议的有来自血液界、血友病患者群体、同性恋活动人士、FDA 和国立卫生研究院（NIH）的代表。柯伦力主推迟献血的指导方针，要求高危人群（同性恋者、吸毒者和海地人）不要献血。使用保护因子Ⅷ的血友病患者拒绝相信这些数据；同性恋社区的领导人抗议说，如果同性恋者被挑出来，不允许他们献血，他们的公民权利就会受到侵犯；血库担心供应不足。最后除了给这种新的免疫疾病起了个名字——获得性免疫缺陷综合征即艾滋病——之外，人们没有采取任何其他防治措施。

11. 艾滋病并未走远

艾滋病病例激增。另有 5 名血友病患者感染了这种疾病。波莉·托马斯收到报告称，纽约市的婴儿似乎感染了艾滋病，这表明艾滋病可能会在母婴间传播。1982 年 10 月 28 日，CDC 报告说，691 名美国人感染了艾滋病，其中 278 人死亡。

在美国之外，另有 15 个国家报告了 52 例病例，大部分在西欧。10 月 30 日，一名出生时接受了大量输血的旧金山婴儿死于艾滋病。EIS 学员戴夫·奥尔巴赫发现其中一个捐赠者被诊断出患有艾滋病。奥尔巴赫拜访了这位已故献血者的兄弟，他的兄弟给了他一本黑色的小地址簿，里面有一位医生的名字，这位医生主要诊治同性恋患者。奥尔巴赫要求医生拿出死者的病例，其中包括对直肠淋病的治疗。这是确凿的证据——艾滋病是通过血液传播的。

媒体几乎无视艾滋病。患者是受到歧视的少数群体——同性恋者、海地移民和吸毒者。只有当艾滋病杀死了婴儿，进入血液供应链，并通过异性恋传播的事实变得清楚时，媒体才会注意到这一点。1982 年 12 月 10 日，《纽约时报》报道了在旧金山输血被感染的婴儿病例，这是整整一年来，在艾滋病大肆传播情况下，仅有的第三个被当地主流媒体报道的故事，而且这还是在艾滋病流行的"震中"纽约媒体的态度。

同年 12 月，CDC 收到了 92 例新增艾滋病病例的报告，此时美国的艾滋病病例总数接近 900 例。报告的病例数似乎每 6 个月增加一倍，而已知的病例可能只是冰山一角，特别是如果潜伏期是按年而不是按月计算的。艾滋病的故事才刚刚开始。

12. 巨无霸攻击

1982 年 2 月，俄勒冈卫生部门的 EIS 学员史蒂夫·赫尔格森正在俄勒冈州梅德福市追踪一场带血痢疾的疫情。患者一开始腹部剧烈痉挛，接着是水样泻，再接着就是鲜血便。粪便培养物对沙门菌、志贺菌、弯曲杆菌和寄生虫反应均呈阴性，患者发低热或没有发热。使用抗生素治疗似乎让患者的情况变得更糟。

肠病部门的 EIS 学员李·莱利飞往俄勒冈州。当他和赫尔格森开车去梅德福时，他们大胆猜测：既然患者不发热，那么疾病可能是由毒药或化学物质引起的。他们对 25 个病例和 47 个匹配的社区进行了病例对照研究。除一名患者外，所有人都记得在患病前两周内到麦当劳吃过东西，而对照组中只有 13 人记得在患病前两周内去麦当劳吃过东西。大多数病例都吃了一个巨无霸汉堡包。

补液后，住院患者通常在一周内痊愈，疫情逐渐消失。莱利回到了亚特兰大。在 1982 年 4 月的 EIS 会议上，他提出了一份报告，初步结论是，一种不明病原体以某种方式进入了复水洋葱。他认为不可能是汉堡包出了问题，因为麦当劳的高温烹饪足以杀死任何细菌。

然后在 1982 年 6 月初，密歇根州的特拉弗斯城也发生了同样的疫情。同样，大多数患者都吃了麦当劳的巨无霸。密歇根州的

EIS 学员罗伯特·雷米斯怀疑问题关键是汉堡包。在一个繁忙的周五晚上，他测量了烤架的温度，发现随着冷冻汉堡不断堆积，烤架表面正在冷却。汉堡没有熟透。

不久之后，CDC 实验室从俄勒冈州和密歇根州患者的粪便样本中分离出一种罕见的血清型大肠杆菌 O157：H7。雷米斯访问了科罗拉多州格里利的一家屠宰场，这家屠宰场曾向麦当劳供应汉堡肉。在那里，他看到每小时有 400 头牛被打晕、杀死、放血和去除内脏。他回忆说："当他们移动被屠宰的牛的时候，到处都是血和粪便。"

在莱利的陪同下，雷米斯前往麦当劳位于俄亥俄州的大型加工厂，麦当劳在那里制作加工冷冻肉饼。与科罗拉多州的屠宰场相比，这是一个令人印象深刻的干净、高效的工厂。EIS 的学员发现麦当劳保存了每个批次的冷冻样本，随后 CDC 实验室从俄勒冈州和密歇根州的批次中分离出了 O157 大肠杆菌。绞碎的牛肉在进入工厂之前可能已经被牛粪污染了。

虽然其他类型的大肠杆菌也会导致腹泻，但大多数种类的大肠杆菌实际上有助于消化食物，合成维生素，并抵御危险的微生物。大肠杆菌 O157：H7 是一种带有志贺毒素的变异菌株，可攻击肠内壁而不引起发热。抗生素可以杀死细菌，但无法避免志贺毒素造成的损害。该菌种能抵抗酸、盐和氯，能在潮湿的环境中存活数周。它能在 71 摄氏度的高温下存活也能在严寒中存活。而且由于美国人对快餐的嗜好，它很可能再次发动袭击。

到 9 月下旬，萨克拉门托有 7 名儿童患上溶血性尿毒症（HUS），该病会导致肾功能衰竭、内出血、严重贫血和脑损伤。1955 年首次发现的溶血性尿毒综合征的病因至今仍是个谜。EIS 学员玛莎·罗杰斯认为 HUS 可能类似于瑞氏综合征，所以她询问了病人患病前服用的药物以及过敏史、肾病家族史、旅行史和食物史。唯一突出的是他们都在快餐连锁店吃过东西，尽管这在统计学上并不重要。后来，EIS 学员证明，当大肠杆菌 O157 的毒素进入血液时，会引起溶血性尿毒综合征，约有 5% 的患者因此死亡。

13. 暴力的流行

具有讽刺意味的是，新的传染病——中毒性休克综合征、艾滋病和大肠埃希菌型食物中毒在 20 世纪 80 年代初突然出现时，CDC 正试图将工作重点转移到慢性病防治和人类习惯养成上。1982 年 3 月 12 日，MMWR 发表了第一份"潜在寿命损失年表"的表格，列出了导致较年轻的人死亡的各种原因（不包括婴儿死亡率）。年轻人死亡的主要原因是"事故和不良反应"，排在第一位的是机动车事故，第二、第三分别是癌症和心脏病，第四是自杀和他杀，第五是由酒精中毒引起的肝脏疾病，甲类传染病肺炎和流感排在第七位。

在次月的 EIS 会议上，几名 EIS 学员介绍了关于暴力的开拓性研究。贾宁·贾森从 FBI 的数据中发现，在与抢劫等其他犯罪行为无关的他杀案件中，有 76% 是家庭成员或熟人作案。贾森让 CDC 注意到了儿童的身体健康和性侵儿童的问题。她发现，贫困、单亲家庭和低教育水平是主要的危险因素，继父比生父更容易乱伦。她的结论是，由于儿童保护机构和警察之间存在纵横交错、五花八门的报告系统，对未成年杀人犯的报道严重不足。

EIS 学员布兰登·森特沃尔提出了电视普及与"美国凶杀案"之间的相关性。从 1955 年到 1970 年，美国谋杀率翻了一番，与此同时，电视机也进入了人们的家庭里。森特沃尔说："黑人的凶杀案发生率开始上升的时间比白人晚，农村地区的凶杀案发生率上升开始得也比较晚。"这可能是因为非裔美国人和农村人口购买电视的时间较晚。

他还研究了亚特兰大的谋杀数据，以确定为什么黑人的谋杀案发生率更高。"凶杀率与居住区人口密度正相关，"他报告说，"在这项研究中，没有证据表明，在同等社会经济条件下，亚特兰大的黑人比亚特兰大的白人更具有犯罪倾向。"

1982 年 7 月，卡尔·泰勒招募了吉姆·默西，后者是第一位成为 EIS 学员的社会学博士，卡尔·泰勒培养他成为暴力流行病学这一新领域的领军人物。吉姆·默西在洛杉矶研究帮派斗争。在那里，他了解到过去 10 年里洛杉矶警察局（LAPD）管理下有 20 名男性死于人为窒息，采用这些窒息手段是为了通过暂时压迫颈动脉来制服嫌疑人。他的秘密研究使这种窒息手段被停用。

在 1982 年 11 月 12 日的 MMWR 上，默西写道："从 1976 年到 1979 年，47% 的杀人案是由争执引起的，1% 涉及帮派斗殴……1981 年，50% 的凶案犯使用手枪实施犯罪，13% 用步枪或猎枪当武器。"在一篇社论中，他呼吁采取"公共卫生和干预措施"，但事实证明，预防人类暴力远比抗击微生物更具挑战性。

III

第三章　复杂的挑战

（1982—2010）

第十五节　进入数字时代

1983年2月20日，EIS学员斯科特·霍姆伯格飞往明尼苏达州调查一起特别严重的沙门菌疫情。10名患者大部分在发病前一两天服用了抗生素，其中6人已入院治疗。州卫生官员担心他们服用的抗生素可能被污染过。

霍姆伯格推断，抗生素没有问题，但它们加剧了病情。致病菌是新港沙门菌，它被证明对青霉素、阿莫西林、氨苄西林、卡苄西林和四环素都有耐药性。这些病人不知何故感染了沙门菌，直到他们因为其他疾病服用抗生素后才发作。然后，随着其他竞争生物体被淘汰，耐药沙门菌开始在体内激增。

霍姆伯格的病例对照研究尚无定论。他向所有州的流行病学家发出请求，请他们报告发现的任何耐多药的新港沙门菌的病例。3月30日，他接到南达科他州打来的电话，那里有4个病例。一位住在奶牛场的母亲和其女婴在1982年12月中旬因咽痛服用了阿莫西林，后来就腹泻了。1983年2月，她们在另一个奶牛场的男性同辈姻亲也发生了同样的事。第四例是一名69岁的男子，他在1982年12月的一次农场事故后住院，医生用乙状结肠镜为他做了肛门检查，而这是在前文提到的生病的母亲身上用过的同一个结肠镜。因此，他感染了新港沙门菌，尽管被给予了大量的抗生素治疗，但还是去世了。

霍姆伯格得知养牛的叔叔给两家人都送过牛排和汉堡。1月中旬，他的 105 头肉牛全部被宰杀。一头误入养牛场的奶牛已经死亡，美国农业部的一个实验室在它的遗骸中发现了新港沙门菌。在南达科他州和明尼苏达州的死牛和人类病例中都发现了相同的质粒。

霍姆伯格回顾了他在明尼苏达州调查的病患的饮食经历。所有病例都吃了汉堡。这位叔叔告诉霍姆伯格，他总是在每吨饲料中加入一把四环素，以促进牲畜生长和预防疾病。霍姆伯格从屠宰场开始追踪这位叔叔的养牛场产的牛肉，一直追踪到明尼苏达州病人购物的特定超市。最终，他在 4 个州共发现了 18 个病例，尽管可能有更多的人吃了汉堡，但没有服用抗生素，因此他们要么没有症状，要么只有轻微的不适。

这次暴发证明，被喂食抗生素的动物（主要是为了使它们更快地增重）体内产生了耐药菌，然后导致人类生病。霍姆伯格证明，感染耐药沙门菌的人的死亡率是感染普通菌株的 21 倍。他的调查促使 FDA 召开听证会，并呼吁联邦政府禁止在动物饲料中添加抗生素。虽然一些饲养员自愿停止了这种做法，但仍然没有相关的规定出台。"如果你想给自己买抗生素，"霍姆伯格说，"你需要一个处方，但如果你去饲料商店就不需要。"①

1. 问题在此

1982 年底，EIS 校友卡尔·泰勒接替了菲利普·布拉赫曼的职

---

① 两年后，EIS 学员卡罗琳·瑞恩调查了一起耐多药沙门菌暴发，有超过 1.6 万例确诊病例，瑞恩追踪到芝加哥一家乳品工厂生产的未妥善运用巴氏消毒法灭菌的牛奶。许多患者在发病前几天服用了抗生素。

位，成为 CDC 流行病学项目办公室主任。1983 年 9 月，比尔·福格辞职后，EIS 校友吉姆·梅森成为 CDC 的新主任。梅森是个虔诚的教徒，也是 7 个孩子的父亲，而泰勒则是妇女堕胎权的捍卫者。在接下来的 6 年里，他们两人针锋相对，互不相让。

不管 CDC 的头头们政见如何，EIS 学员们仍不断地在全球旅行并有所发现。罗布·托克斯是一名拥有公共卫生学硕士学位的医生，他于 1983 年加入了肠病部门。8 月中旬，他在乔治亚大学调查了一场弯曲杆菌流行病。托克斯和他的同事们沿流溯源，追查到未做熟的鸡肉，这些鸡肉是由缺乏经验的男大学生烧烤的，他们急于就着啤酒吃将起来。

前一年 10 月，托克斯对全国高校卫生服务机构进行了一项调查，发现从学生粪便样本中分离出弯曲杆菌（疫情发生后被确认为一种重要病原体）的频率至少是其他细菌的 10 倍。一些疾病集群与鸡肉消费有关。"疾病的暴发是出了问题的信号，"托克斯说，"这就像一个巨大的箭头指着那儿说，问题在此！"

1984 年 1 月，EIS 校友何塞·里高从波多黎各打来电话，说有个婴儿感染了沙门菌，因为婴儿的父亲买的一只宠物龟。1975 年，FDA 禁止在美国，包括波多黎各等地销售这些爬行动物。托克斯发现，尽管如此，在过去两年中，仍有约 4.8 万只标有"仅供出口"的宠物龟被运到波多黎各。

托克斯从 18 家宠物店收集的每一只海龟都携带了这种细菌。EIS 的工作人员追踪到这些货物的源头是路易斯安那州的一个养龟池。向波多黎各的非法出口已经停止，但据估计已有 400 万只海龟被合法出口到其他国家。

2. 古鲁和沙拉吧

1984 年 9 月 26 日，俄勒冈州流行病学家向 CDC 报告新发现 60 个伤寒沙门菌病例，所有病例都与达尔斯的几家餐厅有关。达尔斯是一座拥有 10 500 人的城市，沿着 84 号州际公路分布，并与哥伦比亚河相邻。驻新墨西哥州的 EIS 学员汤姆·托洛克飞往俄勒冈州。第二天，亚特兰大的 EIS 学员鲍勃·怀斯也加入了他们的行列。

怀斯建立了一个数据管理系统，以分析最终诊断了的 751 个案例，以及与每个案例相关的许多变量。许多离开州际公路的旅行者只停下来吃过一次饭，所以 EIS 成员们推断，第一批生病的顾客是 9 月 12 日（周三）在波蒂奇客栈用餐的那批人。两天后，阿乐餐厅一定也供应了带有沙门菌的食物。随后几天病例逐渐减少，但突然间，更多人开始生病。他们的病可以追溯到 9 月 21 日至 23 日在波蒂奇客栈、阿乐餐厅和达尔斯的其他 8 家餐厅吃过的东西。

托洛克的病例对照研究表明，沙拉吧是疾病的源头。由于传染病似乎仅限于达尔斯，托洛克推断，受污染的物品很可能是当地生产的。不可能是水，因为没有居民病例报告。但在第一波发病浪潮中，两家餐馆没有共同的食物来源。

他徒劳地寻找能把那些为 10 家餐馆工作的人联系起来的线索。波蒂奇客栈在疫情暴发期间共举办了 19 次宴会。同样的工作人员为宴会准备了沙拉吧，但没有人生病。也许是顾客无意或有意地把细菌从一个沙拉吧带到另一个沙拉吧？

达尔斯是沃斯科县的首府，1981 年邪教领袖巴格万·什里·拉杰尼什在这里购买了一座牧场，吸引了数千名寻求性和毒品的追随者。因此他们与相邻社区的关系迅速恶化，托洛克和怀斯听到了指责的传言。但没有发现明显的故意污染的动机，没有任何人发出最后通牒或威胁，也无人声称对此次疫情负责。

三周后，托洛克回到新墨西哥州处理黑死病病例。EIS学员罗布·托克斯飞来继续令人困惑的调查。他也茫然无措。

一年后，拉杰尼什的邪教瓦解了，因为社区主管玛·阿南德·希拉和医疗主管玛·阿南德·普贾辞职逃往欧洲。巴格万指控他们犯有各种罪行，包括污染了沙拉吧的食物。在普贾的医学实验室里发现了一小瓶鼠伤寒沙门菌，带有与暴发菌株相同的质粒指纹。她是合法购买的，因为全美各地都经常使用它来培训技术人员鉴别细菌。

普贾是一名执业护士，她大规模培养了这种伤寒沙门菌，然后和其他邪教成员一起，把这种褐色液体反复洒在当地沙拉吧的食物上。FBI调查人员采访了一名合伙人，他说普贾"喜欢死亡、毒药和实施各种阴谋"。沙拉吧的污染原本是为了让沙门菌进入城镇供水系统之前的一次试运行，目的是阻止那些可能会取消该教派免税特权的选民参与投票。

美国疾病控制和预防中心流行病学调查办公室主管卡尔·泰勒拒绝让托洛克和托克斯发表他们的调查文章，因为他担心这会引发类似的事件，就像1982年的"泰诺"氰化物中毒事件①一样。

10年后，在1995年奥姆真理教邪教组织人员在东京地铁发动沙林毒气袭击之后，托洛克和托克斯终于获准发表关于沙拉吧污

---

① 　1982年，有人向强生公司生产的"泰诺"胶囊中投放氰化物，造成7人死亡。

染的论文，这是美国发生的第一起重大生物恐怖主义事件。

3. 停不下来的腹泻

1984 年 7 月，EIS 学员克里斯蒂娜·麦克唐纳前往明尼苏达州的布雷纳德，那里有一百多名居民得了没完没了的腹泻。对于大多数患者来说，痛苦已经持续了 9 个月。麦克唐纳在她的报告中，描述了一个典型的病例：一个本来很健康的 77 岁男人，他每天大便多达 20 次，在生病的第一个月里就瘦了 9 千克。"发病 9 个月后，"麦克唐纳写道，"患者体重增加且尿急程度降低，但每天仍有 6 至 8 次稀便。"

一项病例对照研究牵涉到当地一家奶牛场的生鲜乳。CDC 实验室检测了牛奶和粪便样本，结果什么都没有。"布雷纳德腹泻（Brainerd diarrhea）很可能是由最新发现的传染性病原体引起的新型综合征。"麦克唐纳总结道。

1987 年，慢性腹泻袭击了伊利诺伊州的农村地区。EIS 的学员苏·特罗克和朱莉·帕森纳特追查到暴发的源头是当地一家餐馆未经处理的井水，但同样没有发现任何传染源。尽管在随后的许多突发事件中进行了广泛的调查，但仍没有人能解开布雷纳德腹泻之谜。

4. 儿童杀手轮状病毒

EIS 的罗杰·格拉斯在 1986 年回到 CDC，专门研究由病毒引起的腹泻。他的实验室帮助调查了此前 EIS 学员经常调查的所谓"原因不明"的"邮轮腹泻"，发现是诺沃克病毒（诺如病毒）引起。显然因为这种微小的病毒可以飘浮在空气中，所以控制起来特别困难。幸运的是，它引起的病症是相对温和和短暂的。

格拉斯担心的是一种比诺沃克病毒危险得多的病毒。从1979年到1980年，他在孟加拉国的霍乱研究实验室工作，他发现轮状病毒是导致婴儿腹泻和死亡的主要原因。轮状病毒于1973年被发现，之所以如此命名是因为它在电子显微镜下看起来像一个辐条状的轮子。地球上几乎所有的儿童在他们生命的头四年都感染过这种病毒。如果他们存活下来，就会获得终身免疫。

格拉斯招募了EIS学员何美乡（音译）来记录轮状病毒对美国的影响。在美国，轮状病毒主要在冬季袭击婴儿。在最近的6年里，何从美国国家医院的出院调查中提取了5岁以下儿童的数据。她发现，每年有20多万儿童因腹泻而住院，10月至次年4月是发病高峰期。这些越冬病例占年度总数的三分之一，该病主要影响4个月至2岁的儿童。换句话说，轮状病毒可以导致每年至少7万人住院。

然后何美乡研究了美国国家卫生统计中心统计的10年的死亡率数据。只有9%的腹泻儿童死于细菌性痢疾或阿米巴痢疾。每年5岁以下儿童中有500多例死亡是由"非特异性病因腹泻"引起的，死亡主要发生在冬季，这意味着病因可能是轮状病毒。总的来说，黑人婴儿死于痢疾的可能性是白人的4倍。在南方情况更糟，密西西比州黑人儿童的死亡率是白人的10倍。

何美乡发现，密西西比州死去的黑人儿童的母亲通常是辍学的高中生，她们没有得到良好的产前护理，可能也没有及时为她们的孩子寻求治疗。何美乡和格拉斯呼吁对这些母亲进行特殊的宣传，教她们使用口服补液，并鼓励她们将腹泻的孩子带到医院进行及时治疗。

轮状病毒在发展中国家也造成了巨大的损失。据估计，亚洲、非洲和拉丁美洲每年发生 30 亿到 50 亿例痢疾，造成 500 万到 1 000 万人死亡。一些候选疫苗正在研发中，但轮状病毒疫苗要花费近 30 年的时间才最终获得进入市场的许可。

5. 大肠埃希菌的女掌门

了解到溶血性尿毒综合征的可能病因是肠出血性大肠埃希菌感染后，EIS 学员帕蒂·格里芬开始打电话给全国各地的儿童肾脏学家，建议进行一项研究来寻找溶血性尿毒综合征患者粪便中的细菌。此研究将证明肠出血性大肠埃希菌 O157：H7 血清型在溶血性尿毒综合征中的关键作用。

1986 年 10 月，格里芬飞往华盛顿的瓦拉瓦拉，在那里，她加入了来自奥林匹亚的 EIS 学员史蒂夫·奥斯特罗夫的队伍，把一场大规模的肠出血性大肠埃希菌疫情的暴发源头锁定在一家名为"塔可时间"的快餐店的牛肉身上。他们确认了 37 个病例，其中 2 人死亡。

格里芬和奥斯特罗夫追溯这些肉的来源发现它们产自华盛顿西南部的奶牛场。他们在来自 4 个不同农场的 6 头奶牛的粪便中发现了大肠埃希菌 O157，但其质粒谱与暴发菌株不同。虽然致命的大肠埃希菌菌株是罕见的，但它是不断发展的。汉堡肉糜用数以百计的老奶牛的肉和最糟糕的牛肉混合绞碎制成，一头受污染的牛就可能感染全部产品。EIS 学员得出结论：疫情可能在全州范围内发生，但大多数病例未被发现。

在 EIS 余下的工作期间，奥斯特罗夫在华盛顿建立了对 O157
大肠埃希菌的常规监测，而华盛顿州成为第一个将 O157 大肠埃希
菌列为报告疾病的州。格里芬后来成为 CDC 的疾病专家，赢得了
"大肠埃希菌女掌门"的美名。

6. 赤子之心

EIS 学员迈克·圣路易斯因具有不灭的热情而被赞有一颗"赤
子之心"。他的主要工作是探究为什么肠炎沙门菌的流行会持续发
生，特别是在美国东北部。1986 年 6 月，圣路易斯调查了一场在
多个州暴发的肠炎沙门菌疫情，这次疫情与纽约新罗谢尔市罗塔
里尼食品公司的生产厂家生产的冷冻千层面、裹馅贝壳意面、番
茄沙司通心面和意式馄饨有关。圣路易斯将问题追溯到奶酪馅里
的生鸡蛋。这些产品都标有"完全煮熟，加热即食"的标签。但
是很多人没有把食物加热到足以杀死细菌的温度。该公司随后改
变了标签，改用巴氏杀菌液态鸡蛋。

到 1987 年春，CDC 已经注意到在过去的两年里，美国东北部
有 65 例肠炎沙门菌病例，其中大多数可追溯到生的或未煮熟的 A
级鸡蛋。圣路易斯回顾了 1973—1984 年沙门菌暴发的记录，寻找
它们与鸡蛋的关联。他汇编了令人印象深刻的统计数据，将沙门
菌与鸡蛋联系了起来。

EIS 的学员早在 25 年前就发现了鸡蛋与沙门菌的联系，但是
过去的沙门菌疫情暴发都是由破蛋或脏蛋上的粪便污染引起的。
现代化的罗塔里尼食品工厂购买了没有瑕疵的白色优质蛋，然后
对它们的外表进行消毒。圣路易斯致力于家禽研究，他发现 1944

年《英国医学杂志》上发表过一篇文章，文中指出肠炎沙门菌可能存在于鸡的卵巢中。这些母鸡真的会在它们产下的完整的鸡蛋里储存细菌吗？他在《美国医学会杂志》上发表了这一猜想，引起了鸡蛋行业的强烈抗议。

伊利诺伊州的 EIS 学员苏·特罗克从一个受牵连的农场拿来鸡蛋，清洗外壳并进行火焰消毒，然后将其敲开培养。结果她发现了大量的肠炎沙门菌。在此之前，鸡蛋一直被认为是包装完美的天然产品，不需要冷藏。伊利诺伊州是第一个要求冷冻鸡蛋（以防止细菌扩散）的州，甚至在运输中也是如此，FDA 也很快跟进。

7. 艾滋病在非洲

二十世纪末，艾滋病病例的数量从 1983 年初的大约 1 000 个确诊病例激增到 100 万，当时全世界估计有 1 000 万人感染了艾滋病。其中一半的人生活在非洲。

1983 年 10 月，在刚果（金）首都金沙萨的两家医院，CDC 的病毒特殊病原体负责人、著名的 EIS 校友乔·麦考密克和他的同事们记录了 38 例艾滋病晚期病例，其中男性和女性患者的数量大致相同。有 10 人在为期三周的研究中死亡。一个患者是一名 21 岁的女性，她非常需要钱，曾经做过妓女。麦考密克从刚果回国时提醒说，非洲的艾滋病是通过异性接触传播的。但美国卫生部长助理埃德·勃兰特不相信这一点，他问道："你有没有考虑过其他媒介，比如蚊子？"麦考密克决定在金沙萨建立一个艾滋病研究项目。

1984 年，病毒学家们将注意力集中在最终被命名为"人类免疫缺陷病毒"（HIV）的病毒上，这种病毒导致了艾滋病。第二年，当艾滋病毒抗体测试可用时，麦考密克决定检测他和他的同事在 1976 年第一次埃博拉暴发期间从刚果扬布库的村民身上采集的血液样本。659 个冰冻样本中有 5 个（0.8%）显示 HIV 阳性。

1985 年 11 月，他派遣 EIS 的特别调查员唐·福尔前往扬布库寻找这 5 名村民。由于几乎没有人离开这个封闭的农村村庄，福尔很快就得知，有 3 人因类似艾滋病的症状而消瘦，随后死亡。他采集了两名幸存者的血样，他们都是 HIV 阳性。其中女子看起来很健康，但那名男子的辅助性 T 细胞计数很低。

1986 年 9 月，麦考密克将比利时籍的 EIS 学员凯文·德·科克派往刚果。在扬布库地区，科克在采集了 1976 年样本的同一村庄采集了血液样本，希望产生可比较的结果。在他获得的 389 份血清中，有 3 份是 HIV 阳性——与 10 年前的 0.8% 完全相同。

在农村地区，几例艾滋病病例似乎已经存在了好几年。但是随着殖民统治的结束和独裁者上位，屠杀和强奸兴起，人们逃到城市，许多妇女在那里卖淫。多个性伴侣间传播艾滋病，在医院和诊所广泛使用非无菌注射器也会如此。大约在同一时间，埃默里大学的 EIS 校友安迪·纳米亚斯教授对 1959 年在金沙萨采集的 672 份血液样本进行了疟疾研究，发现了迄今为止最古老的一个 HIV 阳性样本。

研究人员随后发现了一种与黑猩猩密切相关的病毒，这种病毒被称为猿类免疫缺陷病毒（SIVcpz），但它不会杀死黑猩猩。基因研究人员观察了各种突变得出结论：病毒在 1930 年左右从黑猩猩传染给人类，地点在刚果地区或附近。

从 1960 年到 1975 年，刚果引入了数千名海地人作为合同工。当他们返回海地时，一些人可能已经感染了这种病毒。在 20 世纪 70 年代，海地成为同性恋者寻欢作乐的廉价色情地。可能是性游客把艾滋病带回了北美。

1968 年，一名圣路易斯的同性恋少年死于卡波西肉瘤和巨细胞病毒。他的冷冻血清被发现含有艾滋病病毒，这证明至少早在 20 世纪 60 年代，艾滋病就已经在美国出现了。它可能是二战士兵从非洲战场上带回的，但这纯粹是猜测。

8. 黄热病

1986 年 11 月 30 日（星期天），凯文·德·科克回到了亚特兰大。4 天后，他飞回非洲，调查尼日利亚的一场黄热病疫情。黄热病病毒是由蚊子传播的。潜伏期只有几天，随后患者会出现发热、肌肉疼痛和头痛。许多人自愈了，但另一些人没有，病毒侵入了他们的多个器官，包括肝脏。在世界上的大多数地方，卫生工作已经阻止了这种疾病，因为在 1937 年，一种有效的疫苗就被研制出来了。

在发现人类不是黄热病的唯一宿主之前，黄热病一度有被消除的希望。在热带地区，猴子携带这种病毒，当蚊子叮咬猴子，然后叮咬人类时，就会导致丛林黄热病的周期性暴发。德·科克和 CDC 的病毒学家汤姆·莫纳特等人调查了这一疫情。

此次疫情的"震中"位于尼日利亚中南部贝努埃州的奥朱地区，在那里，狼尾草和刺槐豆树之间分布着与世隔绝的村庄和家庭。他们的卫生保健设施有限。当地的一所学校已被改建成临时的医务室，附近是新挖的坟墓。

第一例黄热病死亡病例发生在1986年7月雨季开始时，但直到10月疫情最严重时才引起尼日利亚政府的注意。他们在11月和12月开展了大规模疫苗接种运动，但未能覆盖四分之一的人口，而且由于冷藏不当，许多疫苗失效了。

CDC的小组去见了贝努埃州的军事长官，并敦促他雇佣军队来发动一场有效的疫苗运动，该运动于1987年1月开始。那时旱季开始了，携带病毒的非洲伊蚊正在消失，尽管下一代也可能携带病毒。

当德·科克在12月底离开时，他估计有9 800人感染了黄热病和黄疸，有5 600人死亡，而这仅仅是在一个州，因此该地区的病人总数要比预估的高得多。他担心贝努埃州的人可能会把病毒带到一个更城市化的地区，在那里埃及伊蚊将成为黄热病流行的媒介，而不需要猴子。1987年3月，在奥朱西边约480千米外的奥格博莫修市就发生了这样的事情。第三次黄热病疫情于1987年9月在马里加北部暴发。总共有35 000名尼日利亚人死于黄热病，但媒体却视而不见。

"一种安全有效的黄热病疫苗已经问世50年了，"德·科克沮丧地写道，"但这种疾病在非洲和南美洲继续发生。"他建议将黄热病疫苗纳入扩大免疫规划（EPI），与麻疹疫苗一起常规接种给9个月大的婴儿。然而，在扩大免疫规划中，黄热病疫苗的采用进展缓慢，令人痛苦。从1984年到1994年，有100多万尼日利亚人死于黄热病。

9. 否认艾滋病和偏执狂

在 20 世纪 80 年代的美国，确诊的艾滋病病例每 6 个月就增加一倍。1983 年 1 月 4 日，在 CDC 的一次会议上，血库管理者拒绝承认发生过与输血相关的艾滋病传播。唐·弗朗西斯沮丧地敲打着桌子。对艾滋病患者的血液检测表明，绝大多数患者都有乙肝抗体。目前还没有艾滋病抗体检测，但为什么不寻找乙肝抗体作为替代指标呢？

血库管理者和监管机构拒绝接受弗朗西斯的建议。但在当年 3 月，FDA 同意要求高危人群不要在"献血光荣"宣传引导下献血。强制检测和实名制报告在政治上是不可接受的，否则可能会使案例被瞒报；对性行为和艾滋病教育的公开讨论也受到保守派立法者的限制。

到 1983 年 7 月，EIS 的学员哈里·哈弗科斯已经记录了 10 例由输血引起的艾滋病病例，他对 FDA 及血库管理者对此仍然持怀疑态度感到震惊。"告诉我令你们信服的数据，"他说，"如果我们已有二十、四十、一百个病例，那么您会相信吗？"①

肯·卡斯特罗于 1983 年 7 月被任命为艾滋病活动组的全职工作人员。他广泛地调查了"没有可确定的风险"的艾滋病病例，即不是同性恋、吸毒者、血友病患者、海地人或任何与高危人群发生性关系的人。大约 4% 的艾滋病病例没有遭遇可确定的风险。卡斯特罗怀疑这些案件隐藏了什么。他说："黑人和西班牙裔男性

---

① 1984 年末，CDC 通过热处理凝血因子Ⅷ杀死了 HIV 病毒，从而结束了艾滋病向血友病患者的传播。

过分强调自己的男子气概，他们很难承认自己与男性发生过性行为。"南方浸信会白人也有类似的问题。

当得克萨斯州洪堡的一名实验室技术员感染艾滋病时，一个最糟糕的噩梦似乎变成了现实——实验室里也能感染艾滋病。病人靠呼吸机呼吸，说不出话来。当他稍微恢复后，他打电话给卡斯特罗，承认自己虽然已婚并有两个孩子，但他和同性恋男人有染。

在旧金山，卡斯特罗采访了一对患有艾滋病的父子。儿子是公开的同性恋者。这可能是第一例家族间传播吗？这位父亲否认有任何吸毒或同性恋行为，但他的生意伙伴向卡斯特罗透露，他们在去中东国家旅行时与年轻男子发生了性关系。

卡斯特罗对海地人进行了一项特别调查，得出的结论是，患有艾滋病的人更可能有多个性伴侣，并且主要涉及异性间传播。

他说："我们最后把海地人排除在官方的高危群体之外，因为我们追踪到他们的艾滋病与行为因素有关。"

10. 贝尔格莱德的艾滋病

1985 年 4 月，疾病预防控制中心在亚特兰大举办了第一次国际艾滋病会议。来自佛罗里达州贝尔格莱德的两名医生的一项研究引起了轰动，该研究表明艾滋病是由蚊子传播的。尽管 CDC 的专家确信蚊子没有携带艾滋病病毒，但如何证明昆虫不会传播这种疾病是至关重要的。1985 年 5 月 13 日，肯·卡斯特罗前往佛罗里达。

热带地区吸引了来自美国和加勒比地区的移民前来务工。卡斯特罗发现了 31 名艾滋病患者，他们都是生活在拥挤的贫民窟的成年人，其中大多数是海地人、吸毒者、妓女或同性恋者。如果蚊子可以传播这种疾病,它们显然会飞到城市的富裕地区,也会叮咬儿童或老人。

虽然卡斯特罗的初步报告令人信服,但他仍需要更多的证据。从 1986 年 2 月到 9 月,他和他的团队进行了一次挨家挨户的调查。他们总共发现了 79 例艾滋病病例,其中包括 3 名 HIV 呈阳性的母亲所生的婴儿。他们还发现 30 名 HIV 呈阳性的居民还没有发展成艾滋病。

这些病例发生在同性恋者和吸毒者两个重叠的群体中,由两名双性恋男性海洛因成瘾者连接。卡斯特罗的研究发表在《科学》杂志上,有力地驳斥了蚊子传播艾滋病的理论。然而,除了敦促教育、咨询和自愿检测之外,他几乎无法在贝尔格莱德或其他地方阻止艾滋病。

11. 检测不治之症

就在 EIS 官员约翰·沃德于 1984 年 7 月加入艾滋病防治部门之前,研究人员宣布了对人类免疫缺陷病毒(HIV)的发现。到 1985 年 2 月,两种艾滋病血液测试方法已经开发——酶联免疫吸附测定(ELISA)和更费时但准确性更高的蛋白质印迹法。沃德和其他人分散在全国各地,举行社区会议,解释测试是如何进行的,并现场回答提问。当 EIS 校友唐·弗朗西斯提交了一份 3 300 万美元的全面预防计划,建议在药物治疗所和性病诊所进行血液检测和教育,疾病控制与预防中心主任吉姆·梅森批准了该计划,并将其发送到华盛顿。1985 年 2 月初,里根政府否决了这项计划。

当年 3 月,首次使用这种新检测方法筛选献血者时,沃德与亚特兰大红十字会合作开始了一项研究以查看这种检测方法是否有效。他证明了那些在最初的 ELISA 测试中有高反应性的人在随后的测试中更有可能是阳性的，而且几乎所有经蛋白质印迹法检测呈阳性的人确实有可识别的艾滋病风险因素。然而，对于那些在献血前不久刚被感染的人来说，这些测试并不起作用。在积累了 8 个这样的病例后，沃德得出结论，从最初感染到 HIV 抗体产生有 6 周的时间。因此必须继续让捐助者自行推迟献血。

1985 年 10 月 2 日，影星罗克·哈德森死于艾滋病，这标志着公众和政策对艾滋病的态度发生了翻天覆地的变化。资金的阀门终于打开了。EIS 的校友杰夫·哈里斯第二年被任命为美国国际开发署"几乎不存在的艾滋病项目"的负责人，并使该部门成为 EIS 校友乔纳森·曼恩负责的世界卫生组织全球艾滋病项目的有效合作伙伴。1987 年，美国总统罗纳德·里根终于承认了艾滋病，在疫情暴发 6 年后称其为人类"头号公敌"。

据估计，在推出艾滋病毒血液检测之前，已有 1.2 万人通过输血被感染。沃德意识到，输血数据提供了精确的感染日期，使他能够估计潜伏期。他说："我们得出的结论是，大多数感染了艾滋病病毒的人的血液都变成了血清阳性。7 年内大约有一半的接受输血者患上艾滋病。"随着时间的推移，艾滋病的平均潜伏期变为 10 年。

1986 年，一位名叫沃尔特·威廉姆斯的非裔美国人研究了沃德的数据，他注意到患者中黑人和西班牙裔美国人的人数过多。他和 EIS 部门的校友玛莎·罗杰斯合作进行了一项研究。"大多数人仍然认为艾滋病是同性恋白人男性才会患上的疾病，"他们写道，"然而，艾滋病病例在黑人和西班牙裔男性中发生的频率是白人男性的 3 倍。"少数族裔女性的差异甚至更大。

更大比例的黑人和西班牙裔男性是双性恋，更多的少数族裔男性和女性是共用非无菌针头的静脉注射吸毒者。为了吸毒而卖淫的妇女通过异性性接触传播艾滋病，她们又把艾滋病传给子宫里的婴儿。

威廉姆斯和罗杰斯敦促，在 1987 年拨给艾滋病预防的 5 000 万美元中，大部分应针对处于危险中的少数群体。为了避免母婴传播，他们建议支持更多的计划生育机构和治疗药物滥用的诊所成立，并分发免费的无菌针头；只有新兵才会被强制要求接受艾滋病血液测试，应该鼓励性病诊所的病人自愿接受测试。但这些建议很少被执行，艾滋病在黑人和西班牙裔中迅速蔓延。

1987 年，唐·弗朗西斯在《美国医学会杂志》上发表了一篇综合文章。"实际上，至少在理论上，所有未来的感染都是可以预防的，"他写道，"因为这种疾病只能通过血液或精液传播。"每个人都能够改变自己的行为来保护自己不受感染。他们所需要的只是"信息、动机和技能"。他建议对高危人群进行自愿、保密的血液检测；追踪接触者，为他们提供咨询，并关闭同性恋澡堂。他的文章几乎没有引起什么反响。

12. 措辞严厉的短剧

在 1986 年 4 月的小品中，EIS 学员们对艾滋病的治疗方式发泄了他们的不满，借此嘲笑 CDC 主任吉姆·梅森。"哦，但是，亲爱的，"扮演梅森的演员对他的妻子说，"当我谈论艾滋病时，我变得非常担心和尴尬。我只是说不出那些话。"EIS 的滑稽短剧总是用黑色幽默来缓解 EIS 人员面对生死攸关的困难问题所带来的紧张气氛。这种有些孩子气的不敬是他们文化的一部分，就像他们努力拯救生命一样。

EIS 同性恋学员胡安·罗德里格斯用歌曲讽刺如何在 CDC 的官僚机构中通过讨好上司而获得晋升，但这首歌（改编自《跳十观三》的副歌）有潜在的性暗示。"亲他的屁股，拍他的马屁。靠近它，利用它。"几年后，罗德里格斯死于艾滋病。

第十六节 意想不到的连接

在里根时期，EIS 工作人员除了艾滋病之外，还遇到了新的挑战。1983 年出生缺陷科的儿科医生埃德·利马尔调查了婴儿猝死综合征（SIDS），其中包括南达科他州松树岭印第安人居留地中的奥格拉拉苏部落里的 SIDS 病例，因为这里有 11 个孩子在一年多时间里莫名其妙地死亡。大多数死亡发生在冬季。利马尔发现，许多 SIDS 婴儿的母亲贫血，且在生下前一个孩子后不久就怀上了他们。虽然他没有找出这种综合征的原因，但至少他澄清了死亡是由于接种疫苗或由水污染造成的传言。

在南达科他州的调查结束之后不久，利马尔访问了佐治亚州的道尔顿，一位年轻的母亲在那里因为 SIDS 而失去了 3 个孩子。该妇女的曾祖母告诉 EIS 学员，在其母系的 6 代人中，已有 12 例婴儿猝死，这表明该综合征可能与遗传因素有关。这位母亲是个烟鬼，18 岁时第一次怀孕，22 岁时怀孕五次，两次流产。

利马尔写道，"考虑到来自母亲和其他环境风险因素的额外干扰"，遗传因素可能使婴儿更容易患上 SIDS。不过，他警告说："这不是绝大多数人的病因。" SIDS 的病例继续困扰着研究人员。尽管让婴儿平躺着睡觉似乎有所帮助，但事实仍不明朗。最近的研究表明，正如利马尔在他的报告中指出的那样，SIDS 婴儿大脑中的呼吸控制机制异于常人。

他的下一个调查涉及一个更明确的病因。1982 年 9 月，制药巨头罗氏公司开始推销青春痘特效药，这是该公司生产的维生素 A 衍生物异维 A 酸的制品，它能奇迹般地治疗痤疮。到 1983 年 7 月，4 名使用了青春痘特效药的孕妇生下了有严重先天缺陷的婴儿。罗氏公司修订了包装以警告妇女该药潜在的风险，但是病例继续发生，因为每个月都有 10 000 名育龄妇女开始使用治疗痤疮的药物。

1984 年 7 月，利马尔研究了自该产品发布以来已确认的 154 例暴露于青春痘特效药的孕妇。其中 95 名妇女选择流产，另有 18 名婴儿在子宫内死亡。在剩下的 41 名活产婴儿中，有 18 名患有严重的先天性畸形，其中一半不久就死亡了。反对青春痘特效药的证据是压倒性的。

尽管利马尔在《新英格兰医学杂志》上发表了他的报告，FDA 仍然允许皮肤科医生为这种治疗痤疮的药物开处方。青春痘特效药的专利 2002 年到期后，在那些不需要处方的国家和地区，异维 A 酸在互联网上广泛流布。

1. 在凯霍加河两岸工作

1984 年春天，克利夫兰的儿童血液学家彼得·科恰致电 CDC

的布鲁斯·埃瓦特，后者在追踪血友病患者中的艾滋病患者。他报告说，他的 10 名患有镰状细胞性贫血的年轻黑人患者和 1 名患有遗传性血液疾病的白人患者在 5 周前出现了急性再生障碍性危象。"再生危象"指的是有什么东西阻止了新的红细胞的形成，导致镰状细胞贫乏患者严重贫血和脱水。这样的危象是罕见的，但这里竟有聚集性病例发生。科恰有两个病人是兄弟，因而他疑心这可能是病原体感染造成的传染。

5 月 1 日，埃瓦特将 EIS 的特里·乔巴派往克利夫兰。在一篇谈及再生障碍性危象的文章中，科恰发现一位海地研究人员在 1981 年将细小病毒 B19 与再生障碍性危象联系起来，而在 1983 年，一位英国医生在患有"第五病"的儿童身上发现了同样的病毒。威胁生命的再生障碍性贫血主要影响患有镰状细胞性贫血的黑人儿童。"第五病"被正式命名为"传染性红斑"，因为它是继麻疹和其他三种疾病之后发现的第五种皮疹。当它感染白人儿童时，会短暂地引发鲜红色的皮疹，这使它有了另一个俗名——"打脸综合征"。

乔巴联系了 EIS 俄亥俄州分部的学员乔恩·苏德曼，并问科恰是否知道有"第五病"的病例，科恰把他介绍给了位于城市西部的大都会总医院的血液学家贝蒂·克鲁津斯基。克利夫兰市被凯霍加河分隔开来，东边住着非裔美国人，住在西区的大多是中产阶级白人，河两边的孩子都得了"打脸综合征"。

科恰和苏德曼在两名 CDC 公共卫生顾问的帮助下，从河两岸的病人和他们的家人身上采集了血液样本。乔巴带着 840 份血样回到亚特兰大。黑人再生障碍性疾病患者的血液中有细小病毒 B19，而白人"第五病"患者的血液样本中含有 B19 抗体，尽管当他们出现皮疹时，病毒本身已经消失了。

科恰关于集聚性暴发的论文证明，细小病毒 B19 既引起再生障碍性危象，又引起"第五病"。该病毒还在黑人儿童身上产生了皮疹，但在他们的脸颊上看不到。B19 具有高度传染性。儿童时期受感染的人终身免疫，但少时未受感染的人感染后可能会出现严重问题。科恰的 EIS 同学珍妮特·金尼后来发现患有"第五病"的孕妇可能会自然流产。

2. 慢性疲劳综合征

内华达斜坡村的医生丹尼尔·彼得森于 1985 年 8 月 8 日致电 EIS。自该年 1 月以来，他和他的搭档保罗·切尼见过至少一百名病人，他们身体不适、疲劳、喉咙痛还有淋巴结肿大和脾脏肿大等症状。虽然听起来像传染性单核细胞增多症，但血清嗜异性凝集试验呈阴性。

1985 年 1 月，病毒学家斯蒂芬·斯特劳斯在《内科学年鉴》上发表了一篇文章，预示着一种可能的新疾病的出现："有证据表明，成人持续的疾病和疲劳与 EB 病毒感染有关。"读完这篇文章后，彼得森和切尼把他们病人的血液送到加州的一个实验室，在那里这批血液都检测出了 EBV 抗体阳性。

这种综合征本身并不新鲜。在 1959 年的一篇文章中，EIS 学员唐纳德·A. 汉纳森回顾了 23 次全世界范围内暴发的疫情，描述了患者们"变化无常的症状，包括疲劳、头痛、情绪状态的改变、肌肉疼痛、麻痹和感觉异常（刺痛、麻木）"。他指出，"女性更频繁地受到严重的折磨"，而且"这些疾病的性质在很大程度上暗示了病因是一种病毒"。然而，那时还没有发现这种病毒。

彼得森在 9 月再次打来电话，因为他又看到了新的病例。9 月 18 日，EIS 的学员加里·霍姆斯飞往内华达州，开始采访那些已经处于极度疲劳状况至少一个月的病人。在符合表征的 31 名患者中，他剔除了那些被诊断患有充血性心力衰竭、甲状腺疾病、肝硬化、克罗恩病、贫血或持续性细菌感染等疾病的患者。

剩下的 15 人中，有 13 位是女性，她们中的大多数都有过长跑运动员、企业高管或"超级妈妈"等的经历，并取得了非凡成就。现在她们几乎不能自己从床上爬起来了。当他开始做病例对照研究时，霍姆斯要求加州实验室重新检测病人的血液样本，他把血清送回疾病控制中心和乔治城大学的一个独立实验室。结果并不一致。即使是加州实验室也无法复制其早期的结果。结果发现几乎每个人都有 EBV 抗体。对照组的结果与病例组几乎没有区别，因而没有令人信服的证据证明这种疾病由 EBV 引起。霍姆斯和顾问们建议称其为"慢性疲劳综合征"（CFS）。

在 CDC 工作的五年多时间里，霍姆斯是慢性疲劳症专家，与此同时他却越来越沮丧。国会通过了一项法案，要求 CDC 建立疾病监测系统。"但是对于一种没有诊断标准的疾病，你该怎么做呢？"霍姆斯问道，"坦率地说，这就是我离开 CDC 的原因。我厌倦了处理慢性疲劳综合征。"然而，医生们总是把慢性疲劳症患者介绍给他。他的结论是，他们中的大多数人患有严重的抑郁症，抗抑郁药物在治疗抑郁上取得了一定的成功。到 1990 年，估计有 100 万人被诊断出患有慢性疲劳综合征。目前仍没有病毒或其他传染媒介被确定为其病因。[①]

3. 波士顿大学的意外

1985 年 1 月 15 日，一名年轻的委内瑞拉妇女被波士顿大学录取，随后她出现发热症状并长了皮疹。医务室把她送到了大学医院，但她的麻疹仍然没有得到诊断，因为大多数医生没有在成人身上见过麻疹。结果，麻疹迅速蔓延到 100 名学生身上。

二月底，EIS 学员鲍勃·陈前来调查。与此同时，麻疹也在俄亥俄州立大学和伊利诺伊州的一所基督教学校的校长学院里暴发了。在普林奇皮亚学校未接种疫苗的学生中，情况更糟，有 3 人死于呼吸系统并发症。但是为什么其他学校的学生接种了疫苗却感染了这种疾病呢？

陈怀疑，儿童接种麻疹疫苗可能不会带来终身免疫。找到答案的唯一方法就来自感染麻疹之前学生的血样。陈打电话给波士顿红十字会。是的，就在流行病暴发前两周，他们到波士顿大学组织了一次献血活动。机缘巧合，陈能够对 8 名感染麻疹的学生进行过敏原接触前的血液检测，并将结果与 71 名身体健康的献血者进行比较。

8 名患病学生中有 7 人确实有麻疹抗体，但接触前的滴度为

---

① 2009 年 10 月，研究人员朱迪·米科维奇在《科学》杂志上发表了一篇文章，声称在她的研究中，三分之二的慢性疲劳患者体内发现了一种名为 XMRV 的异向性小鼠白血病病毒（xenotropic murine leukemia virus，简称 XMRV），这是一种逆转录病毒，而在健康对照组中，这一比例为 3.7%。CDC 专家威廉·里夫斯质疑该文未能解释如何选择或分类 CFS 病例或对照组。他指出了核实他人报告的新发病例的重要性，他还怀疑 XMRV 不是 CFS 的唯一病因。

120 或更少。那些保持健康的人有更高的滴度。他还发现，中等滴度水平的学生不会患上典型的麻疹，但他们确实会有轻微的发热、疼痛或头痛。4 年后，一项两剂麻疹政策得到了支持，这很大程度上得益于陈的调查。

4. 腮腺炎和衰退

由于腮腺炎治疗花费少，疾病危害度低，1967 年被批准使用的腮腺炎疫苗直到 1977 年才被建议普遍使用，从而造成了一群年轻人未接种疫苗。1987 年 8 月 18 日，在芝加哥商品交易所，两个年轻人唾液腺疼痛、脸开始肿起来。两个月后，就在 1987 年 10 月 19 日股市崩盘的前几天，激动的交易员在场内尖叫，他们喷洒着唾液，为病毒的传播创造了理想的条件。到 10 月 25 日，当 EIS 学员卡伦·卡普兰到达时，3 个期货交易所的 116 名员工已经感染了这种疾病，这种疾病会导致女性流产或者极少数男性不育。直到紧急疫苗接种运动和疫情结束后，这一消息才出现在报纸上。和麻疹一样，两剂腮腺炎疫苗最终成为标准。

5. 有毒物质泄漏

有毒物质泄漏事件在 20 世纪 80 年代中期激增。20 世纪最严重的一次事故发生在 1984 年 12 月 3 日。在印度博帕尔，联合碳化物公司的一家农药工厂释放了 40 吨异氰酸甲酯气体，3 000 人立即死亡，这次泄漏最终导致了一万六千多人死亡。印度政府拒绝让 CDC 的调查小组进入博帕尔。凭借机智和外交手段，他们终于来到事故现场待了几天，但只能提出有限的建议。

在美国，1985 年 8 月 11 日，西维吉尼亚联合碳化物公司的一家农药工厂向空气中排放了 23 种不同的化学物质。EIS 学员露丝·艾泽尔立即赶到现场。虽然没有人死亡，但有 135 人住院治疗。大多数居民当时没有听到警报声。即使有有效的警告，也没有人知道该做什么。

"像这样的化学物质泄露并不罕见。"艾泽尔写道。从 1980 年到 1985 年，美国工业泄漏的化学物质约为 2 吨，造成 139 人死亡，4 768 人受伤。她建议工业工厂远离人口密集地区；少量储存危险化学品；经常检查设备和安全系统；制定更好的疏散计划和预警方案。

6. 塞拉利昂的农药

1986 年 6 月，艾泽尔和 EIS 的学员唐·福尔飞往塞拉利昂调查一起突然死亡事件。5 月 20 日，在凯内马村，27 个人感到头晕乏力、发热，然后开始颤抖，口吐白沫，失去了知觉。5 名儿童和 2 名成年人死亡。村民们怀疑他们的面包被污染了，就把它们扔掉了。吃了面包屑的 6 只鸭子也死了。第二天，邻近的另一个村庄也暴发了类似的疫情，6 月 1 日，凯内马再次暴发疫情。共有 14 人死亡。

艾泽尔和福尔找到了当地的一家面包房的面包师，然后找到了首都弗里敦的一家面粉厂。在那里没有发现任何毒素。最后，EIS 学员找到了运送面粉的司机和卡车。卡车的金属地板被有毒农药对硫磷污染，而这类农药又与面粉装在同一车里。艾泽尔建议，在没有有力监管的国家禁止使用对硫磷。但即使是在美国，农业工作者有时也会在使用农药时中毒。①

7. 维生素 E 注射剂

1984 年 3 月，俄亥俄州的一家医院通知 CDC 说，有 3 名早产儿皮肤发黄、胃胀、血小板计数低，肝脏肿大，肾功能衰竭。其中两个孩子已经死亡。尽管进行了广泛的检测，仍未发现感染原因。随后，田纳西州的一家医院通报 CDC，在其新生儿重症监护病房也发生了类似的疫情。8 名早产儿中有 3 名已经死亡。沃尔特·威廉姆斯是 EIS 的应届学员，他于 4 月 3 日被派往调查。

在田纳西医院，威廉姆斯仔细研究了早产婴儿中的病例，他每天工作 18 个小时，终于找到了他要找的东西。所有患病的婴儿都接受过一种名为醋酸维生素 E 的新型维生素 E 静脉注射。早产儿出生时维生素 E 水平较低，通常通过肌肉注射补充维生素 E。1983 年 12 月获得许可的醋酸维生素 E 更容易通过静脉插管进行控制。威廉姆斯通知了 EIS 学员鲍勃·盖恩斯，仍留在俄亥俄州的案件中工作，他很快发现了醋酸维生素 E 与手头工作的关联。几天后，第三家医院从华盛顿的斯波坎打电话给 CDC，说有 4 名早产儿在那里死亡。他们在那里也发现了醋酸维生素 E 的踪迹。

全国范围内的召回阻止了疫情的蔓延。由于醋酸维生素 E 的成分与其他无害产品相似，所以 FDA 未经检测就批准了它。"制药业和联邦监管机构应该特别考虑评估用于治疗婴儿的新药物的安全性。"威廉姆斯和盖恩斯在有关此次疫情的论文中写道。

---

① 在美国，有一百多人死于对硫磷中毒，直到 1999 年美国才最终禁止使用这种杀虫剂。

8. 当个英雄

1985 年 3 月，EIS 学员苏·宾德和温迪·凯伊前往蒙大拿州的乡村地区，对森蚰铜矿公司 1980 年放弃经营的一家铜冶炼厂周围地区的砷暴露情况进行了评估。[1] 一个世纪的冶炼操作使土壤富含重金属。砷被认为是一种致癌物，是他们最关心的问题。由于年幼的儿童更容易吸入粉尘，宾德和凯伊对两到六岁儿童的尿液进行了检测。磨坊镇的孩子体内砷含量为每升 14 微克，而非磨坊镇的孩子体内砷含量为每升 11 微克。但在冶炼厂附近和下风处的米尔克里克这个小社区里，10 名儿童的铅含量增加到了每升 66 微克。

作为这项研究的结果，EIS 学员把 10 个米尔克里克家庭迁到了巴特。"人们喜欢米尔克里克，"宾德回忆说，"他们拥有自己的土地，可以打猎、种植蔬菜。他们很穷，但还是在过日子。"她认为，从公共卫生的角度来看，搬迁是正确的。"但有时真的很难当个英雄。"

9. 巴西猝死事件

1984 年圣诞节刚过，EIS 学员戴维·弗莱明抵达巴西的普罗绍镇，在过去的两个月里，该镇已有 10 名儿童死亡。患者的症状与巴西比较常见的脑膜炎球菌性脑膜炎的症状相似，但这次在患者的血液或脑脊液中未发现脑膜炎奈瑟菌。许多人住在城郊甘蔗田

---

[1] 美国大约有 50 万个废弃矿场，500 亿吨矿山废料污染了约 80 940 万平方米土地。

附近，所以弗莱明怀疑是农药导致的。疫情突袭和迅速的死亡使这种怀疑成为可能。或者这些是由蚊子传播的出血性登革热病例？然而，实验室没有发现任何证据支持这两种假设。弗莱明眼睁睁地看着孩子们死于内出血，全身发紫。他所能做的就是把这种病命名为"巴西紫癜热"。

弗莱明了解到，1984 年早些时候在其他 7 个城镇也发生过类似的案件。在 38 例病例中，有 27 例死亡，死亡率为 71%。弗莱明意识到他需要帮助。EIS 学员塞思·伯克利会说葡萄牙语，于 1985 年 1 月下旬飞往巴西。

弗莱明和伯克利根据对孩子父母的采访，进行了一项病例对照研究。唯一不同寻常的是，最近有许多的儿童患上了化脓性结膜炎，或称红眼病，这是由常见的埃及嗜血杆菌引起的疾病。几个月后，在对其中一名死亡儿童的皮肤进行刮擦取样后，CDC 实验室鉴定出埃及嗜血杆菌带有一个名为 25 兆伽达顿质粒的不寻常的 DNA 片段，但这并不能证明任何事情，该标本是在非无菌条件下采集的。

1985 年 12 月报告了两例，随后在次年 1 月又报告了两例，4 名儿童全部死亡。1986 年 2 月 9 日，伯克利再次飞往巴西。在他到达后不久，圣荷西·多·巴布·普雷托镇又出现了 8 起病例，6 人死亡。伯克利迅速赶到现场，但为时已晚，没有采集到血液样本。他进行了另一项病例对照研究，再次表明受影响的儿童已从常规结膜炎中恢复。

在他返回亚特兰大之前，他敦促当地工作人员更好地监督和规范标本采集。他离开后不久，巴西的瑟拉纳镇再次出现了紫癜性发热。在这种情况下，儿童被及时确诊，工作人员及时收集了血液样本，并对生病儿童进行抗生素治疗。即便如此，11个病例中还是有5个死亡。伯克利与EIS学员李·哈里森一起飞到巴西。这些血液标本产生了具有相同独特质粒特征的埃及嗜血杆菌。一种突变株把通常温和的细菌变成了杀手。

哈里森继续监测这种疾病数年，病例逐渐减少，然后像它们出现时那样神秘地消失了。这表明，大自然有时会产生没有持久力的突变，因为它们没有提供进化优势。

10. 从麦加而来

1987年8月9日，EIS学员帕特里克·摩尔接到新泽西州公共卫生学员的电话，说那里有一个脑膜炎球菌性脑膜炎的病例，患者是一名刚从麦加朝圣返回的朝圣者。第二天，一个类似的电话从纽约打来。摩尔和李·哈里森赶赴肯尼迪机场迎接下一班从沙特阿拉伯飞来的航班。

引起脑膜炎球菌性脑膜炎的脑膜炎球菌通常生活在咽喉中与人和平共处，但某些类型的多糖胶囊有助于它们侵入血液和脑脊液。由于未知的原因，北美人通常不会发生A型脑膜炎球菌感染，这是最致命的一种。然而，每隔几年，A型脑膜炎球菌就会横扫撒哈拉以南的非洲地区，以可怕的速度杀害儿童。当血管内的血块阻止足够的血液流向四肢时，那些幸存的人可能会失去手或脚。

摩尔和哈里森在机场的停机坪上设置了一道医疗屏障，从所有去过麦加或麦地那的人身上采集鼻咽拭子，给他们注射抗生素，并要求他们填写调查问卷。对接下来的3班从沙特阿拉伯起飞的直飞航班上下来的乘客他们也做了同样的事情。在 550 名乘客中，有 36 人携带 A 型脑膜炎球菌。7 人开始出现严重头痛和颈部僵硬的早期症状。另外两名美籍朝圣者在沙特阿拉伯死于这种疾病。

摩尔和哈里森只能治疗四分之一从麦加朝圣归来的美国公民，但幸运的是，在他们确认 9 例病例之后没有更多的病例出现。EIS 学员本·施瓦茨飞往沙特阿拉伯进行调查，并得出结论：有一万多名朝觐的朝圣者感染了这种疾病。许多人朝拜结束返回家乡把它带回了撒哈拉以南的非洲，那里在 1988 年和 1989 年暴发了一场大规模的流行病。

1988 年，摩尔飞往乍得，帮助当地政府开展大规模疫苗接种运动。"我们在那个国家用 95% 的疫苗覆盖率阻止了脑膜炎球菌性脑膜炎的大流行。"摩尔回忆说。他还研究了 1968 年 EIS 学员马克·拉福斯和洛厄尔·杨提出的一个猜测，即流感可能使人更容易患上侵入性 B 型脑膜炎球菌病。在乍得，摩尔发现脑膜炎患者在发病前感染上呼吸道病毒的可能性是对照组的 23 倍。

11. 寄生虫在美国

世界卫生组织的疟疾消除计划在 20 世纪 80 年代就夭折了，因为当时的努力显然是失败的，该计划甚至从未在非洲启动过。1982 年 7 月，当 CDC 接到报告说，这种原虫的耐药菌株已经从亚洲转移到东非时，EIS 学员艾拉·施瓦茨飞到了坦桑尼亚海岸外的桑给巴尔岛。一半的患疟疾儿童在服用了一剂氯喹（一种主流的、便宜的治疗方法）后未能清除恶性疟原虫，体外测试显示三分之二的分离株具有耐药性。

"在过去的 10 年里，"施瓦茨说，"我们目睹了耐药性疟疾在非洲从东向西无情地蔓延。替代疟疾药物如甲氟喹和多西环素价格更贵，副作用更严重。疟疾每年夺去 100 多万非洲人的生命。"

1986 年，疟疾到达了加利福尼亚，尽管它不是具有耐药性的非洲毒株。当年 8 月，圣地亚哥一名 58 岁的居民因高烧和腹泻住进了医院，在他的血液中发现了间日疟原虫。氯喹很有效，他很快就恢复了。但他是从哪里感染寄生虫的呢？他没有去过任何疟疾肆虐的国家。EIS 学员伯纳德·纳赫伦与加利福尼亚的 EIS 学员伊冯娜·马尔多纳多一起进行了调查。

患者住在一片沼泽地的对面，附近有数百名非法墨西哥移民工人扎营。纳赫伦和马尔多纳多采访了 319 名移民，采集了血液涂片，并用氯喹对他们进行治疗。他们得知，1986 年 6 月，5 名可能从墨西哥带来寄生虫的移民感染了疟疾。3 周后，又有二十多名移民感染了这种疾病，疾病由在沼泽中繁殖的当地按蚊传播。

如果其中一只蚊子没有咬到当地的白人居民，那么这场美国 32 年来最大规模的疟疾聚集性暴发可能不会被发现。

12. 脑袋里有洞

1987 年 1 月 15 日，EIS 的神经学家罗伯·詹森飞往康涅狄格州纽黑文，去为耶鲁大学医学中心的一名 28 岁女性做检查。在飞机上，他阅读了有关克罗伊茨费尔特-雅各布病（CJD）的文章。詹森要去为其做检查的这名妇女，从 1986 年 11 月中旬开始步履蹒跚。不到两周，她就需要有人帮助她走路了。1987 年 1 月初，她开始痉挛抽搐，然后精神错乱。詹森到达时，她已经无法与人交流了。大脑活检显示这是典型的 CJD 海绵状脑病——她的大脑里有像瑞士奶酪那样的洞。

这种致命脑部疾病影响着百万分之一的人，几乎所有患者都是老年人。年轻人中的 CJD 病例是由角膜移植和人生长激素引起的。詹森发现这个年轻的女人在 1985 年 4 月 23 日做了一个良性肿瘤摘除手术。一些被称为硬脑膜的大脑保护层也被移除，取而代之的是一块冻结干燥硬膜，这种硬脑膜是从捐献者遗体上采集的，由一家德国公司出售。

该公司没有保留其采集硬脑膜的详细记录，而是将来自多个捐赠者的硬脑膜混合在一起。该公司对产品进行了辐照消毒，但只杀死了细菌和病毒。CJD（简称"克-雅病"）是由一种叫作朊病毒的奇特蛋白质引起的，这种病毒没有 DNA 或 RNA。1987 年 5 月 1 日以后，公司停止混放供体硬脑膜，并改用氢氧化钠消毒剂消毒。但是在那个日期之前已经使用的冻结干燥硬膜会在接下来的几年里再造成近 200 个致命的 CJD 病例，特别是在日本，该产品已经被广泛使用。

13. 自我管理

尽管克-雅病很可怕，但在发达国家，人类主要死于吸烟、酗酒、暴力、不良饮食习惯、缺乏锻炼和危险驾驶等行为。1982 年，当 EIS 校友吉姆·马克斯接管营养部门时，他发现两名公共卫生顾问正在进行一种行为风险因素调查（BRFS），这是一项由各州卫生学员随机挑选家庭进行的调查，调查内容包括饮酒、吸烟和系安全带等行为。马克斯支持并扩展了该项目。

当第一个完整的数据集在 1983 年完成时，EIS 学员柯尔斯滕·布拉德斯托克发现，五分之一的成年人报告在过去一个月里曾一次性喝了五杯或更多的酒。"18—24 岁的年轻男性酗酒率最高（51.9%）。"她写道。虽然他们只占总人口的 15%，但在所有涉及酒精的致命交通意外中，这些年轻人占了近一半。[①] 许多的男性承认他们在酒后驾驶。

布拉德斯托克研究了饮酒和其他危险因素之间的相关性。三分之一的受访者吸烟，而重度吸烟者成为长期饮酒者的可能性比轻度吸烟者要高出四倍。超过一半的人驾车时没有系安全带。还发现饮酒与高压力水平有关。她总结说："首先确定主要原因，然后减少不良卫生行为习惯，这种干预措施可能比那些针对单一行为的干预措施更有效。"但是 BRFS 的数据不能确定主要的原因，也没有人知道什么预防措施最有效。

吉姆·马克斯意识到，BRFS 不应该是一个一次性的行动，而应该定期进行，以便流行病学家追踪预防计划和新法规对人们的影响。BRFS 因此成了一项年度工作。

1983 年 10 月，罗得岛州流行病学家、EIS 的校友理查德·基恩赛德请求帮助分析数据集，为向州长提交一份伤害控制计划做准备。EIS 学员莱斯利·博斯接受了这项工作，他发现外部伤害是导致人们 65 岁之前死亡的主要原因。车祸高居榜首，其次是自杀、跌倒、凶杀、火灾、中毒和溺水。

---

① 在 CDC，"意外"一词很快就成了禁忌词，因为它意味着事故纯属偶然，而 EIS 的工作人员谈论的是可预防的伤害。

博斯发现，20%的机动车交通事故死亡与行人有关，不到十分之一的车祸会导致受伤或死亡，相比之下，90%的摩托车车祸会致人死亡；女性自杀的可能性更大，而男性自杀的成功率更高；非裔美国人成为谋杀受害者的可能性是白人的 4 倍；大多数跌倒发生在家中的老年人身上；火灾和烟雾吸入导致更多的黑人和西班牙裔死亡，可能是由于他们的居住环境过度拥挤、恶劣并缺乏烟雾报警器。超过三分之一的火灾与吸烟有关。

14. 自杀式任务

在所有这些原因中，自杀是最令人不安和最令人费解的公共卫生问题。1983 年，EIS 的学员吉姆·默西写道："1970 年至 1980 年间，美国 15 岁至 24 岁的青年有 49 496 人自杀。"在过去的 10 年里，这个年龄段的自杀率增加了 40%。

在得克萨斯州达拉斯郊区的普莱诺，8 名青少年在一年多一点的时间里相继自杀（1983 年至 1984 年）。1984 年 10 月，在得克萨斯州休斯敦郊区的克利尔莱克，4 名青少年在 8 天内接连自杀。关于青少年自杀契约的传闻在这两个城市都传开了。EIS 的学员露西·戴维森和 EIS 校友、暴力流行病学部门的负责人马克·罗森博格赶来进行调查。

戴维森将这两个集体自杀案例合并成一项针对 14 名青少年自杀的个案对照研究。14 人中 11 名为男生。她和罗森博格为每个自杀者选择了 3 组对照，3 组人分别与自杀者同一年级、同一性别、同一学校。他们的问卷调查涉及自杀行为、人际关系暴力、身心健康、个性、行为模式和生活经历。他们通过询问自杀者的朋友和老师对死者进行了生前"心理侧写"。

研究发现传染假说几乎没有证据。所有的自杀事件都发生在1984年和1985年4部关于自杀的电视电影上映之前。虽然一些自杀者彼此是最好的朋友，但其他人彼此之间并不认识。在最初的自杀事件发生后，病例组和对照组同样受到了当地媒体的广泛报道。

一些共性出现在病例对照研究中。那些自杀的人通常被认为是不快乐的，容易受到伤害或被冒犯。许多人最近刚和男朋友或女朋友分手；有几个人有犯罪记录。他们此前更可能有自我伤害倾向，比如用拳头砸墙；也更有可能是对他人施暴；他们比对照组更频繁地搬家；许多人由继父母或祖父母照顾；有些人谈论过、梦到过或写过与死亡、自杀相关的内容；许多自杀者曾与死于非命者（虽然不一定是自杀者）近距离接触。

14个自杀青少年中7人开枪自杀，所有人的枪都没有被监护人上锁。另有5人窒息死亡，2人自缢。

1986年2月11日，一名16岁的男孩在马萨诸塞州的斯宾塞开枪自杀。咨询师了解到，另外8名高中生，即6名女生和2名男生最近曾试图自杀。管理者邀请外部顾问进入学校，为学生们提供个人和团体治疗。然而在接下来的两个月里，又有9名学生（大部分是女生）试图自杀，幸好都没有成功。

10月，当地咨询中心的负责人邀请了EIS的帕特里克·卡罗尔来评估所发生的事情。"有一个4到6个人的小团体，"他报告说，"似乎对自杀特别着迷。"他们是亲密的朋友，主要跟他们那个小圈子里的其他人往来。一个被排除在外的女孩拼命地想要加入，最终通过多次自杀获得了接纳。卡罗尔还发现，许多自杀未遂者是最近搬到该地区的。他们有一半人的家庭"严重破裂"。"有些父母酗酒。另一些人对他们的孩子进行过性虐待或身体虐待。"卡罗尔的结论是，把心理咨询师带进学校是适得其反的，他们无意中助长了想方设法求关注的孩子的过激行为。

第二年春天，悲剧发生在新泽西州的伯根菲尔德。在 1987 年 3 月 11 日，两姐妹和她们的男朋友开车进了密闭狭小的车库。汽车发动机运转产生大量一氧化碳，被人发现时他们都已经窒息死亡。此后不久，一名十几岁的男孩和一名十几岁的女孩闯入了同一间车库，凌晨 4 点，警觉的警察发现他们时，在车里他们已是命悬一线。

两天后，卡罗尔赶到学校，发现 4 个自杀的学生中有 3 个辍学了。年龄稍长的男生有酗酒史，两个男孩的手腕上都有自残留下的伤疤。他们俩都是 6 个月前坠崖的 18 岁少年的朋友，其中一人目睹了这一切。卡罗尔还了解到，在过去的几个月里，两名年轻的当地人被火车撞击身亡，另有一名显然是故意自溺。然而，当他调查全县的总体自杀率时，发现它实际上低于全国平均水平。

1985 年 11 月，卡罗尔参加了一个会议，参会者主要来自 9 个不同的州。他随后撰写了 CDC 对发生自杀事件的社区的建议。这些建议包括：任命一个机构来协调应对；"避免美化自杀患者，尽量减少哗众取宠的报道"；如有可能，与当地媒体合作；设立持续监察系统以识别自杀企图；让老师和学生找出身边的高危人群；为有自杀倾向者提供适当的咨询。

卡罗尔知道青少年集体自杀最多只占青少年总自杀量的 5%。那其他人是什么情况呢？"我们想采访死者。"他回忆说。在同事的帮助下，卡罗尔想出了一个巧妙的解决方案：通过急诊室的监测，他们可以识别出那些侥幸存活下来的自杀者。几年后，在休斯敦，CDC 的团队发现了 153 名年龄在 13 岁到 34 岁之间的自杀未遂者，并在他们住院后一周内对他们进行了采访，将他们与社区对照组进行了比较。

结果令人惊讶。身边有自杀倾向的亲戚、朋友或熟人显然不是导致自杀的因素。媒体对自杀行为的报道实际上降低了自杀的风险。那些曾经认真尝试过自杀的人往往经历了抑郁、酗酒，在前一年搬了家，或者在最近结束了一段关系。与郊区白人青少年的自杀群体不同，这些有自杀倾向的人更有可能是非洲裔美国人或西班牙裔美国人，他们的家庭收入较低。研究表明，大多数有自杀倾向的人并非跟风模仿别人。他们是真的很痛苦，觉得没有理由继续活下去。

15. 砰，你死了

枪支管制问题是 EIS 学员涉足的最具争议的领域之一。1987 年 1 月，底特律通过了一项城市法令，规定任何在车内或公共场所携带枪支的人都要被判入狱，帕特里克·卡罗尔和吉姆·默西抓住了这个机会。底特律是全国凶杀率最高的城市，三分之二的谋杀案使用了枪支。"有些孩子在校园里发生争吵，最后以'闭嘴'收场。砰，你死了。"卡罗尔回忆道。

卡罗尔和默西设计了一项研究来衡量新法律的影响。他们发

现，枪支暴力的比率继续上升，但升速比以前慢了。但不久这一
比率再次上升，这说明新法律显然没有得到执行。

他杀是美国人的第 11 大死因，也是 15 到 34 岁黑人男性的主
要死因。超过一半的谋杀者用手枪犯案。然而，几乎没有流行病
学证据支持枪支管制立法。卡罗尔和默西总结道："鉴于这个问题
对公共卫生的明显影响，我们必须仔细检验以下假设——手枪的
易得性增加了他杀的风险。"

16. 合理饮食，戒烟戒酒，适度运动

20 世纪 80 年代中期，越来越多的证据表明，即使不吸烟的人
也有因吸入二手烟而患癌症和心脏病的风险。在 1986 年 4 月的会
议上，密歇根州的 EIS 学员罗伯·安达报告了一项针对全州吸烟者
的调查，他们被问及医生是否建议他们戒烟。即使他们有高血压、
糖尿病、肥胖症或口服避孕药史，也只有不到一半的人被医生劝
诫。"虽然医生的戒烟建议可能效果有限，"安达指出，"但是大多
数吸烟者每年至少看一次医生。"如果所有的医生都告诉他们的病
人戒烟，即使只有 5% 的人听从了医生的建议，安达估计，仅在一
年内就会有 65 000 名密歇根居民戒烟。

越来越多的证据表明，吸烟妇女生产的婴儿更有可能死产或
出生体重偏低，她们作为母亲则更可能发生妊娠并发症。EIS 学员
戴维·威廉姆森和朱丽叶·肯德里克发现，21% 的女烟民怀孕期间
仍然吸烟，虽然占比低于非孕女性抽烟者（30%），但总人数仍然
高得惊人。他们发现，未婚先孕的白人女性吸烟的可能性比未怀
孕的白人女性高 40%。

然而，行为规范正在改变。行为风险因素监测系统显示，1983年美国有三分之一的人口吸烟。到 1987 年，纽约州所有工作场所都禁止吸烟。在 20 世纪 80 年代，安全带的使用人数也急剧增加，这在很大程度上得益于新的立法。EIS 工作人员既跟踪这些趋势，又帮助他们加速前进。

威廉姆森和柯尔斯滕·布拉德斯托克利用行为风险因素监测系统的数据将饮酒和肥胖联系起来，表明节食的女性更有可能酗酒。他们推测，超重且不节食的女性可能会用食物代替酒精来疏解压力。

1988 年，安达、威廉姆森和 EIS 校友帕特·雷明顿研究了来自全国健康和营养调查（NHANES）的数据。这项调查始于 20 世纪 70 年代初，每隔几年更新一次。他们利用 NHANES 在 20 世纪 80 年代的一项后续研究来观察在第一项研究中承认酗酒的人有多少死于非命。那些说自己每次喝掉 5 杯或更多的酒的人的死伤率几乎是适度饮酒者的两倍（大部分来自车祸或自杀），而那些说他们已经喝光 9 杯或更多的酒精饮料的人，死亡率是普通人的 3.3 倍。和吸烟者一样，安达建议医生敦促酗酒者减少饮酒量。

17. 步履蹒跚的创始者和失意的老领导

1987 年，当朗缪尔 77 岁的时候，他对 CDC 的批评越来越多。他轻视病例对照研究和计算机的使用。他错误地断言艾滋病病例很快达到高峰随后就会减少。之前一年，朗缪尔曾写道，EIS 已经"过时"，应该被废除，归入 CDC 的不同部门。

在担任 EIS 主任期间，卡尔·泰勒从未怀疑过该项目是否持续有用。为了给其他政府机构提供人才，他在 FDA 和 NIH 安排了 EIS 学员，并欢迎美国农业部的兽医们加入 EIS。在泰勒的领导下，EIS 保留了诸如做会议报告和撰写 MMWR 文章这些核心项目，并把它们很好地落实了。他还设立了"泰勒时间"，那时学员可以畅所欲言提供建设性的意见。

到 1986 年，EIS 的工作人员收到了可以带进现场的笔记本电脑。泰勒把 EIS 的校友安迪·迪恩请到了 CDC，后者开发了一个名为 Epi Info 的计算机程序，允许 EIS 学员和其他流行病学家输入数据并计算优势比、相对风险和其他更复杂的运算，如多元回归分析，以评估不同因素的影响因子和相互作用。

泰勒鼓励了全球 EIS 项目的发展，该项目在不同的国家启动了现场流行病学培训项目。当时制药公司高管查尔斯·梅里埃出资为崭露头角的法国流行病学家开设了一门类似于 EIS 的课程，泰勒连续几年派 EIS 校友来教授这门课程，并招募了几名法国 EIS 学员来亚特兰大。[①]

在泰勒时代，EIS 学员变得越来越多样化，有更多的外籍人士、女性、少数民族和非医生学员加入。越来越多在四十多岁甚至三十多岁就已经获得了公共卫生或其他领域的高学历的学员加入 EIS。

尽管有这些成就，泰勒还是很沮丧。随着 CDC 的重组，大多数 EIS 学员不再直接隶属于 EIS，而是被分配到整个组织的各个中

---

① 法籍 EIS 学员阿兰·莫伦曾与无国界医生组织合作，促成了 1986 年梅里埃发起的课程。他继续与其他 12 位 EIS 校友共同创立了欧洲干预流行病学培训项目（EPIET），该项目在 EIS 项目基础上建立。

心和项目。泰勒认为学员没有受到足够的监督，他试图在这种情况下进行干预，但被拒绝了。他建议将紧急救援报告公布于众，而不是保密，但遭到了忽视。他和 CDC 主任吉姆·梅森在预算削减问题上发生了冲突。1987 年 1 月，泰勒在俄克拉荷马给自己安排了一个月的休假，当他重新回到亚特兰大时又充满活力。他对州一级的行动印象深刻，他从当地学员数量推断出工作量，估算州卫生部门每年调查约 3 000 起流行病，远远超过 CDC 管辖下的 EIS 学员每年进行的 80 或 90 次的紧急救援报告调查。

然而，由于患有原因不明的睡眠呼吸暂停综合征，泰勒变得越来越易怒。EIS 办公室内部弥漫着紧张气氛。

第十七节　新发感染

1988 年夏天，CDC 主任吉姆·梅森重新委派卡尔·泰勒，1989 年 8 月，EIS 校友史蒂夫·塞克接任 EIS 主任。同年，比尔·罗珀（他获得了 EIS 认可，但最终没有在那里工作）取代了梅森，成为 CDC 的负责人。

塞克继续了多元化的趋势。1990 年，进入 EIS 的男女人数相等，有近五分之一是来自少数族裔群体的学员。有 10 名学员来自外国。

1991 年，塞克任命 EIS 资深工作人员沃德·凯茨担任环境保护组织培训部主任。然后，凯茨聘请了 EIS 校友、有流行病学博士学位的护士波莉·马奇班克斯担任 EIS 的主管，该项目在凯茨和塞克的监督下运行。

在所有的工作变动期间，EIS 学员继续与疾病作斗争。自 1981 年以来，当李斯特菌病追溯到新斯科舍省的凉拌卷心菜时，也发现了其他疾病的暴发与牛奶和奶酪有关，但没有人知道不定时发生的李斯特菌病病例的起源。在美国每年 1 850 例病例中，大多数是孤立的，大约四分之一的患者死亡。在 EIS 的两年里，安妮·舒查特和鲍勃·平纳与 4 个州的卫生学员合作研究了这些病例。舒查特进行了数百次电话采访，与每个患者（或幸存者）交谈，并对食物消耗和其他事项进行了两项对照研究。1988 年 12 月，一名俄克拉荷马州妇女因李斯特菌病住院。在她的冰箱里有"大农场"牌火鸡的邮寄标签，上面也发现了同样的细菌菌株。另两个从当地商店买来的未开封的同品牌火鸡，从包装上也检出了细菌菌株。①

在此之前，食品工业一直坚持认为肉类中的李斯特菌不会导致疾病。5 月初，美国农业部对即食肉类中的李斯特菌采取了"零容忍"政策。舒查特的病例对照研究还涉及熟食柜台的肉类、未煮熟的鸡肉和软奶酪。

她还研究了 B 型链球菌病，该疾病在 20 世纪 70 年代出现，是美国新生儿分娩感染和死亡的主要原因。三分之一的女性的阴道内存在这种细菌，但通常没有任何症状。研究表明，如果这些妇女在临产时、分娩前接受抗生素治疗，她们的婴儿就不会受到感染。然而，医院并没有对妇女进行 B 组链球菌感染的常规检测。舒查特的研究促进了对分娩妇女的产前检测和治疗，使婴儿 B 型

①　EIS 学员杰伊·温格被派往位于得克萨斯州韦科的"大农场"食品工厂，在那里他发现同一辆车被用来运送生的火鸡、热狗和熟的产品，导致生熟交叉污染。

链球菌感染者减少了 70%，自 1990 年以来已预防了约 4.5 万例感染。

1. 女性的疾病

1988 年 8 月 17 日，EIS 的学员丽莎·李飞往密歇根。第十三届女性年度音乐节吸引了来自 48 个州和几个其他国家的 7 000 名女性，其中大部分是女同性恋。从 8 月 10 日到 14 日，她们在密歇根州中部的乡村露营，听着音乐，庆祝没有男人的生活。EIS 校友史蒂夫·奥斯特罗夫与李一起开展这次任务。但作为一个男人，他是不允许进入节日场地的。节日结束后不久，成千上万的参与者病得很重。李发现，就在节前，一些员工患上了由宋氏志贺菌引起的腹泻，所以他们采取了额外的预防措施，把一桶桶漂白剂放在厕所外面和厨房里洗手。尽管如此，这种只需要少量传染剂量的志贺氏杆菌还是让 3 000 多名参加音乐节的人生病了。

EIS 学员采访了工作人员和生病的与会者。李还邮寄了一份问卷给 2 000 名参加过音乐节的女性作为样本。最终的病例对照研究表明，音乐节的最后一天供应的食物豆腐沙拉是由 50 名妇女准备的。她们将几百千克生豆腐切成丁，然后用手将其与切碎的蔬菜混合。午餐和晚餐都供应沙拉。

李的结论是，用于洗手的漂白剂已经失去了效力。许多女性表示，她们上完厕所后没有洗手，部分原因是洗手液看起来很脏。手拌豆腐沙拉能广泛地传播细菌。在以后的活动中，李建议安装用于洗手的管道水，同时减少厨师的数量，配菜中尽可能少地选择生食的品种。

2. 含汞油漆

1989 年夏天，一名 4 岁的密歇根州男孩因肩痛而住院，他患上了罕见的儿童汞中毒。这个男孩的病在他家的房子粉刷了 10 天之后才变得明显起来。那是因为 8 月天气炎热，这家人开着空调关了窗户。

EIS 学员玛丽·阿格斯发现，屋主使用的是水银涂料公司生产的乳胶漆。当时在美国生产的乳胶漆中，约有三分之一添加了醋酸苯汞以防止细菌和霉菌滋生。这家底特律公司生产的油漆中汞含量是美国环境保护署建议的上限的 3 倍。

阿格斯对底特律郊区的 19 个家庭进行了一项研究，这些家庭最近使用了同一品牌的油漆，结果发现他们的尿液中汞含量很高。据她计算，这种油漆至少还会再持续排放 8 年汞。

没有人知道低水平的汞对人类的影响，但阿格斯担心，即使是微量的汞或铅，也可能产生轻微的神经问题，虽然没有明显的症状。CDC 建议环保局禁止在乳胶漆中使用汞，第二年环保局颁布了禁令。

3. 迷雾重重

1989 年 11 月 7 日，EIS 的学员查尔斯·霍克前往路易斯安那州的博加卢萨（人口 1.6 万）调查那里流行的一种急性肺炎。霍克和路易斯安那州的 EIS 学员弗兰克·马奥尼确认感染源为嗜肺军团菌，但感染源尚不清楚。新病例不断出现，其中最易感染的人群中不断出现死亡病例。

此前，军团病的暴发大多数可追溯到冷却塔或其他产生气溶胶的装置。例如，位于市中心的一家造纸厂有 20 座冷却塔和 4 台造纸机，这些造纸机沿着主要街道排放出呈雾状的水。学员们从冷却塔采集水当样本，在许多样本中发现了军团菌，但没有发现病人身上发现的那种菌株。

霍克和马奥尼从可能患病的 80 人中选择了 31 名确诊患者作为实验组，并选择了年龄与他们匹配的人组成对照组，对照组的人也是住院的患者。病例组并不比对照组更有可能到过造纸厂或其他冷却塔所在的位置。但比较发现，许多人都曾在镇子对面的迪克西超市购物。

一份后续问卷调查显示，生病的人更有可能曾经在迪克西超市购物超过 30 分钟，并在超声波喷雾机附近购买蔬菜，这种喷雾机可以喷洒水雾以保持蔬菜的新鲜。机器蓄水箱里的水中所含的军团菌与导致 14 人死亡的菌株相同。机器被移走后，流行病就停止了。

这些被称为"雾化器"的超声波机器占全国超市使用的超声波机器的 10%。最常见的喷雾器只是间歇地喷洒，且使用更大的液滴冲洗蔬菜。相比之下，雾化器超声波机器则持续运转，产生的水粒子也足够小，能够被吸入肺的支气管深处。

对迪克西的员工的血液进行检测时，发现他们的军团菌抗体升高了，尽管他们没有一个人发病，就像 1976 年在贝尔维尤-斯特拉特福德的大厅工作的人没有感染这种疾病一样。健康的年轻人相比老年人和那些有潜在健康问题的人，不易受到影响。

霍克和马奥尼的调查促使全美的超市都将此类喷雾器撤除。EIS 的学员警告说，如果不经常清洗，超声波家用加湿器也会引发问题。尽管如此，军团病仍然是一个大问题，在美国，每年至少有 11 000 人因此住进医院。

4. 替代疗法

1989 年 10 月，在新墨西哥州圣达菲市，平时运动能力很好的 39 岁的邦妮·毕晓普忽感不适，彼时她几乎不能走进医生的办公室了。一项血液测试显示，她体内产生了极高水平的嗜酸性粒细胞，这些白细胞是人体免疫系统抵抗疾病产生的。医生怀疑她患了癌症，将她转介给肿瘤学家威廉·布莱文斯。她已变得非常虚弱，全身浮肿，不得不住院。一次手术从她体内排出了超过约 3 700 毫升的液体，但医生没有发现肿瘤，探查活检也排除了白血病。

布莱文斯请毕晓普的母亲把女儿药箱里的药带给他，里面除了药，还有一种含有 L-色氨酸的食品补充剂。L-色氨酸是非处方药，无须医生开药就能购买。在 20 世纪 80 年代，L-色氨酸作为一种治疗睡眠障碍、经前综合征和抑郁症的替代药物，越来越受欢迎。

几天后，布莱文斯得知新墨西哥州的另外两名妇女也有类似的症状，嗜酸性粒细胞数也在升高。她们每个人都服用了 L-色氨酸。10 月 30 日，在明尼苏达州的梅奥诊所，布莱文斯通知了新墨西哥州卫生部和著名的嗜酸性粒细胞专家杰拉尔德·格雷奇。然后格雷奇给 EIS 的埃德·基尔孟打了电话。[1]

---

[1] EIS 校友埃德·基尔孟是病毒学家老埃德·基尔孟的儿子。

11月7日,《阿尔伯克基日报》记者塔拉·斯特贝尔发表了一篇关于新墨西哥州3起病例的文章。阅读了这篇文章并服用了L-色氨酸的新墨西哥州患病妇女联系了州卫生部门。州流行病学家米莉森特·埃德森是EIS的校友,他向CDC寻求帮助。11月9日(星期四)EIS的学员罗森·菲伦飞往新墨西哥州。就在同一天,基尔孟向所有州卫生部门通报了可能存在的L-色氨酸问题。

菲伦和其他人梳理了新墨西哥州9个实验室的数千份医学报告,寻找高嗜酸性粒细胞计数者。他们发现了12个病例,然后在他们的社区找了24个人组成对照组。到周日晚上,他们发现每个病人都服用了L-色氨酸,但对照组只有两个人服用了。

与此同时,调查人员在明尼苏达州也在进行类似工作,EIS的埃德·贝隆贾被分配到该地区。"我们必须加倍努力,"州流行病学家迈克·奥斯特霍尔姆说,"这是一个突发公共卫生事件。我们必须知道L-色氨酸与该病是否确有关联。"碰巧的是,11月11日(周六)州病理学家们正在开会。贝隆贾和奥斯特霍尔姆去开会,解释了新发现的综合征,并询问各州病例,然后打电话给明尼苏达州的风湿病专家。

截至当天下午,他们已发现了12个病例。他们和同事通过拨打相似的电话号码来找寻年龄相仿的对照组进行了一项病例对照调查。到周日中午,结果出来了:所有病例都服用了L-色氨酸,而对照组中没有一例服用。

奥斯特霍尔姆召开新闻发布会,鼓励服用L-色氨酸的人联系卫生部门。FDA发布了"暂时停止"使用该产品的建议。11月16日,明尼苏达州的一个病例死亡。截止到该日期,CDC从35个州和哥伦比亚特区获悉已经有 243 例潜在病例，它被新命名为"嗜酸性粒细胞-肌痛综合征"（EMS）。第二天，FDA 要求召回所有的 L-色氨酸产品。最终，美国有超过 1 500 个病例被确诊，其中 37 人死亡。全世界可能发生了多达 6 万起 EMS 病例。

最大的问题是，浓缩的 L-色氨酸本身是否是致命的？还是所选产品以某种方式受到了污染？明尼苏达州的研究小组对 L-色氨酸使用者进行了一项队列研究，他们比较了患病和未患病的人群。贝隆贾领导了这项研究。他要求所有给州卫生部门打电话的 L-色氨酸使用者保存他们的药瓶。为了避免这种自我推荐带来的潜在偏见，他还费力地通过"随机拨打电话"调查了其他消费者。然后，他开始比较病人和健康的 L-色氨酸使用者使用的产品品牌。6 家日本制造商向美国制药商供应 L-色氨酸原粉，但生病的人使用过的品牌是否有问题，必须根据品牌名称追溯到特定公司生产的特定批次。

到 1990 年 2 月，贝隆贾和他的同事已经确定昭和电工株式会社是与 EMS 案例有关的 30 种 L-色氨酸产品中 29 种的制造商（唯一的例外可能也来自昭和电工株式会社）。

奥斯特霍尔姆和贝隆贾会见了昭和电工的主管人员。日本商人很合作，也很关心此事，他们交出了一些文件，这些文件显示了 1988 年末该公司的关键生产变化，包括过滤工艺的改变和其中出现的一种新的细菌菌株。这 29 箱产品都是在这些变化发生之后生产的。虽然昭和电工所产原粉的纯度为 99.6%，但仅有的微小的污染物存在就足以造成这种流行病。

当 EIS 学员玛丽·坎布前往南卡罗来纳州斯帕坦堡时，这一疑团进一步被揭秘。到 1990 年 2 月为止，在斯帕坦堡报告的严重病例数目过多。他们中的大多数人是一位精神科医生的病人，医生为他们开了 L-色氨酸以治疗抑郁症和躁郁症。坎布的 EIS 同事凯斯·奈德洛夫在病人中发现了 47 例确诊病例和 68 例症状较轻的患者。昭和电工的产品也牵涉其中，但除此之外，EIS 工作人员还需检查日剂量的影响。他们发现在每天服用 4 000 毫克以上的患者中，有一半出现了 EMS 症状（其中 3 人死亡），而服用低剂量药物的患者症状通常较轻。两者之间存在明显的剂量-反应关系。

造成这种流行病的确切化学污染物尚未确定。L-色氨酸是否是罪魁祸首仍然是个谜。由它引发的疾病症状和造成的长期影响是相似的。没有动物因为这些产品而患病，这使得进行有意义的实验变得非常困难。

贝隆贾说："大多数人认为，他们在美国能买到的任何产品都是安全的。""但替代药物和保健食品补充剂缺乏监管，这将公众置于危险之中。"在利益集团的压力下，美国国会已禁止 FDA 监督此类产品。

5. 输入性埃博拉病毒

1989 年 11 月 27 日，在马里兰州德特里克堡美国陆军传染病医学研究中心（USAMRIID）① 里，汤姆·盖斯伯特正用他的电子显微镜难以置信地盯着眼前的图像。在那里，在一只死于弗吉尼亚州莱斯顿动物管理中心的猴子的细胞里，出现了明显的蛇形丝

---

① USAMRIID 是美国生物战计划核心的德特里克堡基地的后续，1969 年被尼克松叫停。

状病毒。在已知存在的病毒中只有马尔堡病毒和埃博拉病毒符合描述。这两种病毒都是致命的出血性病毒，被它们感染的人有50%到90%死亡。

第二天，德特里克堡的科学家们测试了这种病毒对马尔堡病毒和两种已知类型的埃博拉病毒的人类抗体的反应。它的埃博拉刚果病毒检测结果呈阳性，这是最致命的病毒。他们打电话给疾控中心。

1967年，马尔堡病毒通过进口的乌干达绿猴入侵德国马尔堡后，美国所有的猴子都被隔离至少一个月才被分发到研究实验室。1989年10月，黑泽尔顿研究产品公司从菲律宾进口了100只猕猴到他们所在的莱斯顿检疫所。不久前才从EIS毕业的校友史蒂夫·奥斯特罗夫整理了一份所有可能与莱斯顿猴子有过接触的人的名单。他确定了6个人为高危人群（大部分是动物饲养员）。

奥斯特罗夫知道，埃博拉病毒的传播需要与血液密切接触。莱斯顿的饲养员对猴子采取了合理的看管措施，他们戴着防护手套和面具工作。然而在12月4日的早上，一名叫基思的动物驯养员感到恶心和头晕。当他工作时，他感觉越来越糟，然后他冲到外面，在停车场呕吐起来。当局立即批准消灭剩下的450只莱斯顿猴子。在隔离特护病房待了一段时间后，生病的动物驯养员很快就康复了。他可能只是惊恐发作。

与此同时，EIS的学员马克·怀特在菲律宾为建立"克隆"EIS（即现场流行病学培训计划）参观了提供实验用猕猴的猴子饲养所。虽然这儿有10%的猴子死亡，但没有一个动物饲养员生病。

1989 年圣诞节，经过长达 21 天的监测，疫情宣告解除。21 天的监测期，比任何已知的埃博拉病毒潜伏期都要长。这次没有人感染这种疾病。黑泽尔顿公司从菲律宾引进了更多的猕猴，把它们安置在莱斯顿的同一幢大楼里。到了 1990 年 1 月中旬，它们也开始死于埃博拉病毒。一个月后，一名动物管理员在对一只死去的猴子进行尸检时，不慎划伤了自己的拇指。他没有生病，但他确实产生了埃博拉抗体。其他三个莱斯顿驯猴师也是如此。这显然是一种新的埃博拉病毒，它可以感染人类，但不会使人生病。

1989 年，有 22 000 只菲律宾猕猴被运往美国。EIS 学员发现，莱斯顿埃博拉病毒（该病毒的名称）曾在宾夕法尼亚州和得克萨斯州的猴子身上发现。经测试，其他动物饲养员，包括来自菲律宾的饲养员在内，都有埃博拉抗体。奥斯特罗夫说："甚至在人们意识到威胁之前，在多个州就已经有数百人暴露在危险之下了。"他补充说，猴子疫情暴发，"表明全球易受高致病性微生物快速移动的影响"。

6. 肉食性微生物

1990 年 1 月，亚利桑那州皮马县有 3 人死于 A 型链球菌感染。几年前，人们发现了一种通常会引起喉咙痛、猩红热和风湿热的新菌株——化脓性链球菌。这种被称为食肉链球菌的细菌会产生一种攻击皮肤和肌肉组织的毒素。除非在发病早期积极治疗，否则它会发展成中毒性休克综合征，导致许多患者死亡。

1990 年 3 月，EIS 学员查尔斯·霍格前往皮马县进行调查。这种食肉链球菌感染了 12 个人，但有 4 种不同的血清型，而且病人

之间没有接触。他翻阅了当地 10 家医院的微生物学记录，回顾了
1985 年的情况。他发现了 128 例化脓性链球菌，但只有 6 例发展
成了中毒性休克，其特点是患者手脚脱皮，出现肝肾损害和低血
压。这些患者的年龄中位数为 15 岁，比其他疾病患者年轻得多，
除了中毒性休克外，他们似乎都很健康。这 6 个病例都是 1987 年
以来发生的，以美洲原住民居多，但霍格不知道这是否与生活条
件或基因有关。[①] 他呼吁对这种疾病进行持续的研究。

　　就在 EIS 学员写报告的时候，《布偶秀》的创作者、53 岁的吉
姆·汉森认为他可能得了流感。1990 年 5 月 13 日，他咨询了北卡
罗来纳州的医生，后者建议他服用阿司匹林，注意休息。第二天，
汉森咳出了血，而且感到呼吸困难。他于 5 月 15 日进入纽约一家
医院。由于链球菌中毒性休克，器官衰竭，他第二天就去世了。
当全世界都在哀悼汉森的英年早逝时，肉食性链球菌占据了新闻
头条。

　　1990 年晚些时候，来自威斯康星州的 EIS 学员杰伊·巴特勒
调查了 A 型链球菌的家庭聚集性暴发。11 月，某一家庭 25 岁的研
究生儿子喉咙痛，他曾短暂地探望过父母；11 天后，他父亲的右
手食指和左手出现了脓疱感染，脓疱破溃，流出黄色液体；12 月
12 日，孩子的母亲去看妇科医生，检查阴道分泌物，医生给了她
一剂抑制念珠菌的栓剂，在接下来的 4 天里，她先是呕吐，然后腹
泻、发热，浑身发冷，最终于 12 月 18 日因链球菌中毒性休克综合
征入院。幸运的是，她最终康复了。

---

① 后来的研究表明，遗传因素是链球菌中毒性休克的原因。针对 A 型链球菌的几种
　疫苗处于不同的开发阶段。

CDC 发现，自 1988 年以来，出现了 12 个这样的家庭聚集性暴发案例，其中有 4 名中毒性休克患者死亡。在同一时期，有 5 起医院院内侵入性链球菌群体感染和 5 例疗养院暴发案例，死亡人数更多。为什么它在大多数儿童中会引起喉咙痛，而在成人中会变成食肉链球菌，原因尚不清楚。"我们生活在细菌、真菌和病毒的海洋中，"EIS 的校友拉里·奥特曼提醒《纽约时报》的读者，"为什么一个人会被某些危险的微生物压垮……仍是一个谜。"

7. 猫抓意外

1990 年，EIS 的学员布拉德·帕金斯正在研究另一个难题。有时候，被猫抓伤的孩子在一两周后会在患处出现硬块。孩子可能有轻微的发热、头痛、发冷、疲劳和淋巴结肿大等症状。通常，猫抓伤是轻微的，但有时它会导致脑炎、抽搐、结膜炎或肺炎。自它在 1889 年被发现，从没有人知道是什么原因导致了它的发生，所以在疾病暴发调查期间，帕金斯把这个谜当作一个长期的项目来研究。

他同时还研究了细菌性血管瘤病，这是一种艾滋病患者的疾病，可导致皮肤病变，几乎可影响每个器官。帕金斯说："我们应用了一种新的 DNA 技术，发现了一种名为'汉赛巴尔通体'的细菌。"作为新细菌实验的对照，他选择了一些猫抓伤患者当样本。令他惊讶的是，他们对巴尔通体的检测呈阳性。原来，患细菌性血管瘤病的艾滋病患者也曾被猫抓伤过。

次年，康涅狄格州的 EIS 学员道格·汉密尔顿调查了两名癫痫发作的小学生，他们在昏迷了几天后才康复。汉密尔顿发现两个男孩家里都有小猫出生。果然，孩子们的巴尔通体测试呈阳性。帕金斯估计，美国有 2 700 多万家庭养猫，仅在美国，猫抓病每年就会影响大约 2.2 万人。

8. "健康工作者教我们的"

在自 1961 年开始的漫长的第七次世界大流行病期间，霍乱继续无情地蔓延。1990 年 11 月，马拉维南部暴发霍乱，邻国莫桑比克的内战难民逃到了那里。当时的难民人数为 7.4 万，而当地最大的难民营最多只能容纳 5 万人。

EIS 学员戴维·斯维尔德洛独自一人带着一台笔记本电脑和一些实验室用品来到了营地。在闷热的天气里，他试着找到两个问题的答案：为什么有这么多人死亡？霍乱是如何传播的？

"我发现孩子们更容易死亡，"他说，"所以我建议为孩子们搭一个帐篷，并提供最好的护理。"他还指出，过度依赖静脉注射会导致感染和感染性休克，静脉留置针通常会留置一周或更长时间。即使向他们提供能挽救生命的口服补液盐（ORS），生病的难民也难摄入足够的补液，所以斯维尔德洛给他们分配了"口服补液监工"，他们唯一的工作就是告诉人们喝药、喝药、喝药。

但是人们最初是如何感染霍乱的呢？深井里有干净的水，尽管还不够。斯维尔德洛问难民们打水排了多长时间的队？他们是如何运水的？他们洗手了吗？"是的，健康教育工作者教我们了。"他们说。斯维尔德洛又问他们在哪里洗手？他们答，在水桶里。"你是说，你喝水的那个容器？""是的，没有其他地方可以洗手。"这是传播霍乱的绝佳途径。斯维尔德洛在报告中写道："使用窄口水容器可能会降低污染的可能性。"

9. "百年孤独" 之后

1991 年 1 月 29 日，罗布·托克斯接到了来自 EIS 的校友马乔丽·波拉克的电话，后者当时正在指导秘鲁刚刚起步的现场流行病学培训项目（FETP）。"我们秘鲁暴发了霍乱。"她报告说。

在过去一个世纪的时间里，拉丁美洲都没有霍乱疫情。2 月 10 日，托克斯和 EIS 的学员艾伦·里斯飞往秘鲁的皮乌拉，EIS 学员杜奇·胡佳后来也加入了他们的队伍。他们发现送到水处理厂的氯气罐中不含氯，他们还发现未经煮沸的水和街头小贩的产品是传播媒介。

戴维·斯维尔德洛写了一篇文章发表在 MMWR 上，文中提醒医学界霍乱已经抵达拉丁美洲，他和 EIS 学员埃里克·明茨一起搭飞机前往秘鲁。在利马，斯维尔德洛和明茨被护送到卫生部的防弹车上，因为担心"光辉道路"叛乱分子。[1] 他们和两名秘鲁 FETP 学员一起，向北行驶到该国第三大城市特鲁希略，那里有三分之一的人感染了霍乱。他们的病例对照研究涉及水。随后，EIS 的工作人员发现了互连井供水系统存在多个问题，水中只有零星的氯化反应。人们通过挖洞来非法地将水引入输水管道，从而降低了水压，使回流污染成为可能。

因为自来水在贫困地区每天只能供应一小时，在社区里大多数家庭把水储存在家用容器里，容器里的粪便大肠菌和弧菌比管

---

① EIS 学员后来被怀疑为恐怖分子，因为他们携带的用于收集粪便和水样本的红色冰屋冷却器被误认为是炸弹。

道里的多。就像在马拉维一样，人们的手污染了他们的饮用水。在他们的报告中，斯维尔德洛、明茨和 FETP 的学员建议将改善市政供水系统作为一个长期的解决方案。与此同时，人们应该煮沸或消毒他们的水，并将其储存在窄颈容器中。

霍乱从海岸迅速向内陆蔓延。1991 年 5 月，EIS 学员罗伯·奎克与 5 名秘鲁 FETP 同事在伊基托斯配合工作。伊基托斯是位于亚马孙河源头的一个商业中心，在那里，每天都有 100 个新的霍乱病例涌向当地的医院，医院不堪重负。

"医院在有限的资源下做得很好。"奎克回忆说。他和他的同事进行了一项病例对照研究，其中涉及未经处理的饮用水、未清洗的水果和蔬菜以及剩余的煮熟的米饭。新鲜的农产品可能被污染了，因为河水溅进了载着它们去市场的浅独木舟里。他和他的同事在报告中总结道："极度贫困、缺乏水处理手段，以及几乎普遍使用河水做饭、饮用、洗澡和直接将污水排入河中，为病菌迅速传播提供了理想的条件。"

虽然居住在棚户区的居民知道他们应该煮沸或者用氯化物处理他们的水，但是很少有人这样做。烧水既昂贵又耗时。漂白剂是可用的，但主要用于洗衣。人们说，经过漂白剂处理的水尝起来很糟糕，而且可能有毒。

奎克发现，大多数死于霍乱的人来自偏远的村庄，所以他召集海军快艇载着他的队伍逆流而上，在那里他们记录了 12 个村庄 13.5% 的病死率。在秘鲁的大多数其他地区，死亡率不到 1%。而这 12 个村庄的人们则等到病得很重才开始乘船前往伊基托斯治疗。许多人在途中死亡，还有一些人在到达医院时已经无法救治。

奎克考虑了一下形势：我们已经去过理想的城市，我们已经有了许多那样的城市，在那里有良好的卫生条件和合格的水。然而，在这里，像水这样简单的东西都能杀死你。从 EIS 毕业之后，他决定加入 CDC 肠病部门。

到 1991 年底，超过 30 万秘鲁人感染了霍乱，其中 3 000 人死亡。3 年内，这种细菌蔓延到整个拉丁美洲，感染了 100 多万人，杀死了 1 万人。

1992 年 2 月，在一架从秘鲁飞往洛杉矶的飞机上，100 多名乘客因食用冷海鲜沙拉而感染了霍乱。EIS 学员理查德·贝瑟震惊地发现，在 17 名寻求治疗的患者中，竟然没有人考虑患上霍乱的可能。没有人接受适当的口服补液，最终有 1 人死亡。

不过，美国和其他拥有良好卫生系统的国家对猖獗的霍乱并不畏惧。在世界其他地方，超过 10 亿人依赖不安全的饮用水水源。霍乱、志贺菌、弯曲杆菌、轮状病毒和其他微生物导致水传播腹泻，每年导致 200 多万儿童死亡。

显然，长期的解决方案是加强世界各地的基础设施建设，这样每个人都可以打开水龙头，喝到安全的水。但仅仅在拉丁美洲这样做就要花费 2 000 亿美元。与此同时，罗布·托克斯考虑了在霍乱调查中得到的教训：提倡家庭使用带有水龙头的窄口容器，以防止人们把手伸入水中；教人们把稀释的漂白剂放入水中，此法简单又便宜。

1992 年，埃里克·明茨注意到 CDC 守卫的壁橱里有一个约 20 升的罐子，如果把它改装成水龙头，就能达到目的。同年 11 月，在玻利维亚的拉巴斯，由于预算有限，奎克推出了窄口容器和小瓶漂白剂。家庭很快接受了这个办法。在随后的玻利维亚研究中，奎克发现这种简单的方法可以减少 44% 的腹泻。这就是 CDC 安全饮水系统的起源，该系统已在发展中国家广泛使用，拯救了成千上万人的生命。

10. 结核病卷土重来

美国国家科学院医学研究所委托进行的一项名为《新发感染》的研究发表于 1992 年。作者指出，尽管药物和杀虫剂是强有力的武器，但它们可能"在不经意间促某些突变、适应和迁移，从而使病原体得以扩散"。人类技术、飞机旅行、人口增长和对环境的操纵可能会产生无法预料的后果。他们提到的重新出现的微生物包括霍乱和结核病。

人吸入结核分枝杆菌会感染结核病，尽管大多数人的免疫系统可以抵御这种细菌，不会有临床表现。然而，这种感染可以持续数年，并且结核分枝杆菌可以在任何时候由休眠进入活跃，特别是当免疫系统受损的时候。这种使人日渐消瘦的疾病主要影响肺部，常有咯血、发热、盗汗、疲倦乏力、面色苍白和体重减轻等症状；因此它的早期名字是"消耗病"。

20 世纪 40 年代，随着链霉素等抗生素的出现，结核病病例稳步下降，直到 80 年代中期，艾滋病流行、结核病控制力度的减弱、贫困和无家可归者增加，以及来自结核病高发国家的移民潮等四个因素导致了全球结核病病例的增加。

1990 年 10 月，纽约市 EIS 学员汤姆·弗里登接到哈莱姆医院的凯伦·布鲁德尼打来的电话："汤姆，我发现耐药结核病病例大量增加，特别是在艾滋病患者和无家可归者当中。"布鲁德尼发现，89%的哈林区结核病患者失访（没有回来接受治疗，也不知道住址），或者在出院后死亡。由于未能完成抗结核治疗疗程（本应至少持续用药6个月），许多人因活动性结核再次入院，结果未完成治疗又出院又失踪。不规范地进行抗结核治疗，很容易发展成耐药性结核。

纽约市的结核病发病率在过去10年中增加了一倍多。在与亚特兰大结核病部门的EIS学员山姆·杜利协商后，弗里登策划了一个重大项目：1991年4月，纽约市的每个实验室都会将所有阳性的结核培养物送到他那里进行药敏试验。纽约全市范围内的排查确定了518例结核分枝杆菌培养呈阳性的患者，其中三分之一的分离株对一种或多种抗结核药物具有耐药性，近五分之一的患者患有耐多药结核病。

弗里登要求EIS增援。在两家医院，学员米歇尔·皮尔森和约翰·耶雷布确定了40名耐多药结核病（MDR-TB）患者，其中大多数是艾滋病患者，他们之前曾与另一名耐多药结核病患者一起住院。在其中一家医院，4名感染结核病的医护人员中有3名死亡。

尽管结核病患者会被隔离，但当他们咳嗽时，细菌还是有可能会飘进走廊。此外，"被隔离的病人经常离开他们的房间。"EIS学员写道。尽管在离开房间时被要求戴上口罩，但据报道，许多人在谈话或吸烟时会摘下口罩。作为权宜之计，风扇被放置在病房窗户上，以便于将空气吹出房间，同时院内实施了更严格的隔离措施。

1991 年 11 月，纽约北部的一家医院报告说，35 名医护人员在照顾因犯病人后，皮肤结核病测试结果呈阳性。于是，EIS 学员索尼娅·理查兹和萨拉·瓦尔韦前往附近的监狱，在那里他们追踪了从纽约市监狱转移来的因犯身患耐多药结核病。7 名 HIV 呈阳性的因犯死于耐药结核病，还有一名狱警染病去世，他因癌症治疗，免疫系统受到了抑制。

1990 年 12 月，皇后区的埃尔姆赫斯特医院发生了一次疫情，该医院为来自赖克斯岛监狱的 HIV 呈阳性的因犯提供了一间病房。该院的 17 名耐多药结核病患者中有 14 人死亡。当 EIS 学员维克多·科罗纳多查看监狱时，他发现这里的医务室没有隔离能力。在他的报告中，他总结道，"由于刑满释放和不正确的家庭住址，据报道许多患有结核病的因犯失访"，从而进一步传播了这种疾病。

1992 年 1 月，CDC 在纽约召开了一次结核病专家会议。在 16 个州发现了耐多药结核病病例，其中 60% 在纽约市。纽约市卫生局为医生开通了一条结核病热线，联邦、州和地方拨款 800 万美元，其中一部分用于公共卫生系统，以确保结核病患者出院后继续得到适当的治疗。

耐多药结核病患者需要持续治疗 18 个月或更长时间，使用具有副作用的二线抗结核药物多药联合治疗。弗里登支持直接观察疗法，在这种疗法中，卫生工作者每天监督病人服用他们的药。

1992 年 5 月，在弗里登第二个 EIS 任职周期接近尾声时，纽约市卫生专员佩吉·汉堡任命他为纽约市结核病防控局局长。"到 1992 年 12 月 31 日，我们将有 500 名结核病患者接受直接面视下督导化疗。"弗里登向他的 144 名员工宣布。

有了充足的资金和人手（超过 4 000 万美元和 600 名员工），他们做到了。弗里登后来写道："外联工作人员前往病人的家和工作场所，以及街角、桥下、地铁站、公园长椅，甚至废弃建筑中的'裂缝'，以确保病人得到适当的治疗。"

1992 年 10 月，纽约市的 EIS 新学员马尔奇·莱顿协助调查了上西城的一家酒店，市政府在那里为 83 名原本无家可归的艾滋病患者租了房子。她发现其中 16 名居民患有结核病，但只有 8 人仍在接受结核病治疗。其中一半是"在医学随访中丢失的"。由于纽约市 32 家单人间城市酒店中住了 1 725 名艾滋病患者，这意味着大约 850 人可能患有耐多药结核病。莱顿由此开始对所有此类艾滋病同时也是结核病患者进行直接面视下督导化疗。

少数顽固患者（通常是那些无家可归和吸毒的人）多次逃避治疗。1993 年，纽约市修改了卫生条例，允许强制拘留这类病人，直到他们痊愈。该方案提供了有效的治疗，并作为国家强制措施成了最后的治疗手段。

到 1993 年底，新发结核病例减少了 15%。美国其他地区效仿纽约市积极治疗结核病的做法。但在国际上，这个问题要严重得多，尤其是在艾滋病肆虐的非洲。"大约有 17 亿人感染了结核杆菌，"弗里登写道，"导致了大约 800 万病例……全世界每年有 300 万人死亡。"弗里登于 1996 年前往印度，帮助数百万患者得到有效的结核病诊断和治疗。

11. 伦理叶酸测试

1991 年 6 月 24 日，EIS 的学员、CDC 出生缺陷处的负责人戈弗雷·奥克利接到英国研究人员尼克·沃尔德的电话："戈弗雷，我们打算终止我们的试验了，它的结果出来了。"1983 年，沃尔德启动了他的叶酸双盲对照试验，试验对象是之前生下过有神经管缺陷（NTDs）的孩子的孕妇。"叶酸可以预防 72% 的神经管缺陷！"沃尔德宣布。

奥克利将这一事件比作索尔克脊髓灰质炎疫苗的发明。但这一发现让他陷入了一个两难的境地：CDC 应该如何应对其计划已久的中国临床试验？1983 年 5 月，奥克利在中国参加围产期监测会议时发现，中国出生的脊柱裂和无脑畸形儿童的数量是美国的 7 倍。从橙剂研究中提取的数据显示，怀孕早期服用多种维生素的母亲所生的婴儿患神经管缺陷的概率更低，而且奥克利曾怀疑叶酸是关键的成分。因为很多美国女性已经在服用复合维生素，所以在美国进行随机临床试验几乎是不可能的。但在中国，几乎没有女性服用维生素。他成功地找到了资助，并在 1988 年开始了这项研究的准备工作。但是现在做对照试验，给一些孕妇安慰剂而不是叶酸是不道德的。

奥克利和他的同事们决定进行一项临床试验，以证明叶酸对所有女性的疗效，无论她们是否怀过有神经管缺陷的婴儿。1991年 7 月，EIS 校友 R. J. 贝里移居中国开始这个项目。随后中国掀起了一场大规模的公共卫生运动，从 1993 年到 1995 年，几年间向15 万名妇女提供叶酸。

1992 年 9 月，美国卫生与公众服务部建议育龄妇女每天服用400 微克叶酸，估计这将使美国神经管缺陷的发生率至少降低一半。1998 年，FDA 要求强化美国谷物产品中的营养，但其程度仅限于确保普通女性人均摄入 100 微克叶酸。

中国在 1999 年发表的一项大规模研究的结果毫无疑问地证明，叶酸降低了罹患 NTDs 的风险，但世界上大多数国家尚未根据这一认识采取行动。

12. 绝望的人

在 1990—1991 年的海湾战争中，美国领导的联军把伊拉克军队赶出了科威特，伊拉克北部的库尔德人奋起反抗。EIS 学员唐·夏普于 1992 年 10 月加入了一个多国小组，以评估陷入困境的库尔德人的基本人道主义需求。他发现仓库里几乎空无一物，没有手术设备，人们的营养状况也很差。当地的医生报告了布氏杆菌病、腹泻、肝炎、急性呼吸道感染、肠道寄生虫、麻疹和伤寒的病例。儿科医生注意到儿童营养不良病例的增加。医生将燃料、食物和住所列为最优先解决事项，其次是药物和清洁的水。

由于当局实施的内部禁运，夏普敦促联合国儿童基金会把燃料、食品、药品、疫苗和手术用品从土耳其运到库尔德斯坦。这真是一个微妙的问题，因为土耳其人看不起库尔德人。幸好夏普的倡导起了一部分作用，急需的援助和医疗物资确实越过了边境。

1991 年，在邻近的索马里，总统被驱逐之后，长期不和的军阀之间爆发了内战，再加上当地发生了严重的干旱，为索马里带来了一场人道主义灾难。在 1992 年 11 月，EIS 学员林恩·科利莫恩、布拉德·盖斯纳和托尼·马芬飞抵混乱的索马里首都摩加迪沙，原本是为了协助世卫组织和美国国际开发署的灾难援助反应队（DART）工作，但大多时候他们是单独行动的。

"索马里的一切都是靠贿赂和恐吓运作的。"科利莫恩回忆说。卡车在乡间急转弯，十几岁的孩子们坐在卡车上，嚼着致幻的茶叶，挥舞着AK-47或火箭炮。"有一次，布拉德和我在一架螺旋桨飞机上，准备着陆时，他们向我们开枪，飞行员不得不拉升飞机。"EIS的学员于11月20日抵达摩加迪沙以西约240千米处的拜多阿。他们在《柳叶刀》杂志上发表的文章中写道："因为不安全，无法进入整个城镇，所以我们只调查了流离失所者集中的营地。"

在过去的七个半月里，难民营中近40%的人死亡，其中四分之三是五岁以下的儿童，他们大多死于麻疹或腹泻，并伴有严重的营养不良。这是医学文献有记载以来最高的死亡率。

"没有太多的悲伤，"科利莫恩回忆说，"人们饥肠辘辘，奄奄一息，躺在这些小屋里，就在死亡之门的门口。"EIS小组每天通过DART卫星电话向华盛顿汇报。他们于1992年12月6日离开索马里，3天后，联合国派出了一支多国部队驻索马里。部队进行了军事干预恢复了索马里表面上的秩序，缓解了饥荒。随后，一系列EIS的学员也赶来帮忙。

盖斯纳和科利莫恩总结，善意的援助常常使事情变得更糟。盖斯纳说："送到索马里的大部分粮食都被偷偷运走，然后在肯尼亚出售，收入用来购买武器，使战争持续进行。"捐赠的食物确实分发到了人口密集的难民营，那里传染病肆虐。军阀们争夺进口资源，赶走了外国救援人员。

到1993年，估计全世界有4 150万人因暴乱而被迫离开家园成为难民。1993年7月，EIS学员莱斯·罗伯茨与另一名EIS学员布伦特·伯克霍尔德一同前往萨拉热窝，当时南斯拉夫刚刚解体，塞族人包围了萨拉热窝。在那里水处理是个问题，甲型肝炎和其他通过水传播的疾病的发病率不断上升。但罗伯茨估计，在萨拉热窝的所有死者中，有 57% 死于暴力。

罗伯茨和伯克霍尔德在他们的报告中敦促各方在冬季之前向当地的卫生中心提供足够的疫苗和冷藏设备，继续开展供粮计划，并保持前往波斯尼亚中部的路线的畅通无阻。当地最急需的资源是柴油。"由于燃料短缺，"他们写道，"水泵不能工作，卫生工作者不能前往农村诊所，一些公共卫生项目（如垃圾收集和疫苗接种运动）被缩减。"他们通过电报把摘要发送回美国国务院，在纽约转机的时候，罗伯茨在电视上听到克林顿总统说，若要解除波斯尼亚的危机，当务之急是提供足够的柴油燃料。

1993 年 11 月，罗伯茨与 EIS 学员查克·维切克飞往亚美尼亚，在那里，亚美尼亚与阿塞拜疆的持续战争切断了食物和燃料的供应。EIS 学员发现，亚美尼亚首都埃里温的城市居民正处于饥饿边缘，其农村的农民却种有大量的粮食。罗伯茨和维提克建议从亚美尼亚农村购买农产品，这是一种实用而廉价的解决方案，应采用这种方案，而不是按照美国国际开发署的计划向当地投放粮食。

在前一年，塔吉克斯坦伊斯兰部落和政府之间暴发了内战。大约 6 万塔吉克人向南逃到阿富汗，然后他们在返回家乡时又带回了霍乱。EIS 学员约翰·默里和保罗·西斯拉克建议使用口服补液盐、对水进行氯化处理、修复水泵和使用密封塑料罐，尽管在混乱的情况下，他们的建议可能影响有限。

13. 恐怖主义在纽约

1993 年 2 月 26 日，一辆莱德出租车在纽约市世界贸易中心一号楼的地下停车场爆炸，这是一次宗教暴力活动。这些阴谋者与基地恐怖组织有联系。爆炸造成 6 人死亡，两座大楼的电力中断，198 部电梯里的人被困，公共广播系统无法指引人们逃往安全地带。电梯井就像烟囱一样，把烟输送到较高楼层，烟雾通过暖气和空调的通风口逸出，然后飘进楼梯间，数千名逃命的员工堵在那里排起了长队。

EIS 学员林恩·科利莫恩在 1993 年 3 月调查爆炸案时发现了这些细节。爆炸现场有近 1 000 名员工遭受了浓烟的折磨。他建议大楼增加备用电源，在楼梯间安装应急照明灯、烟雾控制系统，组织那些在高楼里工作的人参与消防演习。8 年后的 9 月 11 日，当恐怖分子驾驶飞机撞向世贸中心大楼时，这些措施挽救了一些人的生命。

14. 太好吃了，太可怕了

1993 年 1 月 16 日（星期六）EIS 学员贝丝·贝尔接到了来自 EIS 的同事、华盛顿卫生部的马西娅·戈多夫特的电话："贝丝，你明天能上班吗？大肠杆菌的问题比我们想象的还要严重。"这周早些时候，儿童患便血痢疾者异常增加，有些因为溶血性尿毒症综合征（HUS）正在接受透析治疗。

周日上午，戈多夫特前往西雅图儿童医院，采访了患病儿童的父母。她和贝尔用孩子们最好的朋友作为对照进行病例对照研究。那天晚上，他们得到了 16 个病例的研究结果，这些病例都有相同的对照组。

有 12 个病例吃了"盒子里的杰克"汉堡包，但是对照组没有一个吃了。第二天，戈多夫特和贝尔的上司，国家流行病学家约翰·小林（另一位 EIS 校友）召开了一次新闻发布会，宣布"盒子里的杰克"汉堡包可能是致命的，涉事公司将撤回这些牵涉其中的批次。

在爱达荷州、内华达州和加利福尼亚州，EIS 的学员保罗·西斯拉和阿比·谢弗调查了便血痢疾和溶血性尿毒症综合征的病例，选取了"盒子里的杰克"汉堡包在多个州引起的同一疾病暴发的一部分案例。实验室中使用一种名为脉冲电场凝胶电泳（PFGE）的新方法检测出了一种 O157：H7 血清型大肠杆菌菌株的 DNA 指纹图谱，该图谱与所有病例和召回的汉堡肉饼中发现的细菌一致。

最终发现了 700 多个病例，4 名儿童死亡，更多的儿童遭受多器官损伤甚至永久性瘫痪。具有讽刺意味的是，该汉堡包当时的广告标语是"太好吃了，好吃得让人害怕"。

同样可怕的是，如果没有这家汉堡连锁店的宣传，华盛顿州以外的疫情根本不会发生。在加州圣地亚哥，6 岁的萝伦·贝丝·鲁道夫在 1992 年圣诞节前一周吃了一个"盒子里的杰克"汉堡包。在经历了 3 次心脏病发作后，她于 1992 年 12 月 28 日在母亲怀中离世。而今回想起来，才明白她为什么发病。

EIS 学员杰西卡·塔特尔与美国农业部兽医汤姆·戈麦斯（EIS 校友）一起进行了回溯调查。涉事汉堡中的肉分别来自美国、加拿大、澳大利亚和新西兰，一块汉堡肉饼里就混合了多达 500 头动物的肉。塔特尔和戈麦斯参观了与这些肉有关的 5 家美国屠宰场，发现了有明显的粪便途径污染肉。塔特尔总结道："追查肉的来源，让我们看到了肉类从农场到餐桌这一过程的庞杂。"她建议加强监督管理，对"加工食品中的大肠杆菌零容忍"。

贝尔和其他 EIS 学员迅速采取行动，阻止了数千人食用受污染的汉堡包。这是一次具有划时代意义的疫情暴发，它为美国敲响了食品安全警钟，此后美国制定更严格的农业法规，加强了对食源性疾病的监测。

15. 密尔沃基臭名昭著的"佳酿"

1993 年 4 月 5 日（星期一）密尔沃基市卫生局的流行病学家凯西·布莱尔打电话给麦迪逊市的威斯康星州卫生局，汇报密尔沃基市媒体报道的腹泻病的详情。威斯康星州流行病学家、EIS 校友杰夫·戴维斯建议她把患者的粪便分离株送到实验室，并收集具体的数据。

第二天下午，布莱尔忙得不可开交。实验室在粪便样本中找不到任何东西，但她接到了大量来自公众和媒体的电话。大部分电话似乎来自城市的南部，那里有几所学校已经关闭。周三上午，戴维斯、比尔·麦克·肯齐和他在威斯康星州的 EIS 同事开车到密尔沃基去调查。

麦克·肯齐和戴维斯怀疑这是经水传播的疾病，因为这种疾病发作似乎是全市范围的。他们与密尔沃基市长、卫生部门和水厂负责人会面，了解到该市的饮用水是由两家自来水厂提供的，一个主要供应给南部，另一个供应给北部，但这两个系统是相互连接的，在中心城区有大量重叠。这两家水厂都是从密歇根湖取水的，取水的管道延伸到离岸一千多米的湖内。

水利部的官员说，最近的水质符合美国环保署的标准，没有大肠菌群（粪便污染）。来自南部的霍华德街水厂的水的浑浊度最近有所增加，但仍在历史范围内。该处理系统使用了足够的氯以及凝聚剂、有充足的沉淀和快速砂滤速率。戴维斯坚持要看过去10年水厂供的水的浊度数据。

那天下午晚些时候，市实验室主任接见了麦克·肯齐。当 EIS 学员凝视显微镜时，实验室的人解释说他正在观察隐孢子虫原虫。同一天，其他城市的实验室在 7 个粪便样本中也发现了它们。一名机警的治疗艾滋病患者的内科医生已经下令进行不寻常的检测。

这些原生动物于 1976 年首次在人类身上发现，后来在艾滋病患者身上以机会性致病性寄生虫的形式出现。隐孢子虫不需要蚊媒或其他宿主，因为它们可以在一个宿主内完成整个生命周期。它们在小牛体内繁殖，并能通过牛粪中的卵囊接触到人类。

麦克·肯齐知道这种寄生虫对氯有抗药性。他告诉市长约翰·诺奎斯特和戴维斯有关隐孢子虫病的情况，并怀疑这次暴发主要与霍华德街自来水厂有关。市长立即发布了一个公告，让大家把水烧开了再饮用。

一项针对养老院的调查显示，这些没有在城中四处走动的老人里，住在北部养老院的老人粪便中没有隐孢子虫，而住在南区的老人半数检测结果呈阳性——除了一家养老院外，因为那里饮用井水。

这是有力的间接证据，但如何证明南侧水厂的水含有原生动物呢？调查进行了一周后，EIS 校友戴维·阿迪斯接到了来自南密尔沃基一家制造冰雕的公司的电话。该公司在 3 月 25 日和 4 月 9 日（水厂关闭的那一天）制作了两块冰。它们可能有用吗？试验表明，融化的冰中确实含有隐孢子虫。

融雪和春雨可能把隐孢子虫带进了城市的滤水器，当滤水器被反冲以清洗滤网时，更多的原生动物被冲入水中。当一些人生病的时候，他们的水样便被冲进了处理过的污水中，污水沿着逆时针方向流进了南侧的进水管。这就形成了一个循环，在这个循环中，隐孢子虫越来越集中在密尔沃基南部的饮用水中。

麦克·肯齐和他的同事估计，有超过 40 万密尔沃基居民因感染了隐孢子虫而腹泻，这是美国历史上有记载的最大规模的水传播疾病。这一流行病对公共卫生产生了重大影响。在随后的几年里，大多数城市供水系统改进了它们的过滤系统，限制了浊度水平，并取消了反冲洗的做法。

16. 无名病毒

1993 年 5 月 9 日，21 岁的纳瓦霍族长跑运动员弗洛伦娜·伍迪因呼吸困难而死亡。5 天后，她的未婚夫，19 岁的马拉松运动员梅里尔·巴伊在去参加她葬礼的路上晕倒了，不久后也去世了。这对情侣生前一起住在新墨西哥州利特沃特的一辆拖车里。他们的尸检显示肺部浸泡在血浆中，重量是正常人肺部的两倍。他们基本上是被自己的体液"淹死"了。

不到一个星期，伍迪的哥哥和他的女朋友就无法呼吸了，他们经常去看望伍迪和巴伊。两人都在重症监护病房里勉强活了下来。到月底，又发现了 19 起类似的无法解释的病例，其中 12 人死亡。除了伍迪那一组，其他的人互不相识。他们生活在偏远的农村，都是纳瓦霍族。纳瓦霍民族有 17.5 万人口，分布在新墨西哥州、亚利桑那州、犹他州和科罗拉多州，分布区面积达 7 万平方千米，被称为"四角地区"。

5 月 29 日（星期六），EIS 学员杰夫·杜钦、罗恩·莫勒纳和距离最近的 EIS 校友杰伊·巴特勒参加了在阿尔伯克基举行的一次由大约 40 名医生和公共卫生工作人员参加的头脑风暴会议。会上讨论，这种病可能是肺鼠疫、钩端螺旋体病、吸入性炭疽、肺土拉菌病、军团病、罕见病毒还是其他什么毒素吗？或者是一种类似于 1918 年导致健康年轻人死亡的流感病毒？

尸检取下的组织对所有已知细菌的检测结果均为阴性。曾在印第安卫生服务部门工作的 EIS 学员吉姆·齐克曾认为死因可能是用来杀死土拨鼠的磷苯，但当他在废弃的伍迪和巴伊曾居住的拖车中搜寻时，发现除了觅食的老鼠外，什么也没有找到。民族性媒体报道了所谓的纳瓦霍流感，助长了种族主义和偏执。服务纳瓦霍人的女服务员戴起了橡胶手套。

杜钦研究了病历，发现这种疾病一开始的症状是发热、肌肉疼痛、头痛、咳嗽和恶心，然后呼吸急促，检查显示白细胞增多和双侧肺浸润。在第一次出现症状的 8 天内，大多数患者都死亡了。莫勒纳将尸检样本送到 CDC 的实验室，并帮助策划了由美国亚利桑那州 EIS 学员保罗·蔡茨进行的病例对照研究。

EIS 学员本·穆内塔是一位著名的纳瓦霍药师的孙子，他在当地的印第安卫生服务机构工作。部落长老告诉他，类似的死亡事件在 1918 年和 1933 年也发生过，当时严酷的冬季过后是泛滥的春雨，荒漠也像 1993 年春天那样百花齐放。年长的人们认为这些死亡与老鼠有关，因为在这样的年份里，老鼠成群结队地从山上下来享用山下丰收的松仁。

回到亚特兰大后，CDC 实验室对莫勒纳寄来的样品进行了检测。C.J.彼得斯是病毒性特殊病原体的负责人，他负责对罕见病毒株做检测，到 6 月 4 日，他找到了一种与之匹配的病毒：汉坦病毒。亚洲的汉坦病毒会导致内出血和肾脏衰竭，而"四角地区"的病毒则会导致肺部充血。这是一个新的品种。

亚洲的汉坦病毒是由啮齿类动物携带的，所以研究人员把注意力转向了"四角地区"的鼠类。利用当时新发展起来的聚合酶链反应（PCR）技术，CDC 实验室识别出了病毒指纹，并在被困在患者家中的鹿鼠身上发现了病毒指纹。这些啮齿动物的尿液携带病毒。当人们搅动被尿浸透的灰尘并吸入这种雾化的病毒时，他们就患上了现在被称为汉坦病毒肺综合征（HPS）的疾病。[1]

除美国东南部外，美国各地都有大量的鹿鼠。病例很快就在"四角地区"之外出现了。到 1995 年底，24 个州确诊了 124 例汉坦病毒病例。

1978 年，里克·古德曼还是 EIS 的新学员，他曾调查过一名爱达荷州的年轻父亲的病例。1993 年，他意识到爱达荷州的患者可能死于汉坦病毒肺综合征。医院保留有他的尸检石蜡组织块，CDC 实验室从中分离出了汉坦病毒。另外还确定了 12 例回

---

[1]　吉姆·齐克曾在没有防护的情况下，在弗洛伦娜·伍迪住的拖车周围乱翻，他意识到自己没有感染上这种疾病是多么的幸运。

顾性病例。传统上，病毒是以它们被发现的地方命名的（例如，马尔堡、拉沙、埃博拉），CDC 建议将这种病毒命名为"四角病毒"，但纳瓦霍社区表示反对。也许可称作"死亡峡谷病毒"？因为发病的弗洛伦娜·伍迪居住的拖车附近有条河谷。纳瓦霍人再次抗议。CDC 的病毒学家放弃了，称其为"辛诺柏病毒"，即无名病毒（Sin Nombre virus，SNV），现在这是它的官方名称。

17. 向"莱尔叔叔"和"亚历山大大帝"告别

1993 年是 3 名公共卫生部门领导人的过渡年。CDC 主任比尔·罗珀被戴维·萨切尔取代，萨切尔是该机构的第一位非裔美籍领导人，EIS 还有两名人员离职。

莱尔·康拉德在担任 CDC 主任期间，花了 27 年时间派遣了 500 多名 EIS 学员执行各州任务，任期内的最后 2 年，他把注意力重新转到了改进苏联的流行病学上，那里有 2 亿人需要帮助。他继续协助招募州 EIS 学员，但在莫斯科和西伯利亚的任务扩展后，他主要培训来 CDC 接受指导的俄罗斯人。

在其公共卫生职业生涯中，康拉德曾在 29 个国家工作过，但他最大的骄傲是"哺育"了设在各州的 EIS 学员。比尔·麦克·肯齐指出："莱尔·康拉德对他的上司一贯不讲情面，但会温和地支持他手下的任何人。""莱尔是弱者的守护者。"

1993 年 11 月 22 日，朗缪尔死于肾癌，享年 83 岁。他强悍的作风和对完美的追求为该领域科学的严谨度、写作的清晰度和勤勉度设定了很高的标准。他提出了公共卫生监测的概念，并领导 EIS 进入诸如计划生育、慢性病、环境卫生、出生缺陷、毒性危害、职业卫生、吸毒、饥荒、灾害和国际卫生等新领域。

虽然朗缪尔曾一度认为 EIS 可能已经过时了，但到他去世时，他显然已将其视为自己最伟大的遗产。1993 年 11 月，当朗缪尔奄奄一息的时候，EIS 校友史蒂夫·舍恩鲍姆打来电话。舍恩鲍姆对着旁边的一张照片感慨万千。这张照片拍摄于那年春天，照片上的朗缪尔打着黑领带，周围是 6 名公共卫生学院的院长，全都是 EIS 校友。"多么美妙的田野，"朗缪尔对舍恩鲍姆说，"我们应该为流行病学干杯！"他们找到了一瓶香槟，打开瓶塞，朗缪尔抿了一小口。这通电话一周后，朗缪尔去世了。

在他最后的日子里，朗缪尔的女儿们对父亲表现出了一种从未有过的柔情。"他让我靠近他，第一次为他做事。"苏珊说。她知道她的父亲是一个无神论者，不相信来世，但她现在告诉他，他会青史留名，他将与那些他珍爱和钦佩的人团聚，比如他的叔叔欧文，他的妻子，埃莉诺·罗斯福，亚伯拉罕·林肯。"是的，"朗缪尔悄声说，"还有另一位，亚历山大大帝。"

第十八节　任务艰巨

1994 年，由于政府的削减开支，CDC 不得不减少 400 个职位，这将影响到即将到来的新一批 EIS 学员。为了避开这一不幸，新招募的人员称作 EIS 研究员，他们既不是 CDC 的正式员工，也不是美国公共卫生服务部队的一员。EIS 在紧张的预算中为该项目找到了资金。与此同时，成立了一个不受政治影响的民间组织"CDC 基金会"以补充 CDC 的预算。

1. 人间地狱

1994 年 4 月 6 日，一架载着卢旺达和布隆迪两国总统的飞机被击落，引发了卢旺达大屠杀。

5 月中旬，EIS 学员莱斯·罗伯茨被要求为世界卫生组织评估卢旺达的局势。罗伯茨冒险进入卢旺达爱国阵线控制的地区，卢旺达爱国阵线是由保罗·卡加梅指挥的图西族军队。他的眼前尸横遍野，他看到了胡图族极端分子实施的大屠杀，也了解了入侵的图西族军队实施的报复性屠杀。他发现乡村几乎空无一人——在这个曾经是非洲人口最密集的国家里，有一种怪异的空旷感。

7 月 14 日，胡图族军队的残余势力连同惊恐万状的胡图族人，逃往邻国刚果、坦桑尼亚和布隆迪。大多数难民、大约 80 万人，涌入刚果的戈马，分散到郊区匆忙设立的 3 个难民营中。

7 月 19 日下午，罗伯茨乘坐联合国补给直升机抵达戈马。他前往穆贡加难民营，那里的法国医生和世界卫生组织正在努力治疗 1 000 多名霍乱患者。医生们的口服补液盐已经用完了，可用的静脉点滴也很少了。三分之一脱水的难民在一天之内死亡。一名妇女的专职工作是从死去的母亲手中救出幸存的婴儿，并把他们送到孤儿院。罗伯茨想，这是地球上最糟糕的地方。

戈马坐落在难以穿透的凝固熔岩上，因此携带霍乱病毒的排泄物流入附近的基伍湖，绝望的难民从那里舀起一桶桶被污染的水饮用。罗伯茨想招募难民将氯倒入水中，但他的世卫组织主管坚持让他只管记录死亡数据就好。

随着戈马灾难的蔓延，克林顿总统授权向难民提供援助，来自世界各地的慈善组织也纷纷伸出援手。1994 年 7 月 30 日，EIS 学员斯科特·道尔和布拉德·伍德拉夫在戈马登陆，随后几天又有更多的 EIS 学员到达。道尔和伍德拉夫关注的是为 10 000 名"无人陪伴的儿童"设立的 21 个营地，这些儿童要么是孤儿，要么与家人失散。

道尔说："每天早上，我们都会看到营房门口堆着一小堆看起来像木柴的东西。"他们是一夜之间死去的孩子的尸体。美国志愿者和大多数其他非政府组织的志愿者对霍乱治疗手段知之甚少。

到 8 月初，已经有足够的口服补液盐和静脉注射液，但是，正如道尔后来所写的，"负责口服补液的人很少知道在一段特定的时间内要给予患者特定数量的液体。"一家误入歧途的慈善机构送来了功能饮料佳得乐，看护者把它给了垂死的孩子，结果让情况变得更糟；另一个中心的静脉注射用葡萄糖中不含必要的钠；还有一处没有水。

道尔和伍德拉夫进行了口服补液使用的现场培训，并建立了监测系统来监测死亡和开展营养调查。"我们走进一个挤满孩子的房间，地板上满是粪便和呕吐物，"道尔回忆说，"40 个孩子中，有 10 个严重脱水，2 到 3 个死亡。"当他们在病房里为第 40 个病人治疗时，另一个孩子可能已经死了。在一个难民营中，1 岁以下婴儿的死亡率达到了每天每 10 万人中有 800 人死亡，比危机前的死亡率高出了 300 多倍。

更多的 EIS 人员抵达现场，尽管他们自己的生命也受到了威胁，但他们仍在努力挽救生命。他们无力地看着那些被指控偷窃或被认定是图西族的人被用石头砸死或被警察斩首。戴维·斯维尔德洛和 EIS 学员阿尔弗雷多·维加拉关注难民营养问题。EIS 学员奥林·莱文是 EIS 校友的儿子，他负责脑膜炎疫苗的项目，而唐·夏普负责麻疹疫苗的接种。

8 月，在霍乱席卷卢旺达全国之后，人们开始出现出血性腹泻，这是由志贺菌引起的。CDC 的人发现，官方批准的萘啶酮酸（nalidixic acid）治疗以及捐赠的四环素和抗生素都是无效的，因为志贺菌有了抗药性，但是美国军方提供的环丙沙星是有效的。

每天晚上，EIS 学员们都在讨论一个深刻的道德困境。他们救助的许多人是种族灭绝者，这些救助是在助长他们持续的恐怖统治吗？这不好回答。

"大多数死亡的直接原因是腹泻，"EIS 学员和其他作者在一份文件中写道，"但根本原因是历史、种族、人口、社会经济和政治因素，这些因素导致了卢旺达社会的崩溃和大规模人口迁移……世界根本没有为这种规模的紧急情况做好准备。"由于他们的批评，非政府组织培训和应对此类灾难的标准得到了提升。

到 8 月底，已有近 5 万难民死亡，但霍乱与细菌性腹泻的流行已经结束，死亡率也大大下降。第一波 EIS 的学员回家了。

2. 埃博拉病毒卷土重来

斯科特·道尔于 1995 年 5 月飞回刚果。20 世纪 70 年代，埃博拉病毒首次大规模暴发。因为在之前的暴发中，疫情即将结束时流行病学家才赶到，所以他们无法研究持续的传播。在基奎特镇（20万人口）这种流行病仍在肆虐。道尔来到基奎特的几天前，3名来自病毒性特殊病原体部门的CDC人员已到了这里。来自其他国家的调查人员也聚集于此。

埃博拉病毒主要是在医院里扩散的，当国际团队抵达时，基奎特综合医院已经被废弃，院里只有几个处于出血性疾病最后救治阶段的病人和医护人员。道尔回忆说："头一两天，我们清理了医院，以便重新开放，还分配了各自要做的任务。"

他穿着防护服，用空气过滤器遮住鼻子和嘴，帮助照顾病人。热带的炎热令人无法忍受。"我的脚在满是汗水的靴子里打滑，"他说，"我的手在颤抖，试图在不戳到自己的情况下给病人抽血。我的护目镜起雾了，当我想擦一擦的时候，天哪，我只能隔着手套蹭一下我脸上的防护服。"

道尔在翻译人员的帮助下采访了幸存的家庭成员和其他密切接触者。他的研究显示，埃博拉病毒只在病人大出血的末期具有传染性。在刚果，住院病人通常由家庭成员照顾，家庭成员经常与他们同寝。在葬礼上，家人还会轻柔地清洗和亲吻尸体，这给了病毒进一步传播的机会。

EIS校友阿里·汗进行了标准的流行病学调查以确定"零号病人"。他的结论是，1995年1月6日发病的42岁农民加斯帕德·蒙加是第一个病例。阿里·汗可以追踪与蒙加接触的后续传播。调查人员假设这名农民是从他所在的热带雨林木炭坑附近的动物或昆虫身上感染病毒的，他们捕获并研究了数千只动物，结果没有发现动物携带病毒。

在医院进行了消毒，并实施了戴手套和口罩的隔离护理措施后，那里只增加了一例埃博拉病例，但病毒在社区内继续缓慢传播。EIS 学员彼得·基尔马克思承担了监测的工作，他指导一个当地医科学生小组追踪谣言，收集数据。基尔马克思写道："这些病例常常被隐藏起来，因为人们认为，把他们送到医院就等于判了死刑。""有两份报告称，因为害怕传染，来自基奎特的人在其他村庄被杀害。"

1995 年 6 月中旬，基尔马克思和道尔离开刚果时疫情已基本得到控制。最后一名埃博拉患者于 1995 年 7 月 16 日在基奎特死亡。在 315 个确诊病例中，81% 的人死亡，四分之一的死者是医护人员。

3. 受污染的冰激凌

1994 年 10 月，驻明尼苏达州的 EIS 学员汤姆·亨尼斯调查了一起重大的肠炎沙门菌疫情。[①] 在一项病例对照研究中，他和他的同事发现 15 个病例中有 11 个吃了施旺的冰激凌，而对照组中只有两个。尽管实验室当时还不能从冰中培养出细菌。州流行病学家迈克·奥斯特霍尔姆宣布了这一结果，施旺公司关闭了工厂并在全美范围内召回了产品。

亨尼斯认为，用鸡蛋作原料的冰激凌似乎是一个合乎逻辑的罪魁祸首。但施旺的冰激凌不含鸡蛋。罐式拖车将经过巴氏灭菌的预混料运到了位于明尼苏达州的马歇尔工厂，亨尼斯看到那里

---

① 实验室最终在冰激凌中发现了沙门菌，但定位它很困难，因为细菌隐藏在脂肪细胞中。

还是一片原始状态。然而，他发现卡车司机在返程时"倒运"的是液体生鸡蛋，而且他们装生鸡蛋前没有充分清洗油罐车以防止交叉污染。据估计，整个美国大陆约有 22.4 万人因食用施旺的冰激凌而腹泻。这是美国迄今为止发现的最大的沙门菌病的同源暴发。

4. 搜查病原体

尽管施旺的受害者人数众多，但只有不到 300 个病例报告给了 CDC。流行病学家通过将感染率外推到暴露的总人数，得出了更大的估计量。事实上，大多数腹泻从未被报道过。在 EIS 的最后一年，弗雷德·安古洛关注了这个问题。

安古洛和 EIS 的戴维·斯维尔德洛提出建立"监测网"，这是一个积极的监测系统。在这个系统中，5 个州的临床实验室定期联系，以确定他们在粪便样本中发现了什么，寻找沙门菌、志贺菌、弯曲杆菌、O157：H7 大肠杆菌和李斯特菌等的比率。它于 1996 年 1 月启动，后来扩展到 10 个州，随后 EIS 学员努力确定哪些食物携带哪些微生物。

与此同时，CDC 启动了"脉冲网"，这是一个全国性的分子分型网络。在这个网络中，区域实验室接受了脉冲电场凝胶电泳的培训，这种 DNA 指纹识别法在 1993 年发现"盒子里的杰克"汉堡包里的肠出血性大肠埃希菌起到了关键作用。现在实验室技术人员和流行病学家可以协同工作来识别和追踪流行病。

安古洛还参与了一项关于沙门菌耐药性的全国性研究。他了解到斯科特·霍姆伯格在 1983 年进行的开拓性调查，该调查将动物饲料与人类疾病联系起来，霍姆伯格确信，不加区别地给动物施用抗生素是鲁莽之举。没有人跟踪这些饲料补充剂，尽管每年给药的总金额约为 2 900 万英镑（约 2.5 亿元）。

1995 年 FDA 批准在鸡和火鸡中使用氟喹诺酮类药物，以促进它们生长和预防疾病。为此，安古洛创建了针对肠道细菌的国家抗生素耐药性监测系统（NARMS）。该项目于 1996 年启动，记录了氟喹诺酮类药物耐药性在随后几年的惊人增长。FDA 最终撤销了对家禽使用该药物的批准，但限制在美国食用动物中使用抗生素仍然是一个挑战。安古洛将在疾病控制中心负责监测网和脉冲网很多年。

5. 生命和金钱化为乌有

1994 年，EIS 学员迈克·西格尔被指派到 CDC 吸烟与健康办公室的环境信息局，他对佐治亚州的烟草进行了成本效益分析。"很长一段时间以来，大多数南方州都忽视了这个健康问题，"西格尔说，"因为烟草业强大的宣传团队。"

在此前的一年中，佐治亚州的农民种植了约 4.4 吨烟草，并以 1.59 亿美元的价格出售。来自香烟、雪茄和咀嚼烟草的销售收入达 12.03 亿美元，另有 1.76 亿美元来自州烟草税。烟草直接或间接地为 35 860 人提供了就业机会，他们每年收入 12.3 亿美元。制烟工厂每年的经济效益达到 27.68 亿美元。

在佐治亚州，每年有 10 650 人死于吸烟引发的癌症、心脏病、呼吸衰竭，其中还有胎儿和婴儿。也就是说，由于吸烟导致过早死亡，人们的潜在寿命损失了 177 424 年。西格尔估计，该州与吸烟有关的直接和间接医疗费用每年为 29 亿美元，而 1993 年，吸烟在佐治亚州造成了 9 140 万天的旷工和病假，相当于损失 60 亿美元的产值。因此，烟草每年花费约 89 亿美元。西格尔将他的发现提交给了"健康与责任佐治亚州联盟"（CHARGe），该联盟推动并最终在佐治亚州实现了无烟餐厅立法。

他还研究了特定品牌的香烟广告对青少年吸烟的影响，结果表明，在美国 300 万青少年烟民中，万宝路、骆驼和新港既是广告最频繁也是最受欢迎的三个品牌。青少年吸烟率在 1988 年开始上升，也就是在那一年，全美发起了"骆驼乔"运动。从 1989 年到 1993 年，该品牌用于广告的支出从每年 2 700 万美元增加到 4 300 万美元，骆驼牌香烟在青少年中的市场份额上升了 5.2%。

西格尔在 7 场烟草案中作为专家证人作证，部分促成 1998 全美烟草行业达成和解协议，该协议同意支付 2 060 亿美元赞助禁烟广告。此后，一包香烟涨到 40 美分，青少年吸烟率开始下降。

6. 海湾战争综合征

自从 1991 年初海湾战争结束以来，70 万美国退伍军人中有越来越多的人抱怨各种各样的健康问题，这些问题后来被称为海湾战争综合征。1994 年 5 月，《时尚先生》杂志发表了一篇文章，声称密西西比国民警卫队中曾在海湾服役的退伍军人们所生的 55 个婴儿中有 37 个是"不正常的"。EIS 学员艾伦·彭曼调查发现，国民警卫队有 3 名婴儿出生时就有严重缺陷，另有两名婴儿有轻微问题。比例在预期范围内。

1994 年 12 月，EIS 学员丽塔·沃什科前往宾夕法尼亚州的黎巴嫩。据报道，当地的一名空军国民警卫队队员患有肠易激综合征，还有关节痛、肌肉酸痛和记忆问题。凯瑟琳·休里是当地的一名传染病医生，她对其中大多数人进行了诊断，得出的结论是，他是因沙漠里的沙蝇叮咬而感染了疾病。这听起来似乎有点道理，因为总共有 32 名参加海湾战争的退伍军人感染了利什曼病。利什曼病是一种由沙蝇携带的寄生原虫引起的疾病。

沃什科虽然同情受苦的退伍军人，① 但她认为海湾战争综合征并不是一种真正的身体疾病。她和同事对 59 名退伍军人进行了采访和检查，发现他们没有一致的症状。当被问及他们最讨厌的症状时，27% 的人说是疲劳，14% 的人说是腹泻。沃什科的结论是，他们可能患有抑郁症或创伤后应激障碍。她报告说："许多参与者描述了一系列复杂的症状，这些症状限制了他们的日常活动。"不过，她认为他们"受到了媒体论调的影响"。

海湾战争综合征类似于慢性疲劳综合征，而患上这种疾病的军人不久后也都成了退伍老兵。到 1998 年，立法者投入超过 1.15 亿美元来研究这种无定形的疾病，之后还投入了更多的资金。

环境流行病学家、EIS 校友菲尔·兰德里根被任命为克林顿总统的海湾战争退伍军人疾病顾问委员会的成员，该委员会花了两年时间得出与丽塔·沃什科相同的结论。EIS 校友鲍勃·哈利并不同意这一结论。他对 23 名休斯敦退伍军人进行了研究，得出的结论是，他们受到了低水平农药和化学武器气溶胶的影响，但兰德

---

① 沃什科的父亲和他的 6 个兄弟曾在第二次世界大战中服役，其中一人阵亡。她自己曾在陆军预备役服役 10 年。

里根和其他许多人对这些研究提出了批评，认为这些研究依赖于无法证实的自我报告的暴露。海湾战争综合征至今仍是一个有争议的现象。

7. 本土恐怖事件

一位名叫蒂莫西·麦克维的退伍军人（没有声称遭受海湾战争综合征的困扰，但显然陷入困境）曾被授予海湾战争勋章。1995 年 4 月 29 日上午，他将一辆租来的莱德卡车停在俄克拉荷马城的阿尔弗雷德·默拉联邦大楼前，在这里点燃导火索引燃 2 吨多硝酸铵肥料和燃料，然后走开了。总共有 168 人在爆炸中丧生。EIS 学员罗伯塔·杜海姆是一名从美国农业部休假的兽医，[1] 她要赶在上午 9 点与在默拉大厦的美国农业部同事开会讨论一项研究，她迟到了，她的 7 名朋友和同事都遇难了。

亚特兰大的 EIS 学员安·德林格、帕特里克·卡丘和盖尔·斯蒂凡尼赶赴现场帮助杜海姆评估损失，重点是救援受伤人员。这次爆炸发生在世贸中心爆炸两年后。"我们现在必须更认真地为国内的恐怖主义行为做好准备。"EIS 学员总结道。

8. 热浪袭来

1995 年 7 月 12 日，星期三，一股闷热的热带气团在芝加哥上空集结，使气温上升到 39 摄氏度，第二天又上升到 41 摄氏度，创了纪录。由于高湿度，体感温度像 52 摄氏度。随着周末高温的持

---

[1] 美国农业部和美国国防部各自资助一名或两名雇员担任 EIS 学员。

续，急诊室人满为患。市长理查德·戴利领导的政府后知后觉地宣布全市进入紧急状态，并紧急向有空调的中心提供食物、水和交通工具，但超过 700 名居民在持续一周的热浪中丧生。

EIS 学员简·赛门和乔尔·塞拉尼科于 7 月 20 日飞往芝加哥。他们记录的住院人数比之前的平均水平多 1 072 人，住院者主要因脱水、中暑和中暑引起的体力消耗而住院。许多受影响的人都有潜在的健康问题。

赛门和塞拉尼科组织并训练了 80 个工作人员进行了一项病例对照研究，发现没有空调的孤独、贫穷的老年人是主要的患者。年龄较大的女性显然需要更多的支持。患者中有相当一部分是酗酒者，他们住在顶楼破旧的单人间旅馆里，住在黑色的屋顶下。黑屋顶加速了冬天的融雪，在夏天却吸收了大量的热量。

EIS 学员埃德·基尔孟在 1980 年堪萨斯城和圣路易斯的热浪中记录了类似的模式，他发现风扇只是吹散了更多的热空气，没有帮助降温。正如社会学家克里南伯格在他的书《热浪：芝加哥灾难的社会解剖》中所观察到的，真正的罪魁祸首不是自然，而是一个功能失调的社会系统，它忽视了那些贫穷、年老、生病和孤独的人。

9. 共和党革命和枪支管制

随着 EIS 预算的恢复，研究员计划终止了，新学员可以再次加入受委托的联合会，20 年后可选择退休或继续工作。当 EIS 主管波莉·马奇班克斯决定重返研究时，EIS 校友乔安娜·布芬顿接管了 EIS 项目的管理工作。

1994 年 11 月，保守的共和党人赢得了美国国会参众两院的胜利，这给 CDC 的伤害预防和控制中心带来了麻烦。EIS 同事马克·罗森博格和吉姆·默西一直在研究枪支的影响。他们招募了 34 岁的比利时人艾蒂安·克鲁格，克鲁格还是即将入学的 1995 级 EIS 学员。

"我在欧洲长大，"克鲁格说，"那里私人根本无法获取枪支。把枪放在家里被认为是非常不安全的。"因此，他决定将美国的枪击死亡率与其他发达国家进行比较。结果显示，与其他国家的综合平均比率相比，美国 15 岁以下儿童被枪杀的可能性要高出 12 倍。克鲁格的研究还指出，自 1950 年以来，美国儿童的死亡率大幅下降，但儿童过失杀人案的比例增加了两倍。

当 1997 年 2 月 MMWR 公布他的发现时，克鲁格接受了国际电视和电台的采访，结果收到了匿名的死亡威胁。共和党控制的国会刚刚通过了一项法案，该法案取消了暴力预防司用于枪支研究的 260 万美元预算，并命令 CDC 永远不要提倡枪支控制。因此，当记者追问是否应该通过更严格的法律施压时，克鲁格回答说，"这要由立法者根据数据来决定。"国会对 CDC 提出的"枪支控制倡议"的禁令仍然有效。

出版于 1998 年，由罗森博格和默西撰写的教科书《美国校园暴力》中援引一项调查，在调查中，7.9% 的学生表示他们在过去的一个月持过枪。书中指出，在过去的两年中美国与学校有关的暴力死亡人数为 105 人，这意味着学校每星期都会发生 1 例以上暴力死亡事件。

1999 年 4 月 20 日，在美国科罗拉多州的科隆比纳高中，两名情绪激动的学生手持两支霰弹猎枪、一支半自动来复枪和一支半自动手枪，杀害了 12 名同学和 1 名老师，并造成 23 人受伤，两人随后自杀身亡。尽管媒体对控枪问题给予了极大的关注和讨论，但没有任何有意义的立法出台。

5 个月后马克·罗森格成为全国步枪协会和枪支游说团体批评的避雷针，被撤去国家伤害预防和控制中心主任职务。不久后医学研究所的一项研究得出的结论称，"机构之间的对抗和怨恨"阻碍了伤害预防方面的合作。

"马克在预防伤害和暴力方面是一个有远见的人，他的坚持极大地推动了这一领域的发展。"吉姆·默西说。CDC 将继续进行有限的与枪支有关的研究，但会削减预算，并将重点放在争议较少的方面，如适当的枪支储存方式（这是一个重要问题，但只是问题的一部分）。

10. 命丧海地

1995 年 11 月，一名婴儿在太子港大学总医院死亡，到 1996 年 5 月，已有 32 名儿童死亡。这些儿童在死亡前曾严重呕吐，有胰腺炎、呼吸衰竭、面瘫、肝损伤和肾功能衰竭病症。研究海地母婴艾滋病病毒传播的约翰斯·霍普金斯大学教授尼尔·哈尔西得知这些病例后向 CDC 发出了警报。

没有海地政府的正式请求，CDC 无法派出小组。当地官员们对 CDC 在早期艾滋病发现阶段歧视海地人民感到愤怒，于是转而向泛美卫生组织（PAHO）寻求帮助。泛美卫生组织最终联系了 CDC，1996 年 6 月 14 日（星期五）晚些时候，EIS 学员凯特·奥布莱恩飞往海地，立即前往太子港医院。

　　所有的孩子最初的症状通常都是发热。奥布莱恩认为，可能是儿童药物中的有毒物质导致了这种疾病，因为这种疾病似乎没有传染性。医生给奥布莱恩开了 8 瓶药，这 8 瓶药是两名住院儿童服用过的。其中 6 种没有标签，但剩下的两种，阿非布利尔和伐洛酮，都是由海地重要的制药公司瑞尔生产的对乙酰氨基酚液体制剂。她把这些药送到了亚特兰大的 CDC 实验室。

　　大学总医院没有任何入院或出院记录。尽管如此，奥布莱恩还是掌握了足够多的病例，开始了一项病例对照研究，使用因发热入院但没有尿潴留（肾衰竭的症状之一）的儿童作为对照。由于每天都有新病例送到医院，奥布莱恩对 63 例使用已知药物治疗的病例进行了分析，其中 55 例服用了阿非布利尔或伐洛酮，这些药均来自连续 3 个批次，相比之下，只有 5 例对照组的患者服用了瑞尔公司生产的药物。

　　调查进行到第 6 天，EIS 学员乔尔·塞拉尼科抵达海地提供帮助。第二天，奥布莱恩得知 CDC 实验室发现阿非布利尔和伐洛酮的样本中都含有 15% 的二甘醇（DEG）。与防冻剂类似，DEG 在美国声名狼藉，1937 年它被用于一种药物，导致了一百多人死亡。DEG 的非法使用曾导致南非、印度、尼日利亚和孟加拉国的儿童死亡。

　　奥布莱恩和塞拉尼科彻夜未眠，与海地卫生部部长、美国大使以及拥有瑞尔公司的布洛斯家族的成员进行磋商。周六早上，部长宣布，任何人都不得服用阿非布利尔和伐洛酮，警察将产品从商店的货架上撤下，并发动了一场广泛的媒体宣传活动，包括在街上使用扩音器。

接下来的一周，又有 7 名儿童被送进了医院，他们都在公共警告之前服用了药物。在那之后，只增加了 3 个患者。在 109 例确诊病例中，有 88 名儿童死亡，其中多数不到 5 岁。

在与 FDA 调查员戴维·普勒姆的合作下，塞拉尼科开始了回溯调查。瑞尔公司从一位海地经销商那里购买了几桶被 DEG 污染的甘油，海地经销商通过一位德国化学制品代理商购买了这些甘油，而德国代理商又从一家荷兰公司那里购买了这些甘油。

11. 搭便车的微生物

1996 年 6 月 13 日，食源性疾病监测网在康涅狄格州发现 6 例肠出血性大肠杆菌感染，EIS 学员贝特西·希尔伯恩在那里展开调查。很快伊利诺伊州又发现了 7 例。这些大肠杆菌都有相同的分子指纹。

随后，希尔伯恩在康涅狄格州发现了 21 个病例。她的病例对照研究挑出了法式蔬菜沙拉，这是一种由芝麻菜和菊苣等绿叶沙拉混合而成的凉菜。她通知了负责伊利诺伊州调查的 EIS 学员乔纳森·默敏。他重新采访了病人，得出了同样的结论。希尔伯恩和默敏的回溯调查将他们带到了加利福尼亚州霍利斯特的塞卡特农场。

希尔伯恩和默敏去了塞卡特农场，在那里他们发现了多种可能的污染源。肉牛在生菜种植地附近吃草，散养的鸡可能把牛粪带到地里。但最可能的罪魁祸首是农场的主要洗涤槽，在那里，未经氯化处理的井水被循环使用，也没有得到充分的过滤。井水每天更换三次后，疫情就停止了。

12. 这是草莓?!

1996 年 5 月下旬，加拿大阿尔伯塔省卡尔加里市的一家公司的内科医生打电话给 CDC，说公司雇员中出现了一些不同寻常的环孢子虫感染病例，他们参加了在得克萨斯州休斯敦市一家体育俱乐部举行的会议。CDC 通知了得克萨斯州卫生部，在没有 EIS 学员派驻的情况下进行初步调查。州官员发现，在同一家俱乐部和休斯敦一家餐厅用餐的人也出现了其他病例。

环孢子虫引起水样腹泻，可持续 6 周，有时复发，但可以用巴克林（磺胺甲噁唑三甲氧苄氨嘧啶）治疗。它通常不会致命，但是腹痛会让人难以忍受。人们对这种球形原生动物所知甚少，只知道它似乎主要在春季折磨热带地区的人们。没有人知道它的生命周期中是否涉及动物或昆虫。

得克萨斯州的调查人员从食品消费的采访中得出结论，他们认为加州种植的草莓已经受到寄生虫的污染，并发出了公共警告。加州草莓委员会对此表示反对，并指出在加州或美国西部其他任何地方都没有发现环孢子虫病病例。可是草莓的销量还是直线下降。

整个 6 月，其他环孢子虫疫情在佛罗里达、南卡罗来纳、伊利诺伊、俄亥俄、宾夕法尼亚、康涅狄格、马萨诸塞、新泽西和纽约等州相继暴发，许多患者确实吃过草莓。7 月 1 日，《时代》杂志刊登了一篇题为《草莓病》的文章。

然而，到那个时候，最终被邀请到得克萨斯州协助调查的 EIS

学员迈克尔·比奇开始怀疑草莓是否是罪魁祸首。5 月 30 日在达拉斯参加聚会的客人中，大约有一半的人以某种方式摄入了环孢子虫。桌上放着蜜瓜壳，里面装满了覆盆子和一簇草莓。覆盆子和黑莓散落在其他盘子里。聚会举行的厨房里的草莓已经放了好几个星期了，而新鲜的覆盆子和黑莓在聚会前两天才送到。

"虽然不能确定覆盆子是传播媒介。"比奇总结道。但它们可能是寄生虫的来源。因为草莓和覆盆子经常放在一起，加州的农产品可能被牵连了。

派对上的覆盆子生长在危地马拉。在 1996 年 6 月的调查中，来自佛罗里达州的 EIS 学员多莉·卡茨对覆盆子的怀疑越来越多。1995 年佛罗里达有 48 例环孢子虫病例。EIS 学员艾米丽·库曼斯的调查没有得出结论，但她曾表示，危地马拉的覆盆子可能与此案有关。1996 年有 180 个病例，卡茨有更好的机会证明两者之间的联系。

65% 的患者记得吃过覆盆子，87% 的人记得吃过草莓。然而，对照组超过一半的人也吃过草莓，而只有 7% 的人吃过覆盆子，这数据意味着危地马拉的覆盆子的被食用量是草莓的 7 倍。卡茨怀疑，因为覆盆子不像草莓那样容易被记住，所以患者们少报了他们的摄入量。

佛罗里达对 9 个环孢子虫群的队列研究证实了这点，这些研究的对象主要是在家里吃饭的人。新鲜的覆盆子是所有的 9 顿晚餐中唯一每顿都出现的食物。7 月 3 日，佛罗里达州发布了一项针对食用覆盆子的消费者警告。

芭芭拉·赫尔瓦尔特是 CDC 寄生虫病部门的一名 EIS 学员，

她协调了全国范围内的其他研究，这些研究也涉及了覆盆子，这就解释了为什么大量的患者是富有的成年人，他们吃的是昂贵的、更容易腐烂的水果。在 1996 年春季和初夏，美国和加拿大有近 1 500 例确诊的环孢子虫病病例。7 月中旬，EIS 学员玛尔塔·卡莱尔和维克多·卡塞雷斯走访了危地马拉的几家农场，但一无所获。

最初对草莓的错误判别给加州种植者造成了 2 000 多万美元的销售损失。第二年春天，在美国和加拿大，超过 1 000 例记录在案的环孢子虫病病例被追溯到危地马拉的覆盆子。1998 年，美国禁止从危地马拉进口覆盆子，而加拿大依然允许进口，因此多伦多吃浆果的人感染了更多的环孢子虫病。如果 EIS 学员没有就危地马拉的覆盆子发出警告，更多的美国案件可能会发生。尽管如此，更多的环孢子虫暴发还是发生了，EIS 学员追踪到秘鲁的法式蔬菜沙拉和墨西哥的罗勒。

13. 注重健康的新芽食者

从 1997 年 2 月到 6 月初，密苏里州和堪萨斯州的沙门菌感染病例不断发生，并拥有相同的分子指纹。听了他们最初的采访，EIS 学员凯特·格林[①]和塔德塞·武希伯怀疑这可能与苜蓿芽有关。实验结果证实，当地一名种植者生产的豆芽含有沙门菌。

EIS 学员没有发现在生产操作上有任何错误，他们的结论是，这些种子已经携带了大量细菌。温暖潮湿的发芽环境为微生物提

---

① 一个月后，格林调查了一起由脉冲网在科罗拉多州发现的与汉堡包相关的肠出血性大肠埃希菌感染性腹泻疫情。1997 年 12 月，她的研究促成了 FDA 批准对肉类产品进行辐照杀菌。

供了完美的生长条件。20 世纪 90 年代末，许多注重健康的年轻女性食用的松脆的豆芽有时被证明是有害的，其在世界各地引起了一系列疾病的暴发。

一个月后，EIS 学员托马斯·布鲁尔和罗杰·夏皮罗被派到密歇根州调查一场暴发的肠出血性大肠埃希菌感染性腹泻疫情。同样，苜蓿芽是带菌者。不久在弗吉尼亚也发现了类似的病例。虽然每个州都有不同的谷物发芽装置，但它们都是从同一个经销商那里收到的种子。这些种子来自爱达荷州的 4 个农场，那里经常有鹿出没，它们的粪便中可能含有肠出血性大肠埃希菌。

很难找到食用发芽种子造成的病例的污染源，因为种子主要是作为动物饲料种植的，而且是许多农场混合种植的，有时在仓库里会存放多年。发芽前将种子浸泡在氯溶液中并不完全有效。虽然食用前清洗农产品是有道理的，但肠出血性大肠埃希菌是从豆芽的内部组织培养出来的，这表明细菌在生长过程中侵入内部了。"生豆芽本身就是危险的，"夏皮罗总结道，"它们是我唯一因为在 EIS 工作期间的遭遇而停止食用的食物。"

美国的食品供应虽然一再被吹捧为世界上最安全的，但显然并不总是那么安全。国际商务、现代大众营销以及一年四季对新鲜农产品的需求，为"搭便车"的微生物创造了机会。

第十九节　迈向新千年

1997 年 2 月，EIS 学员伊万·胡丁和乔尔·威廉姆斯与 EIS 的校友阿里·汗前往刚果的阿昆古拉村，在那里发生了一场长期猴痘疫情。1977 年野生天花被消除后，公共卫生学员一直担心猴痘疫情出现，那是一种与天花亲缘关系较近的病毒，虽然没有那么致命，但可能会进化，取代天花的位置。从 1981 年到 1986 年对该病的监测表明，它不像天花那样容易在人与人之间传播。然而，1996 年开始的疫情影响了数十人，似乎延长了传播链。

调查是在刚果内战期间进行的。在首都金沙萨，CDC 的团队与塞尔维亚雇佣兵共住一间酒店，然后乘坐一架有 40 年历史的螺旋桨飞机前往天主教传教地，在崎岖不平的道路上驱车前往阿昆古拉。

在一个星期的时间里，胡丁采访了 12 个村庄的村民，而威廉姆斯则收集了 16 种动物，解剖并取样检查猴痘病毒。在这些村庄待了 6 天之后，卫星电话带来了令人震惊的消息——反叛部队正在迅速逼近，把正在撤退的部队推到了他们前面。团队不得不立即离开，因为双方军队都是出了名的杀人不眨眼。和胆大的司机一起疯狂地上路真是恐怖。

当胡丁、威廉姆斯和汗最终登上飞机时，惊慌失措的当地人也试图登机。飞机起飞时，一名保安向空中开枪，EIS 的工作人员倒在地上。飞行途中遭遇一场严重的雹暴，飞机急剧下降。威廉姆斯为他的生命祈祷，胡丁给他的妻子和孩子写了一个简短的告别信，幸运的是飞行员及时把飞机稳下来了。

当 CDC 实验室检测威廉姆斯带回的样本时，他们发现非洲松鼠和冈比亚鼠（刚果当地人认为是一种美味）携带猴痘病毒。胡丁的采访数据记录了过去一年中 88 例猴痘的临床病例。在一个家庭中，连续发生了 8 例，显然证实了长时间的人际传播链。"我讨厌被指责危言耸听，"一位科学家说，"但实际上，天花又回来了。"

胡丁最终得出结论，虽然猴痘不能持续传播，但很可能由于与松鼠和冈比亚鼠长期接触而不断出现新病例。另外，有些病例可能是水痘，这在阿昆古拉地区也很常见。

刚果内战在东部戈马附近开始，那里再次设立了难民营。1997 年 4 月 1 日，EIS 学员亚瑟·马克思抵达北基伍地区，帮助联合国儿童基金会和联合国难民事务高级专员评估那里的卫生需求。在他抵达后不久，霍乱在基桑加尼和乌班杜市之间的 3 个临时营地内的 9 万名卢旺达难民中暴发。人道主义工作人员不被允许在基桑加尼过夜，每天必须从基桑加尼来回，这要花掉 6 个小时。每天晚上都有数十名无人照料的病人死于脱水。4 月 20 日晚，武装民兵发动袭击，把所有人都赶了出去。最后只有 37 000 名难民被遣返卢旺达。

马克思回到了戈马，但 5 月 10 日为了他的安全，他又不得不被转移。一周后，金沙萨被占领。洛朗·卡比拉把这个国家更名为刚果民主共和国。

1. 战争之祸

1997 年 4 月 25 日，EIS 学员黛博拉·列维和她的上级——CDC 寄生虫病部门的 EIS 校友安妮·摩尔飞往另一个频繁遭受战争蹂躏的地区苏丹南部，到那里研究非洲锥虫病的流行情况。一旦被受感染的采采蝇叮咬而感染了布氏锥虫寄生虫，患者就会发热、头痛、关节痛，淋巴结肿大成气球。在第二阶段，当寄生虫侵入大脑时，患者通常白天昏睡，但晚上无法休息。如果不治疗，这种疾病会导致昏迷和死亡。

国际医疗队（IMC）的代表发现他们在埃索镇筛查的人中有23%被这种寄生虫感染。列维和摩尔设计了一个随机的集群调查。调查从偏远的村庄开始。5 月 10 日，他们设法采访了 5 个村庄的200 人，并采集了他们的血液。很快列维和摩尔被疏散，他们乘一架小型飞机从肯尼亚飞抵苏丹，途中苏丹威胁要将飞机击落。

他们所训练的 IMC 工作人员完成了他们的随机调查，结果显示 15 个村庄中近 20% 的人体内有寄生虫，这表明坦布拉县大约有5 000 人感染了寄生虫。除非得到治疗，否则他们注定要死。

列维和摩尔写道："由于战争、内乱和经济危机的影响，疾控工作在 10 年或更长的时间里急剧减少乃至消失，锥虫病作为一种主要公共卫生威胁重新出现了。"他们指出，因为战争，刚果民主共和国的寄生虫病带来的危害正在超过艾滋病，成为导致当地人民死亡的主要原因。"此外，战争的存在可能增加了人类与采采蝇接触的行为，从而促进了'昏睡病'的传播。"因为村民们时常躲在灌木丛中躲避空袭、强制征兵或部落冲突。

CDC 的调查促进了美国对外灾难援助办公室提供 200 万美元的赠款。制药公司安万特恢复了依洛尼塞的生产，并捐赠了该药以挽救生命。依洛尼塞是一种几乎没有副作用的现代药物。西非锥虫病病例随后急剧下降。

2. 人类学家在倾听

EIS 学员霍利·安·威廉姆斯是一名儿科护士，拥有人类学博士学位。1997 年 5 月，她抵达赞比亚，这个非洲国家没有处于战争状态，但许多人民却患有疟疾。她证明大多数疟疾对氯喹（一种廉价的一线药物）有抗药性。卫生人员担心家长不会接受二线药物磺胺多辛-乙胺嘧啶（SP），因为它不能退烧，而氯喹能。威廉姆斯与家长们进行了非正式的焦点小组讨论，发现他们非常清楚 SP 的效果更好，并且很感激她在那里确保他们的孩子得到适当的剂量。

8 月，威廉姆斯前往坦桑尼亚西部的 11 个难民营。来自卢旺达、布隆迪和刚果民主共和国的难民都已抵达维多利亚湖岸边的基戈马地区。她发现抗药性疟疾确实是一个问题，但是一半以上被诊断为疟疾的发热病例的血液涂片却没呈现阳性。抗疟药物使用不当，增强了耐药性。威廉姆斯建议分发更多经杀虫剂处理的蚊帐，并进行一项科学研究，以确定耐药性疟疾的程度。

一天，她听到孩子们在她的竹棚外争论着什么。"他们在争夺一个玩具，"威廉姆斯回忆说，"那是一只死鸟。"这对她来说是一个辛酸的时刻。"我想，也许，只是也许，如果这些药物起作用，这些孩子将有更大的机会活到 8 岁。"

3. 事情是这样开始的

1997 年 5 月，香港一名 3 岁男童死于流感。当年 8 月，该毒株被确定为 H5N1 型。从来没有人因为这种类型的流感病毒而感染了流感，这种病毒以前只感染过家禽。事实上，1997 年 3 月在香港新界农村暴发的 H5N1 禽流感疫情，已导致 3 个农场的数千只鸡死亡。

在 CDC 流感部门，EIS 校友福田敬二接到了关于那个患甲型 H5N1 流感的男孩的电话。他认为，这就是下一次流感大流行的开始。他与 EIS 校友凯瑟琳·丹丁格于 8 月 20 日抵达香港。虽然小男孩没有接触过新界的病鸡，但他们发现他在日托中心养的宠物鸡和小鸭在他生病之前不久死了。福田敬二、丹丁格和其他人收集了大约 2 000 名可能接触者的血液样本，在 9 人身上发现了 H5N1 抗体，其中包括这名儿童的医生之一和一名同学，以及新界的 5 名家禽饲养员。但当时并没有人生病。两周半后，CDC 的小组飞回了家。福田松了一口气，认为这可能是个反常现象。

1997 年 11 月下旬，香港实验室从一名曾短暂住院但已康复的两岁男童身上发现了另一份 H5N1 样本。福田敬二再次前往香港，这次是和二年级的 EIS 学员卡罗琳·布里奇斯一起。当他们于 12 月 6 日（星期六）抵达时，又发现了两例 H5N1 病例，一名 13 岁的女孩在呼吸机上挣扎，另一名 54 岁的男子在当天死亡。几天后，EIS 学员托尼·马恩斯和西摩·威廉姆斯与另外两名专家到达。

在接下来的三周里，又出现了 14 个病例，其中 2 人死亡。香港活禽市场 10% 的鸡感染有禽流感。但是人们不能直接从鸡身上感染流感。从理论上讲，流感病毒必定在另一种媒介（如猪）身上发生了变异。

最大的担忧是是否发生了人传人。"香港的人口密度非常惊人，"布里奇斯说，"如果这种流感可以很容易地从一个人传染到另一个人，它就会大暴发。"在最坏的情况下，一个人可能同时感染 H5N1 和 H3N2，即普通人类病毒会和适应性强的微生物交换基因，从而产生一种简单且能快速传播的菌株。由于常规流感季节将于 2 月开始，这样的病毒重组是确有可能的。

为了寻找人与人之间传播的证据，布里奇斯采访并帮助从密切接触者和接触 H5N1 患者的卫生保健工作者中抽取血液。威廉姆斯研究了一组日间护理病例，而马恩斯在病例对照研究中寻找危险因素。

1997 年 12 月 28 日，第十八名患者，一名 34 岁的妇女，被送进医院。有关方面决定在香港的养鸡场、批发市场和活禽货摊宰杀所有的家禽。他们用了 3 天时间宰杀了一百多万只家禽。在随后的几周内，没有出现新的病例，尽管又有两名重症监护室的妇女死亡。18 名住院病人中有 6 人死亡，死亡率为 33%。

家禽饲养者反对宰杀，指出他们自己没有生病。布里奇斯从这些工人身上抽血，发现其中 10% 的人有 H5N1 抗体。她的其他研究发现，在 51 名家庭接触者中有 6 人发病；在一辆旅游巴士上有 1 名患者，217 名接触者中有 8 人检测结果呈阳性。她的结论是，禽流感确实是可以在人与人之间传播的，但它需要非常密切的接触。马恩斯的病例对照研究表明，感染 H5N1 病毒的主要危险因素是最近接触活禽，而不是接触其他受感染的人。

4. 重击脊髓灰质炎

在"扶轮国际"公益组织的大力资助下，世界卫生组织自 1988 年以来一直致力于消除脊髓灰质炎，这在很大程度上要感谢 EIS 校友比尔·福格的领导。每有一个因脊髓灰质炎而瘫痪的人，就有 200 个没有症状的感染者可以将疾病传染给他人。然而，泛美卫生组织在 1991 年通过多次赞助全美免疫日在拉丁美洲消灭了脊髓灰质炎，随后在暴发疫情的任何地区进行联动"扫荡行动"。泛美卫生组织甚至在萨尔瓦多和秘鲁的内战期间安排了"平静日"，在这些日子里，泛美卫生组织宣布这样他们有足够时间为儿童接种脊髓灰质炎疫苗。

尽管美国最后一次脊髓灰质炎暴发发生在 1979 年，每年还是有 10 人因首次接种减毒活疫苗（OPV）而感染脊髓灰质炎。多年来，公共卫生当局一直在争论是否要重新使用灭活的索尔克疫苗（现已大大改进），这种疫苗需要注射，但完全安全。主要的阻力来自那些担心如果美国转而使用更昂贵的灭活疫苗（IPV），将毁灭全世界消除脊髓灰质炎的努力的人。因为更昂贵的灭活疫苗需要专业医疗人员进行注射，而当时任何人都可以使用口服疫苗，只需要很少的训练。

1996 年 6 月，免疫措施咨询委员会最终投票决定开始逐步转变。从 1997 年开始，儿童接受了两剂 IPV，随后又接受了两次 OPV。尽管如此，仍有少数 OPV 相关脊髓灰质炎病例，三年后美国完全改用 IPV。

作为 EIS 学员（1995—1997），琳达·奎克帮助建立了国际脊髓灰质炎监测，并对口服疫苗在美国造成的瘫痪感到担忧。毕业后，她继续在 CDC 消除脊髓灰质炎处工作。美国政策的改变并没有对消除脊髓灰质炎的努力产生负面影响，但持续不断地出差去监测进展很快就会使人筋疲力尽。1998 年秋天，她和其他人萌生了一个想法——组建一支公共卫生新兵部队，帮助开展脊髓灰质炎监测工作。CDC 新任主任杰夫·柯普兰曾作为 EIS 学员帮助孟加拉国消除了天花，他热情支持将 EIS 学员（和其他志愿者）派往海外进行为期 3 个月的脊髓灰质炎监测之旅的计划。1999 年 1 月，EIS 派出第一批学员前往尼泊尔、孟加拉国、也门和尼日利亚执行"阻止脊髓灰质炎传播"计划。

在尼日利亚，EIS 学员特雷西·特雷德韦尔和蒂姆·托马斯发现，许多新近瘫痪的人向巫医寻求治疗，巫医认为脊髓灰质炎是由邪灵引起的。尽管如此，这些传统治疗师还是认识到疫苗正在减少病例数量。特雷德韦尔和托马斯告诉他们："我们这个瓶子里有神灵。"

与天花一样，消除脊髓灰质炎最具挑战性的地区之一是印度。2000 年 5 月，EIS 学员格温·哈默参加了比哈尔邦的"阻止脊髓灰质炎传播"项目，她发现那里的一家大医院正在使用失效的脊髓灰质炎疫苗。如果冷链中断，每个小瓶上的小点就会变成黑色。如果疫苗没有冷藏保存就会失去效力。她教卫生工作者如何寻找黑点，并在社区会议上讲述了她的发现和解决方案。

负责"阻止脊髓灰质炎传播"的 EIS 学员去了地球上一些十分荒凉的地方。到 2000 年底，消除脊髓灰质炎似乎是可以实现的。只有 10 个国家仍然有活跃的地方性脊髓灰质炎病例，这一年全世界仅有 719 例麻痹性脊髓灰质炎病例，自 1988 年消除计划开始以来减少了 99%。最后一例野生型 2 型脊髓灰质炎病毒于 1999 年 10 月被隔离，只有印度、巴基斯坦、索马里和尼日利亚仍有 III 型脊髓灰质炎病毒。

5. 难忘的铁人三项

1998 年春，EIS 校友道格·汉密尔顿接任 EIS 主管一职，并将该职位重新命名为"EIS 负责人"。汉密尔顿的第一次重大挑战发生在 7 月。在威斯康星州麦迪逊市的一家医院里，有两名病人高烧、肌肉疼痛、红眼、腹泻，有黄疸，其中一人肾脏衰竭。一位警觉的医生发现，两人最近都参加了当地的铁人三项比赛，以及 6 月份在伊利诺伊州斯普林菲尔德举行的一场类似的比赛。他通知了威斯康星州政府。

第三位住院运动员来自伊利诺伊州。威斯康星州的流行病学家打电话给 CDC，并寄送了从病人身上提取的样本。其中一名病人的钩端螺旋体检测呈阳性。

汉密尔顿于 7 月 17 日（星期五）派 EIS 学员朱丽叶·摩根和迈克·布鲁斯去麦迪逊。在那里，他们了解到伊利诺伊州有许多患病的运动员。由于钩端螺旋体病的平均潜伏期为两周，因此，此次疫情与 6 月 21 日举行的伊利诺伊州第 16 届铁人三项赛在逻辑上存有牵连。摩根和布鲁斯租了一辆车，连夜开到斯普林菲尔德。

钩端螺旋体是一种被称为螺旋体的大型螺旋形细菌，通常折磨动物。人类患病通常是由于接触了受感染动物的尿液。因此，铁人三项比赛的第二项的场地、斯普林菲尔德湖可能是疾病的来源，那里面积约 690 平方千米，由一个小流域提供水源。

EIS 的学员了解到，来自 44 个州和 7 个国家的 876 名运动员参加了这次活动，因此 CDC 发布了一份国际媒体通知。当地学员收到了禁止在湖中游泳的健康警告。EIS 的学员亚当·卡帕蒂赶到现场，查看当地居民是否患病。

与此同时，亚特兰大超过 70 名新的 EIS 学员在他们的培训课程结束后留了下来，给铁人三项的参与者打电话，发现 13% 的人生病了，有些人病情严重，好在没有人死亡，但许多人被误诊并接受了不必要的脊髓穿刺。其中两人的胆囊被切除。

这项队列研究显示，游泳时间超过 42 分钟的人，以及那些曾吞下超过一口湖水的人，更有可能患上钩端螺旋体病。卡帕蒂在当地居民中发现了一些病例，但没有发现动物宿主。

6. 故意离世?

1997 年秋天，俄勒冈州通过了《尊严死亡法案》，该法案允许医生给想安乐死的绝症病人开致命剂量的巴比妥类药物。

法律要求那些想服用这类药的人以口头和书面形式表达他们的愿望，然后等待 15 天，重申他们的决定。两位医生一致认为不太可能活超过 6 个月的人才可以申请服用。如果绝症患者感到抑郁，医生必须转介他们接受咨询，并讨论所有可行的替代方案，如临终关怀或保守治疗。医生可以开这种致命药的处方，但不能使用。立法者还命令俄勒冈健康部门收集所有此类医生协助自杀的数据。

1998 年，EIS 学员阿瑟·尤金·钦（人称吉恩）跟踪调查了15 名利用新法案结束生命的人。他决定不去打扰病人和他们的家人，而是去采访曾开过这种致命药物的医生，询问病人的病史和态度。对于每个病例，他都找了 3 个在他们死亡后 30 天内死亡的、情况相似的对照组，然后采访了签署死亡证书的医生，问了同样的问题。

实验组和对照组选择结束生命动因都与财务问题无关。只有两名患者（13%）担心自己会成为家人、朋友或照顾他们的人的负担，而对照组中有 35% 的人则担心自己会成为家人、朋友或照顾他们的人的负担。只有一名患者表达了对疼痛控制不足的担忧，而对照组中有 35% 的患者表达了这种担忧。真正的区别在于，选择结束自己生命的人中，80% 的人担心自己会因为疾病而失去自主权，而对照组中只有 40% 的人有这种担心。病例也更关心失去对身体功能的控制。"许多医生报告说，他们的病人在他们的一生中都是果敢和独立的。"钦写道，他们"长期以来一直相信控制他们自己死亡方式的重要性"。[①]

与对照组相比，更多的病例是单身或离异，这让一些批评者认为，他们选择死亡是因为社会隔离，但也可能是因为他们更独立。许多开了致命药物的医生告诉钦，开这种药他们也感到困难。"这是一件令人痛苦的事情，"其中一人说，"这让我重新思考生命的优先级。"

7. 都是蝙蝠惹的祸

1999 年 3 月，EIS 的学员托尼·马恩斯、保罗·基苏坦尼和迈克·邦宁前往马来西亚调查一种新发现的病毒。从 1998 年秋天开始，在首都吉隆坡西北约 230 千米的怡保市，一些小猪出现抽搐、咳嗽症状，撕咬栏杆，站立不稳并且尿血。许多没有症状的成年猪突然死亡。后来，31 名养猪户开始发热，变得昏昏欲睡，神志不清。其中 5 人死亡。

一位绝望的农民在互联网上做广告，把病猪廉价出售给吉隆

---

① 在俄勒冈州实施《尊严死亡法案》的头十年里，341 名患者选择结束他们的生命。大多数是受过良好教育的白人晚期癌症患者，他们最担心的是自主权的丧失。

坡以南约 80 千米的农场，那里有 200 多名农民感染了这种疾病。①
当 CDC 实验室分析病人的脊髓液时，他们发现了与亨德拉病毒
相似的东西。1994 年，澳大利亚发现了亨德拉病毒，13 匹马和
它们的驯马师死于这种病毒。这种在猪身上发现的病毒的变种被
命名为尼帕病毒（Nipah virus），是以出售这些猪的村庄命名的。
尼帕病毒被定为生物安全四级病原体，危险等级相当于埃博拉
病毒。

"人们离开了他们的农场，他们的猪，他们拥有的一切。整个
村庄的人都逃走了。"邦宁回忆道。疫情终于在 1999 年 5 月底得到
控制，到那时已经有 100 万头猪被宰杀，280 例确诊的人类病例中
有 108 例死亡。EIS 病例对照研究表明，与病猪直接接触是主要的
危险因素。亨德拉病毒与果蝠有关，所以邦宁怀疑马来西亚蝙蝠
可能是尼帕病毒的来源。他捕获了各种各样的蝙蝠，包括被称为
飞狐的巨型果蝠。果然，最终在飞狐体内发现了尼帕抗体。一只
死去的蝙蝠或它的粪便可能掉进了饲养场，或者蝙蝠可能把被污
染的、部分被吃掉的水果带进了猪圈。

1999 年 4 月，EIS 学员保罗·阿奎因飞往新加坡，调查被马来
西亚进口猪感染了尼帕病毒的屠宰场工人的情况。② 他的病例对照
研究发现，那些把猪卸下来并把它们赶到屠宰场的人受到了感染，
因为受惊的猪小便失禁，而它们的尿液中含有病毒。

---

① 迈克·邦宁从一位农场寡妇那里得知了网上卖猪的消息，这名寡妇的丈夫、儿子和
  孙女在买了病猪后染病亡故。她对 EIS 的学员说："不要再让这种事情发生了。"
② 阿奎因夏天一直在菲律宾捕猎蝙蝠，证明它们携带了一种狂犬病病毒——溶血病
  毒，这种病毒几乎可以杀死所有未经治疗的患者。人们还发现，蝙蝠体内含有可
  怕的马尔堡病毒和埃博拉病毒的抗体。

在随后的几年里，尼帕病毒蔓延到孟加拉国及其邻近的印度地区，75%以上的患者死亡。邦宁认为，马来西亚的实际死亡率可能接近这个数字，因为许多死去的华工会被秘密埋葬，以避免他们的猪因疫情被宰杀。"如果尼帕病毒在人类之间传播，"邦宁说，"我们今天所知道的世界将会是不同的。"

8. 致命的组合

20 世纪末，耐多药结核病（MDR-TB）已成为许多国家的一个灾难性问题。EIS 学员凯拉·拉森在世界各地与疾病作斗争。1998 年 3 月，她在哥伦比亚港口小镇布埃纳文图拉发现当地结核病治疗不充分，也没有正式的监测。她建议用一线药物进行严格的直接面视下督导化疗（DOT）。对于那些已经患有耐多药结核病的患者，她建议使用二线药物治疗。

二线药物价格昂贵，可能产生严重的不良反应，对此她建议"仔细监测"。像保罗·法默那样的激进临床医生一直在敦促世界卫生组织扩大对耐多药结核病患者的治疗，并与制药公司就低价二线药进行谈判。

在拉森对哥伦比亚进行调查一个月后，世卫组织将其政策更改为"DOT+"计划，将那些用于治疗耐多药结核病的药物包括在内。

在苏联，情况变得令人绝望。在 1999 年 4 月的 EIS 会议上，拉森提交了一份后期报告，"天要塌下来了"，她在报告中提醒众人注意俄罗斯监狱和边缘人群中日益严重的结核病问题。①

---

① 直到最后一分钟 EIS 主管才决定在当年 4 月的 EIS 年度会议上公开展示这份报告。

在一个新的世纪即将来临之际，耐多药结核病与艾滋病毒感染一起似乎变成了一个特别可怕的问题。随着艾滋病破坏免疫系统，潜伏性肺结核变得活跃和致命，在等式中加入多重耐药性通常会加速死亡。这个问题今天依然存在。

9. 陷入困境的疫苗

1999 年春天，蒂姆·纳伊米和其他 10 名 EIS 在读学员接到任务，必须确定一种新的轮状病毒疫苗是否导致了肠套叠。肠套叠是婴儿疾病中一种罕见的情况，婴儿小肠的一部分被阻塞，像一个可折叠式望远镜一样在体内滑动。这种轮状病毒疫苗早在 1998 年秋天就得到了 FDA 的批准。1998 年 11 月，婴儿在 2 个月、4 个月和 6 个月大时开始接受推荐注射。

在许可研究中，10 054 名疫苗接种者中出现了 5 例肠套叠，4 633 名对照组中出现了 1 例——差异不大，但足以让惠氏·莱德尔将这种情况列为潜在的不良反应。截至 1999 年 6 月 17 日，通过疫苗不良事件报告系统（VAERS）报告了 12 例肠套叠，被动监测依赖于与生产商、FDA 或 CDC 联系的人员。

12 个病例少于预期的随机病例数，但大多数婴儿在接种第一剂疫苗的一周内出现了这种情况。1999 年 6 月 22 日，EIS 的工作人员在全国范围内搜寻医院记录，找出自 1998 年 11 月 1 日以来的所有肠套叠病例，然后为每个病例找出 4 个同一时间在同一家医院出生的婴儿作为对照组。EIS 学员林恩·扎纳尔迪被分配到国家免疫规划部门，全面负责此事。

在明尼苏达州，纳伊米和他的同事很快发现了 18 个肠套叠的婴儿，其中 5 人接种了轮状病毒疫苗。5 名接种疫苗的儿童中有 4 名需要手术，而 13 名未接种疫苗的儿童中有 5 名需要手术。在接受注射后的两周内，5 人都出现了肠套叠。明尼苏达的数据说服了免疫实践咨询委员会（ACIP）在 1999 年 7 月 16 日暂停轮状病毒疫苗接种计划，直到 EIS 学员进行的病例对照联合研究的结果公布。

截至 1999 年 10 月，EIS 学员已发现 429 例，其中 74 例（17.2%）已接种疫苗。在接受第一次注射后的一周内，患者数量下降了。结果显示，轮状病毒疫苗在 1 万名接种过疫苗的婴儿中造成 1 例肠套叠，如果所有美国婴儿都接种疫苗，每年将导致约 360 例额外病例。

1999 年 10 月 22 日，ACIP 宣布永久停止轮状病毒疫苗接种计划，疫苗被撤回，尽管这个决定并不是那么清晰明了。在美国，由轮状病毒引起的 5 岁以下儿童严重腹泻每年导致约 5 万人住院，20 至 40 人死亡。这些死亡必须与肠套叠进行权衡，肠套叠可能需要手术，但很少死亡。

EIS 校友罗杰·格拉斯大受打击。他研究轮状病毒已有 20 年，并帮助研制了这种疫苗。在美国撤回轮状病毒疫苗的决定意味着它将永远不会被批准用于每年都有轮状病毒肆虐的发展中国家。

他估计有 60 万 5 岁以下的儿童因轮状病毒死亡。与本可以挽救的生命相比，肠套叠的风险微不足道，但没人敢向非洲或亚洲的婴儿推销一种被认为不适合美国婴儿的产品。在替代轮状病毒疫苗被开发出来之前，将会浪费数年的时间。

10. 读这篇文章也许能帮你省点事

EIS 学员格温·哈默于 1999 年 8 月来到旧金山公共卫生部性病预防控制司，当时正值男同性恋者中出现梅毒疫情。由于市场上出现了一种有效的鸡尾酒疗法，感染艾滋病病毒不再意味着被判决死刑，新一代男同性恋者很快就忘记了过去的教训，其实他们很容易感染艾滋病。哈默和 EIS 的校友、旧金山公共卫生部性病预防和控制服务主任杰弗里·克劳斯纳在当地一家同性恋报纸上刊登了一整版关于梅毒暴发的广告，称它是"一颗我们可以拆除的定时炸弹"！

一些同性恋活动人士拒绝相信疫情的暴发。他们也不相信艾滋病是由人类免疫缺陷病毒引起的，宣称鸡尾酒疗法是无用的、有毒的。"这个秘密特工哈默是谁？"他们的发言人问道，为什么她要参加一场"无情的妖魔化男同性恋的运动"？

尽管面临死亡威胁，哈默仍然坚持不懈，然后在印度为消除脊髓灰质炎而努力了 3 个月。当她第二年夏天回来时，同性恋社区暴发了志贺菌病。作为回应，哈默在同性恋活动上发了一张传单，标题是"这也许能救你一命"。"志贺菌是通过粪—口接触传播的，简单地说：屎！"她为传单写了文案，说这种病还会引起胃痉挛、便血性腹泻和发热。"避免肛—口接触。"

哈默对感染志贺菌病的男性进行了电话调查，结果显示有一半的人曾肛—口接触。旧金山卫生部门提供了免费的志贺菌筛查，发布了新闻稿，向社区机构和供应商发出了数千份通知，并建立了一个网站。几个月后，感染人数减少了。

11. 园丁的死亡

1999 年 8 月 23 日（星期一）纽约市卫生局的首席流行病学家、EIS 的员工马尔奇·莱顿接到了皇后区法拉盛医院医学中心的德博拉·阿斯尼斯医生的电话。阿斯尼斯有两名令人困惑的患者，分别是 65 岁和 75 岁的男性，他们都失去了手臂和双腿的活动能力，出现高热，脊髓液中有过多的白细胞，而且看起来神志不清。莱顿敦促阿斯尼斯将血液和脊髓液样本送到位于奥尔巴尼的州立实验室进行检测。

星期五下午，阿斯尼斯又打来电话。她现在又有两个病例，一个是 80 岁的男人，一个是 87 岁的女人。一位神经病学家无意中听到阿斯尼斯的电话，说他正在附近一家医院治疗另一位脑病患者。

周六，莱顿和安妮·法恩驱车前往法拉盛医院看望这些患者，其中 3 人已经戴着呼吸机。他们唯一的共同点就是住在皇后区北部同一块约 5 平方千米区域内。当莱顿和法恩还在医院的时候，来自同一街区的一个发热的、有攻击性的、产生幻觉的 57 岁男子被收治了。到周末为止，他们已经在皇后区医院确认了 8 名这样的病人。

周日，莱顿打电话给 CDC 寻求帮助。负责生物恐怖活动的 EIS 学员克里斯蒂·默里于周二乘飞机抵达案发地，那时已经出现了更多的病例。第二天，她去医院看了检查表，并询问了病人。

莱顿找来了丹尼斯·纳什，他是纽约市艾滋病防治中心的一名 EIS 学员。9 月 1 日（星期三）纳什和灭虫员、动物疾病专家以及昆虫学家一起乘坐卫生部的面包车探访了病人的家。当他们到达一位 80 岁老人的家时，他们刚好遇上了他的妻子和家人，他们正要去医院做最后的告别，患者呼吸器关停了。

他的妻子带他们四处参观。后院是一个郁郁葱葱的花园，里面有 5 加仑（约 20 升）容量的塑料桶，在夏天干旱的时候用来收集雨水。她解释说她丈夫一大早就到这里来抽烟。这位昆虫学家确认了漂浮在水面上的蚊子是淡色库蚊幼虫。EIS 学员继续他的工作，收集了大量蚊子主要栖息地的证据，例如这里是一个水盆，那里是茂密的草地。他们随后发现，大多数患者都是热心园艺的园丁。

第二天，87 岁的老妇人去世了。在那之后的一天，纽约和 CDC 的实验室检测显示，病例的血液和脊髓液中的圣路易斯脑炎（SLE）病毒抗体呈阳性。终于有了一个答案，虽然是一个令人费解的答案，因为 SLE 并不会引起瘫痪。克里斯蒂·默里仍然持怀疑态度，因为许多测试都是模棱两可的，她检查的其中一个病人的 SLE 测试呈阴性。尽管如此，鲁道夫·朱利安尼市长还是召开了新闻发布会。直升机开始在皇后区喷洒农药。

在接下来的几个星期里，病例扩散到布朗克斯，然后又扩散到布鲁克林。其他 EIS 学员也赶来帮忙。脑炎热线接到了 13 万个电话。纽约各大报纸的通栏标题上都写着"杀死虫子，让我们喷洒杀虫剂！"。朱利安尼市长将农药运动扩大到整个城市，这是一个好主意，因为另一个病人出现在曼哈顿。

一些打热线电话的人询问了该市所有死乌鸦的情况。它们和这件事有关系吗？在布朗克斯动物园，兽医病理学家特雷西·麦克纳马拉也注意到了死乌鸦。接着，动物园里的火烈鸟、鸬鹚、野鸡和秃鹰都死了。她把样本送到爱荷华州的国家兽医服务实验室，那里分离出了一种病毒，由科罗拉多州柯林斯堡的 CDC 实验室进行分析：它是西尼罗河病毒，SLE 的近亲。

西尼罗河病毒以前从未在西半球出现过。1937 年在乌干达西尼罗河地区首次发现，1953 年在以色列引起了第一次大流行。事实证明，杀害纽约市的人和鸟类的病毒与 1998 年在一只以色列鹅身上发现的一种病毒几乎一模一样。是否有一只蚊子飞进了特拉维夫的一架飞机，8 小时后又在 JFK 机场下了飞机？或者病毒是由受感染的鸟类或人输入的？

随着 11 月的第一次霜冻降临，这场流行病至少暂时结束了。在 62 例确诊病例中，有 7 例死亡。2000 年 10 月，EIS 的工作人员在皇后区挨家挨户访问，要求家属提供血样，3% 的人携带西尼罗河病毒抗体。保守估计，至少有 8 200 名居民感染了这种疾病，但大多数人没有症状。

然而，对老年人来说，长期影响可能是严重的。一年半之后，许多幸存者仍然抱怨出现了严重的症状。三分之一的受访者需要他人协助处理日常生活琐事。

在接下来的几年里，这种鸟类传播的病毒传遍了美国大陆，导致数千人患病，数百人死亡。"1999 年西尼罗河病毒疫情的暴发再次证明，"EIS 学员写道，"随着国际旅行和国际商业的增长，外来病原体可以越来越容易地在各大洲之间移动。"

12. 致命药剂还是粉扑？

在 1995 年东京地铁发生致命的沙林案件之后，美国对各种恐怖主义的恐惧与日俱增。1998 年 10 月 30 日，EIS 学员马歇尔·里昂接到了田纳西州诺克斯维尔市计划生育诊所一名工作人员的电话，这名工作人员收到了一封信，信中说："你刚刚接触了炭疽杆菌。你将在 24 小时内死去。"在接下来的一个小时里，里昂又接到了一些电话，内容都是相同的信息，这些信件还寄往肯塔基州路易斯维尔和印第安纳州印第安纳波利斯的诊所。里昂试图让打电话的人平静下来，并告诉他们，如果信封里除了那封信之外什么都没有，那他们就不太可能接触到炭疽杆菌。

所有的中心都拨打了 911，将警察、消防队员、紧急医疗服务、联邦调查局和危险物资部门召集到了诊所。当里昂飞往印第安纳波利斯评估情况时，他发现很明显这些信件是假的。然而，当另一家印第安纳波利斯诊所当天收到一封类似的信时，这种情况再次发生。1998 年 12 月 17 日，在洛杉矶，两封"炭疽信件"被寄往市政府办公室，接下来的一周内，一家私人企业和一座大型联邦大楼接到了电话警告，1 500 名雇员被疏散。里昂再次飞往事发地。"我有点糊涂了。"他说。还没有人对这一威胁的可信度进行评估，所以里昂试图宣扬一些常识。"必须得缓一缓，"他说，"否则会累坏的。"

在接下来的几个月里，数十封含有滑石粉或白面粉的恶作剧信件到达了学校、法院、媒体、流产诊所和国税局办公室。

1998 年圣诞节，EIS 校友斯科特·利利布里奇与四名同事一起成立了新的生物恐怖主义准备和响应项目组。"CDC 甚至没有炭疽实验室。"他回忆说。他重申，在帮助国家实验室升级的同时，他还支持在紧急情况下部署药物储备的计划。他还帮助从 1999 级的班级招募了克里斯蒂·默里作为生物恐怖组的总监。

1999 年出版了两本关于生物武器的书。埃德·瑞吉斯在《末日生物学》的最后一章中指出，包括伊拉克、伊朗和朝鲜在内的 15 个国家据称都在追求生物武器的发展。在《生化危机》一书中，俄罗斯叛逃者肯·阿利别克提供了一位内部人士对"生物修复计划"的看法，这是一个已解散的苏联计划，该计划改造了天花病毒，每年生产 1 800 吨炭疽，但没有人知道那些生物武器去了哪里。

1999 年 10 月，美国联邦调查局对世纪之交的恐怖主义发出了警告。同月，《热点地带》的作者理查德·普雷斯顿在《纽约客》上发表了一篇文章，推测最近西尼罗河病毒的暴发可能是一名恐怖分子所为。普雷斯顿援引一名伊拉克叛逃者的话说，伊拉克独裁者萨达姆·侯赛因曾夸口称，他的实验室能够制造出一种西尼罗河病毒，"能够摧毁城市环境中 97% 的生命"。

克里斯蒂·默里已经得出结论，纽约市的西尼罗病毒流行不是有预谋的，她知道 97% 的死亡率是荒谬的。随着 2000 年 1 月 1 日的到来，千年虫（Y2K）可能会彻底摧毁电脑，这一问题几乎到了歇斯底里的地步。默里接到了来自宾夕法尼亚州卫生当局的电话。给时代广场送新年球的卡车司机刚刚死于病情进展迅速的肺炎，他的妻子也一样。默里做了个噩梦，梦见这个巨大的闪闪发光的球在午夜缓慢下降，向成千上万的庆祝者喷射致命的烟雾。但令她松了一口气的是，她得知卡车司机扛的是一堵装饰用背景墙（wall），而不是一个球（ball）——有人听错了这个词才惊慌失措。那个卡车司机和他的妻子已经是病态的肥胖了，罹患任何疾病都是高风险的。二十世纪随着一个常规的"砰"的新年烟花声而去，而不是致命的嘶嘶声。

第二十节　完整的循环

EIS 学员迈克尔·菲利普斯被派往纽约市卫生局工作，他与一起工作的未婚妻苏达·兰尼合住一个公寓。2001 年 9 月 11 日上午，菲利普斯因患重感冒在家养病。寓所在世贸中心西南，相距仅一个街区。菲利普斯听到了爆炸声，看到了冒烟的北塔，然后目睹了第二架飞机撞向南塔。

那天早上，兰尼在世贸中心地下室的一家书店逗留。她听到一声巨响，但没想太多，于是走到离双子塔大楼有一段距离的地下出口。直到她注意到有纸飘了下来，人们从她身边跑过，她才抬起头来看发生了什么事。她在电话中对未婚夫说："去河边碰头吧。你向北走，我沿着栏杆向南走。"

在混乱的人群中，他们找到了彼此。"我们站起来，抬头看着那些建筑，目瞪口呆，"菲利普斯回忆说。"我们可以看到人们从高层跳楼逃命。然后双子塔倒塌了。"

他们步行回到沃斯街的卫生部门，在那里，纽约市首席流行病学家、助理卫生局长、EIS 的马尔奇·莱顿已经启动了该部门的应急预案。

紧急行动中心的工作人员正在分配任务，从监测救援人员的安全到控制废弃餐馆的老鼠，事无巨细都作了安排。莱顿还设立了一个临时诊所，为数十名寻求治疗的迷迷糊糊的幸存者提供护理。莱顿要求菲利普斯联系当地的 5 家医院，后者发现那些医院几乎没有严重的伤者。"双子塔大楼里的大多数人要么完好无损地逃了出来，要么就死了。"他说。

在亚特兰大，快到中午的时候，CDC 主任杰夫·柯普兰得知另一架飞机要摧毁 CDC，目的是把实验室里冷藏的病原体释放出来，于是下令疏散大楼内的人员。① 幸运的是，谣传中的攻击证明是一场虚惊。

当天，CDC 新建立的全国药品储备中心的抗生素被一架小型包机空运到纽约市，EIS 的校友丹·巴德尼茨、桑德拉·贝里奥斯·托雷斯和 EIS 学员特雷西·特雷德韦尔也在飞机上。他们加入了位于沃斯街的纽约市卫生局大楼的工作人员队伍，在那里他们研究了数百张图表，输入了病人的数据，并计划下一步做什么。2 点左右，他们讨论了生物恐怖主义的可能性。飞机可能携带了因撞击而雾化的微生物吗？可能会有生物制剂的后续攻击吗？50 年前，由于对生物恐怖主义的恐惧，EIS 开始实施应对措施，而现在，它又回到了起点。

1. "你见过我爸爸吗？"

周五上午，30 名 EIS 学员乘坐一架改装的澳大利亚空军 C-130 飞机飞往纽约。除了军用飞机，这是美国领空唯一的飞机了。4 个州的 EIS 学员开车加入了他们。学员们分散到大都市区的 15 个医院急诊室，监测新病人，寻找生物恐怖主义的证据，尽管他们没有告诉任何人，因为不想引起恐慌。他们轮班工作 12 小时，

---

① 尽管斯科特·利利布里奇的妻子在分娩，他仍然坚持留在 CDC 大楼，确保所有的生物安全实验室都有人看守。

进行持续的症状监测。3 天之后，又增派了 14 名 EIS 的工作人员，他们轮班工作 8 小时。

无论走到哪里，警察都能在墙上、地铁里、医院门口看到自制的寻人启事。马克·崔格看着一张笔迹稚拙的照片，流下了眼泪，上面写着"你看到我爸爸了吗?"。除了急诊室的监测职责外，许多 EIS 学员，包括麦肯齐·安德烈在内，都自愿帮助在事发点的救援人员戴上防护口罩，尽管有献身精神的工作人员经常拒绝这种保护。①"有 6 个人在附近一栋大楼的地下室工作，他们不想出来，所以我进去给他们装了一个手电筒。"安德烈说，"他们连续工作 48 小时、72 小时，一刻不停。我从来没有像现在这样为自己是纽约人而感到自豪。"

9 月 28 日星期五，经过两周在急诊室进行的平淡无事的监测后，其他人回到了他们各自的岗位，此时，布莱德·温顿和其他 4 名 EIS 学员自愿留下来。他说："我们的存在对整个城市产生了巨大的镇定作用。"

2. 佛罗里达州死亡事件

10 月 3 日，星期三下午，佛罗里达州立实验室打电话给 CDC，询问疑似的炭疽病例。周二早些时候，63 岁的鲍勃·斯蒂文斯进入博卡拉顿市一家医院，他神志不清，还发了烧，后来癫痫发作。他的脊髓液刚刚检测出炭疽杆菌阳性。标本于第二天上午送到 CDC。

---

① 纽约市卫生局与 CDC 合作，在 EIS 校友波莉·托马斯的领导下，对世贸中心遗址救援人员的健康问题进行了一项长期研究。

　　第二天，CDC 实验室确认了这一诊断。斯蒂文斯是《太阳报》的照片编辑，他患有吸入性炭疽，这是一种罕见的致命疾病。在 20 世纪，美国只有 18 例这样的病例，最后一例发生在 25 年前。

　　炭疽孢子可以在土壤中休眠数十年，直到被食草动物吃掉，在动物温暖潮湿的肠道中繁殖，如果不及时处理，细菌就会激活，并杀死细胞。大多数人类感染病例都是与受感染的动物密切接触，孢子通过一个小创口进入体内而引起皮肤炭疽，而这种情况如果及时治疗，很少会致命。然而，根据菲利普·布拉赫曼几十年前对磨坊工人的研究，如果吸入这些孢子，85% 的肺部感染者会因此丧命。

　　10 月 4 日，由 EIS 校友布拉德·帕金斯领导、包括 5 名 EIS 学员在内的一个 CDC 小组飞往博卡拉顿。在那里，佛罗里达州的州 EIS 学员马克·崔格加入了他们。

　　由于鲍勃·斯蒂文斯刚从北卡罗来纳州旅行回来，EIS 的另一组学员去那里追踪他的路线，寻找其他患者。"9·11"恐怖袭击发生后不久，罕见的吸入性炭疽病例引起了人们的关注，这是可以理解的，但 CDC 的调查人员认为这不太可能是生物恐怖主义。为什么恐怖分子会挑一个不起眼的小报的无名照片编辑的刺儿？

　　周五上午，联邦、州和地方公共卫生学员组成的小组展开行动，寻找线索，在斯蒂文斯最后进行捕捞活动的码头采集空气样本，在他曾购物过的杂货店擦拭动物产品以取样。在联邦调查局特工的陪同下，帕金斯从患者在美国媒体公司（AMI）的家中和办公室提取了样本。美国媒体公司是出版《国家询问报》《太阳报》等报纸的报业帝国。EIS 的人员在重症监护病房对本地病人进行监测。没有一个有炭疽感染。

EIS 学员吉姆·塞瓦尔开车前往迈阿密，在那里，一位 73 岁的 AMI 雇员埃内斯托·埃尔尼·布兰科因肺炎住院。他拿起并分发了寄到 AMI 的信件。尽管静脉注射了大剂量的环丙沙星——一种能有效治疗多种感染的抗生素，但他仍呼吸困难，需要吸氧。尽管如此，他的病情似乎并不像吸入性炭疽患者应该有的那样严重。塞瓦尔被取样了一个鼻拭子以防万一。

在北卡罗来纳，EIS 学员彼得·杜尔去了斯蒂文斯女儿的公寓，这名照片编辑曾在那里居住，杜尔还去了他曾去吃过饭的爱尔兰酒吧。学员们走访了北卡罗来纳州西部和夏洛特地区的医院，寻找可能的炭疽病例。其他人则追溯了患者在北卡罗来纳州西部山区的烟囱岩州立公园的徒步旅行。

周五下午 4 点，鲍勃·斯蒂文斯去世。在"9·11"袭击之后，布什政府试图控制舆论，因此 CDC 主任杰夫·柯普兰被有效地钳制了，而对医学知之甚少的卫生与公众服务部部长汤米·汤普森召开了新闻发布会。他断言，斯蒂文斯可能是喝了北卡罗来纳一条小溪里的水感染上的炭疽热。"当我们听到汤普森的评论时，我们惊呆了。"崔格说。没有人能从被污染的水中吸入炭疽杆菌。

周六，CDC 的谢里夫·扎基抵达佛罗里达州，对斯蒂文斯进行尸检，然后带着当时能收集到的所有环境和临床样本返回亚特兰大。10 月 7 日周日下午 6 点 25 分，帕金斯和佛罗里达州 CDC 的团队正在一家便宜的意大利餐厅用餐。"我们感觉很好，"乔希·琼斯回忆道，"我们很努力地工作，但没有发现任何真正值得担忧的问题。"然后帕金斯接到了扎基打来的电话。来自斯蒂文斯的AMI电脑键盘和信箱槽的样本被检测出炭疽杆菌阳性。埃尔尼·布兰科的鼻拭子也是如此。帕金斯认为这是种生物恐怖主义。它应该是一个有意的暴露，可能从一封信开始。

AMI的所有员工都接到了电话，被告知周一早上要到卫生部门报到，而不是去上班。会议持续到凌晨3点。在美国，EIS学员们帮助规划第二天的抗生素分配、撰写新闻稿，并建议设立热线电话与公众对话。第二天，EIS的方案又被推翻了。

FBI特工关闭了AMI办公楼。CDC的健康小组不得不请求准许调查人员进入，并努力确保标本被正确收集和标记。联邦调查局特工起初拒绝将样本空运到亚特兰大进行检测，最后同意如果有EIS学员陪同，则用包机运送标本。

CDC实验室发现，在邮件分拣室、资料室、地下室的通风过滤器和布兰科驾驶的邮车里，样本对炭疽杆菌呈阳性反应。随后的采样发现这栋建筑的三层楼都有炭疽杆菌。超过1 000名员工或建筑访客接受了抗生素治疗，并接受了鼻咽拭子检查。只有帮助分发邮件的36岁的斯蒂芬妮·戴莉的鼻拭子呈阳性，尽管她没有任何症状。[①] 戴莉在9月25日曾打开一封会撒落像婴儿爽肤粉一样的粉末的信。她把它扔了出去，擦了擦掉落在桌子上的粉，洗了手。

另一名员工回忆说，9月19日，鲍勃·斯蒂文斯拿着一封撒

---

① 只要炭疽芽孢没有侵入肺部或血液，在鼻腔内出现炭疽芽孢不一定是危险的。

有白色粉末的信放在键盘上仔细检查。看来至少有两封炭疽信件，尽管都没有被发现。

由于在布兰科的货车里发现了炭疽孢子，EIS 的工作人员决定顺着邮路往回走，一边走一边采样。然后，他们将测试和治疗可能正面临最大风险的邮政运营商。他们计划于 10 月 12 日（星期五）晚上到博卡拉顿邮局取样。"我们希望在晚上取样时谨慎行动，不能小看它。"EIS 学员乔希·琼斯回忆说。但在 10 月 12 日的早晨，正如琼斯所说，"一切都乱了套"。

3. 在纽约对炭疽杆菌宣战

10 月 12 日（周五）凌晨 3 点左右，马尔奇·莱顿被电话吵醒。美国全国广播公司（NBC）新闻主播汤姆·布罗考的助理、38 岁的艾琳·奥康纳的活检结果呈炭疽阳性。奥康纳曾因胸部出现皮疹而接受抗生素治疗，在听说佛罗里达州的病例后，她向当局发出了警报：也许她得了这种病。毕竟，她打开过一封恐吓信。

当天结束时，美国广播公司、哥伦比亚广播公司和《纽约邮报》向莱顿报告了另外 3 起与媒体有关的案件。27 岁的克莱尔·弗莱彻为丹·拉瑟工作，她的面部出现了难看的病变；30 岁的约翰娜·胡登是《纽约邮报》的一名编辑助理，她的右手中指有一个需要手术治疗的黑色肿块。

另一个案例是美国广播公司《今夜世界新闻》的一位制片人 7 个月大的婴儿，他的母亲带他到单位待了几个小时。尽管输血、抗生素和及时救护挽救了他的生命，但他的胳膊还是肿了起来，还差点死于肾衰竭。在接下来的几天里，总共有 7 例与媒体相关的纽约市皮肤炭疽病例确诊。

只发现了两封炭疽热信件，分别寄给了布罗考和《纽约邮报》的编辑。9 月 18 日，这两封信件在新泽西州特伦顿都被检测出带有炭疽杆菌的阳性标记，并以手写字体显示了同样的信息："09 - 11 - 01。这是下一个。快用青霉素。美国去死。以色列去死。真主是伟大的。"

在洛克菲勒中心的美国全国广播公司（NBC）办公室，负责对纽约市急诊室进行生物恐怖主义监测的 EIS 学员来进行了检测，他们还配备了一名心理健康顾问。在接下来的 3 天里，他们分发了西普罗，用棉签做了鼻拭子（都是阴性的），心理健康顾问陪同调查，试图减轻员工的恐惧感。作为武装部队医疗情报中心的一名学员，EIS 校友迈克·邦宁被派去检测与市民有关的成千上万的可疑粉末标本。全国各地的公共卫生实验室都充斥着可疑的粉末样本。

在这些毫无根据的恐惧中，有一个真正令人恐惧的细节：寄给《纽约邮报》的那封信被发现时，仍然是用胶带封住的。它还没有被打开，但它的孢子却不知怎么地泄露了出来。

4. 下一处在哪？下一个是谁？

10 月 15 日（星期一）上午，在参议员汤姆·达施勒位于华盛顿特区哈特参议院办公大楼的办公室里，一名实习生打开了一封四周都用胶带封着的信，信里漏出一股细细的白色粉末。他把信放在地板上，叫来保安。达施勒本人不在大楼里，但他的 13 名工作人员当时在房间里，他们立即被安排服用西普罗。直到 45 分钟后，才有人想起关闭大楼的通风系统。这封信的内容物经检测呈炭疽阳性，而且它的黏稠度似乎比寄往纽约的那种更好，更方便空运。

当天结束时，整个建筑和国会大厦的邮件递送系统都被关闭了。在接下来的 3 天里，EIS 的学员斯科特·哈珀和他的同事们给在大楼里的 2 000 多人注射了抗生素。尽管没有人生病，但 28 个鼻腔拭子检测结果呈阳性。

寄给达施勒的信以现在人们熟悉的手写大写字母开头："你无法阻止我们。这是炭疽热。你现在就去死"。它于 10 月 9 日在新泽西州的特伦顿市被盖上了邮戳，这意味着，它和纽约媒体收到的信件一样，经过了新泽西州汉密尔顿市的一个大型邮政配送中心。

得知纽约的病例后，两名新泽西州的医生通知了州卫生局，他们在邮政公司职员特蕾莎·海勒和在汉密尔顿市配送中心工作的帕特里克·奥唐纳身上发现了皮肤炭疽热。10 月 18 日，海勒的伤口活检呈炭疽阳性。邮件处理人员中有两例可能的皮肤炭疽热病例。那天下午，由 EIS 的学员贝丝·贝尔等组成的 CDC 小组在 EIS 学员珍妮塔·福修斯和米歇尔·麦康奈尔的陪同下飞抵新泽西。当他们到达的时候，每天处理大约 200 万件邮件的汉密尔顿邮局已经关闭。

福修斯被指派研究邮件分拣过程。由于不被允许进入汉密尔顿工厂，她和邮政检查员戴维·鲍尔斯一起参观了类似的设施。她看着信件在高速分拣机里嗖嗖作响。她说："我可以看到，仅仅是普通的信就会产生很多灰尘。""我意识到定期使用压缩空气软管将灰尘吹出机器是另一种潜在的暴露途径。"

10 月 19 日，另一名汉密尔顿邮政工人被诊断出皮肤炭疽。福修斯和鲍尔斯了解了在巨大的配送中心工作的两名患者可能是如何被感染的，但他们对特伦顿的邮递员特蕾莎·海勒的情况感到困惑。接着，鲍尔斯意识到，寄往特伦顿的信件在寄往纽约的炭疽信件发出后，紧接着就被送上了分拣机。这是一个交叉感染的案例吗？

第二天，勒罗伊·里奇·里士满被诊断为吸入性炭疽。里士满曾在华盛顿特区的布伦特伍德邮件分发中心工作，给汤姆·达施勒的那封信就是从这里寄走的。布伦特伍德第二天就关闭了，但对里士满的同事托马斯·莫·莫里斯和乔·柯西来说，一切都太迟了，他们在接下来的两天里死于吸入性炭疽。第四名发病的布伦特伍德的工人和里士满一样，在这场疾病中幸存了下来。戴维·霍斯是第五位吸入型炭疽患者同时也是幸存者，他在政府部门的一个附属机构整理邮件。

从自然暴发中吸取的教训不一定适用于人工引发的炭疽。显然，患者不必吸入成千上万的孢子就会被感染。[①] 炭疽杆菌会从密封的信封中泄露出来，但并非所有的炭疽粉都是一样的，送到达施勒的炭疽粉更容易通过密封的信封泄漏，在空气中停留的时间更长。

在新泽西州，特伦顿一家公司的一名簿记员感染了皮肤炭疽，显然是由于接触被污染的邮件。在佛罗里达州，6 家邮局的炭疽孢子检测呈阳性，但那里的邮政工人中没有发现炭疽病例。

---

① 朗缪尔晚年时喜欢重申所谓"感染所需的微生物数量"，其实只要在适当的地方、适当的条件下只要一个微生物就能感染。

自从 9 月 18 日第一封炭疽信件被贴上邮票后，汉密尔顿和布伦特伍德的分发中心一直在运作，大约 8 500 万封邮件通过这里配送，有多少人被交叉感染？

为了应对邮差吸入性炭疽死亡事件，CDC 派遣了一个由 80 人组成的小组前往哥伦比亚特区，对新发病例进行监测，收集环境样本，输入数据，并回答问题。

EIS 学员普尼特·德万在经过布伦特伍德中心的 5 900 万封邮件中找到了达施勒信件的踪迹。德万总结说，那些风险最大的人在 17 号分拣机附近工作，在政府邮件的分拣区域，那里员工快速翻阅成堆的信件，以确保它们的目的地是正确的。

布伦特伍德炭疽热的所有患者都是非裔美国人，就像在邮件分拣机旁工作的绝大多数人一样。他们中的很多人觉得 CDC 采取了公然的种族主义方式，给予富有的白人政客特殊治疗和抗生素并关闭哈特大楼，同时允许布伦特伍德的设备及其黑人员工继续工作，不停有人感染炭疽，乃至杀死了他们的两个同事。事实上，疾病侦探们并没有意识到那些信件也带有炭疽杆菌。

EIS 学员吉姆·海斯莱特和凯文·温斯洛普被分配了一项艰巨的任务：与愤怒而困惑的邮政员工会面，回答他们的问题。海斯莱特试图以他轻松、随和的态度缓和紧张的会议。他会说："您可以不断地问问题，直到您感到舒适为止。"

温斯洛普也同样值得同情，有时他觉得，由于亚特兰大的通知不断变化，他的战场也在变化。昂贵的西普罗有严重的副作用。因此，当炭疽菌株被发现对多西环素敏感，因此具有较少的不良反应时，CDC 推荐了更便宜的药物。"我们不是小白鼠！"一名黑人工人抱怨道，以为他们拿到的是劣质药。

当海斯莱特主持一个会议时，一个黑人工人跳到分拣桌喊道："你欺负印第安人，你现在又欺负我们！"然后他开始念诵："塔斯基吉！塔斯基吉！"这指的是臭名昭著的阿拉巴马梅毒实验。海斯莱特平静地等待着，最终其他工人让抗议者坐下。"我们想听听这个人要说些什么。"[1]

5. 一波又来侵袭

61 岁的越南移民凯西阮于 10 月 28 日被诊断为吸入性炭疽，3 天后她去世了。阮在她位于布朗克斯的公寓里过着安静、孤独的生活，每日乘地铁去曼哈顿眼耳喉医院的仓库工作，在那里她负责处理邮件。EIS 学员麦肯齐·安德烈与 EIS 校友史蒂夫·奥斯特罗夫一起参与了调查，追溯了阮生命最后两周的足迹。他们被授权对阮经过的地铁站进行暗中测试，结果均为阴性。没人知道她是怎么染上这种病的。

似乎炭疽病例永远不会结束。CDC 主任杰夫·柯普兰说："这就像冲浪一样。""你只需要继续前进，然后一头扎进去。"

11 月 16 日，在被隔离的一批邮件中，一封寄给参议员帕特里克·莱希的未开封的炭疽信件在达施勒的信件浮出水面后被找到。它也于 10 月 9 日在特伦顿被盖上了邮戳。

莱希的信件曝光三天后，家住康涅狄格州牛津郊区的 94 岁寡

---

[1] 海斯莱特和温斯洛普还会见了大约 150 名失聪的邮政工作人员，他们通常受雇于嘈杂的机械化邮政系统。在会议结束时，一名员工签名说，这是他们为数不多的几次得到回答问题的机会之一。

妇奥蒂莉·伦德格伦被诊断出吸入性炭疽，两天后她去世了。调查小组在处理过她邮件的地区邮局发现了炭疽孢子。EIS 的学员凯文·格里菲斯与邮政检查人员合作，发现一封寄往附近康涅狄格州地址的信件在新泽西州汉密尔顿的分拣机中迅速通过，就在这台机器处理过莱希炭疽病毒信 20 秒后。半夜里，格里菲斯把寄信的人叫醒了。他们发现了这封可疑的信件，尽管寄信人没有被感染，但信件表面确实检测出炭疽阳性。

6. 后果和影响

伊利·伦德格伦是 2001 年疯狂生化恐怖袭击的最后一个炭疽患者。共有 22 人被感染，其中一半感染了吸入性炭疽，5 名吸入性患者死亡。在当时的 146 名 EIS 学员中，有 136 人至少参与了部分调查。其中近三分之一的人参与了两次调查，一些人被重新部署了四五次。

及时的调查和预防无疑防止了其他炭疽感染和死亡。卫生当局无法知道有多少信件被发送到什么地方，或者会传染给谁。"让我震惊的是，"EIS 学员凯文·温斯洛普说，"一个人怎么能往邮箱里投几封信，就几乎让一个国家陷入瘫痪了呢。"

炭疽调查的结果是，鼓风机不再用于清洁分拣机，信件被辐射消毒，以及其他安全措施逐渐到位。也有一些好消息：如果不及时治疗，这些信件中吸入性炭疽的致死率接近 50%，这低于预期的 85%，但如果及时治疗，除了少数患者外，绝大多数患者都能活下来。

EIS 的校友、《纽约时报》科学记者拉里·奥特曼抱怨说，在炭疽热调查期间，"与公众的沟通出现了令人痛心的失误"。他的同事菲利普·布拉赫曼也是如此认为。"你永远也阻止不了歇斯底里，"布拉赫曼说，"但不发布信息只会助长歇斯底里。"在未来的生物恐怖事件中，他建议应该有一名发言人进行"单一的和及时准确的信息发布"。

CDC 主任杰夫·柯普兰或许应该被允许成为那个人，但在炭疽恐慌暴发时，他被禁止公开发表声明。卫生与公众服务部部长汤米·汤普森坚持每天更新几次个人信息，这让他的生活很痛苦。"当局不支持，"柯普兰回忆说，"这破坏了我们的努力。"柯普兰于 2002 年 2 月辞职，很快朱莉·格伯丁接任。

联邦调查局和大多数其他专家得出结论：行凶者可能是一名美国公民，或许是一名精神错乱的科学家，拥有生产精细研磨炭疽孢子的专业知识。"真主是伟大的"的信息可能是一个烟幕弹。①

在炭疽热信件之后，布什政府和国会投入了数十亿美元用于防范生物恐怖，其中大部分资金流向了 CDC 和州卫生部门。卫生与公众服务部部长汤米·汤普森呼吁在每个州都设立 EIS，但有些州的公共卫生基础设施较薄弱，缺乏良好的监督。于是被称为"职业流行病学家"（CEFOs）的 EIS 校友被派往这些州，尽管他们主要关注恐怖主义和应急响应。

2003 年出版的《恐怖主义与公共卫生》一书的编辑、EIS 的

_____

① 2008 年 7 月，在马里兰州德特里克堡研究炭疽病毒的军事科学家布鲁斯·艾文斯在联邦调查局收集炭疽病毒信件的间接证据时自杀。一些评论家仍然不相信他有罪。

巴里·利维说，"防范新的生物恐怖的资金的投入无疑改善了许多潜在的突发公共卫生事件的准备工作，但解决其他问题的资金不足。"利维抱怨说，"这些生物恐怖行动总体上改变了公共卫生工作的重点，耗尽了人力和财力，但无法解决当前的公共卫生问题，包括与烟草和酒精有关的疾病、与枪支有关的伤害和死亡、艾滋病和精神卫生障碍。"

第二十一节　进入 21 世纪

"9·11"给新世纪蒙上了一层阴影。在动摇美国安全感方面，"9·11"事件仅次于珍珠港事件。随后，其他一些重大事件和疫情在美国和世界各地都成了新闻头条。这些威胁动员了 EIS 学员在全球进行调查。

- 2002 年和 2003 年，西尼罗河病毒在美国各地暴发，感染了100 多万人，548 人死亡。该病毒还导致数百万鸟类和动物死亡。许多 EIS 的学员协助追踪新来的入侵者。例如，当西尼罗河病毒袭击时，约翰·沃森刚刚到达芝加哥公共卫生部的工作岗位。"它就像一个巨浪向我们袭来。"他回忆道。截至 2002 年底，伊利诺伊州已有 761 例病例和 48 例死亡。
- 2002 年秋季，EIS 学员追踪了一起多州李斯特菌病暴发事件，涉及宾夕法尼亚州法兰科尼亚的"朝圣者之傲"公司生产的火鸡熟食产品。10 月 12 日，工厂被关闭，1 万多吨产品被召回。然后，同样的细菌在新泽西州一家工厂生产的熟食火鸡上也被发现。此次疫情共有 8 名患者死亡，3 名孕妇流产。EIS 学员萨米·戈特利布对于出现在电视节目"60分钟"中讨论李斯特菌引发的疫情感到有些紧张。调查进行了两个月后，当她发现自己怀上了第一个孩子时，她更加担心了。李斯特菌对胎儿是致命的，她曾直接从病人的冰箱中取出受污染的火鸡产品。幸运的是，她和她的丈夫，EIS的同事斯科特·菲尔德都没事。她后来生下了一个健康的女婴，取名玛丽亚。

起初，人们非常担心的流感大流行似乎已经开始，但实验室在患者身上没有发现流感病毒。这个神秘的新杀手被称为"严重急性呼吸综合征"（SARS）。SARS 是由一种冠状病毒引起的疾病，致病菌在电子显微镜下看起来就像一个轮辐齿轮。普通的感冒也是由冠状病毒引起的，但这种新病毒的致死率要高得多。

在美国、越南、泰国、中国和柬埔寨，有数十名 EIS 的工作人员参与了"非典"的防治工作。2003 年 4 月中旬，EIS 学员戴维·王被派往他的家乡中国台湾，那里只发现了 17 例确诊病例。然而，4 月 22 日，该市一家大型综合医院暴发了 SARS 疫情，医院随后被封锁，由警察把守大门。

王被允许进入帮助隔离。"我觉得我对 SARS，以及它如何传播、如何防护来保护我自己知道的还不够多，"一名吓坏了的学员说，"所以我只是戴上面具，做我必须做的事。我没有上厕所，没有喝水。晚上脱衣服的时候，我就往自己身上浇酒精来消毒。"

美国只发现了 8 例 SARS 病例，他们都曾去过亚洲或多伦多，好在无一人死亡。这与加拿大形成鲜明对比。在加拿大，多伦多的医院无意中帮助了 SARS 的传播。在 251 例疑似病例中，有 41 例死亡。

到 2003 年底，SARS 神秘地消失了，正如它神秘地出现。虽然麝香猫被怀疑是 SARS 病毒携带者，但它们可能只是受害者。携带者也可能是蝙蝠，蝙蝠同时是埃博拉病毒、马尔堡病毒和尼帕病毒的携带者。在此之前，还没有出现人类感染 SARS 的病例。

- 2003 年末，H5N1 流感病毒在越南和泰国的家禽和人群中重新出现。在接下来的 3 年里，它杀死了亚洲、欧洲和非洲 45 个国家的鸟类。这次它很少传染给人类，截至 2009 年 8 月，共有 440 人感染，其中 262 人死亡，病死率为 60%。

如果病毒在人（或动物）体内发生突变，使其仍然具有致命性又易于传播，那么一场可怕的全球流感大流行将成为现实。考虑到 1918 年的流感大流行夺去了 2 000 多万人的生命，死亡人数仅占受感染人数的 2.5%，然后思考 H5N1 可能会造成什么后果。在 2004 年的 EIS 会议上，EIS 学员福田敬二说，这不是如果的问题，而是下一次流感大流行何时到来的问题。"我们是否正在滑向另一场流行病，看着它缓慢发展？"他问道。此后，福田敬二前往日内瓦，在世界卫生组织追踪和抗击流感的行动中作为先锋。EIS 的学员在世界各地协助流感大流行的防范和监测工作。

- 2003 年 5 月，当 EIS 学员仍为"非典"恐慌所困扰时，威斯康星州的一名儿童被宠物草原犬鼠咬伤，从而被确诊为另一种外来疾病。她感染了猴痘，这种疾病可以追溯到巨型冈比亚老鼠和本地松鼠。被派往威斯康星州的 EIS 学员马克·索蒂尔很快就成了外来宠物行业的专家。伊利诺伊州的一位经销商把从加纳进口的冈比亚巨鼠安置在草原犬鼠的家中。到 7 月，EIS 学员与州流行病学家一起在 6 个州发现了 71 例猴痘病例。好在没有人死亡。许多患者是治疗生病的草原土拨鼠的兽医。这项调查导致美国禁止进口非洲啮齿动物。

- 在孟加拉国，巨型飞狐传播尼帕病毒。2004 年 4 月，36 人患病，其中 27 人死亡。EIS 学员记录说，可能还发生了人传人。

- 2004 年春，在肯尼亚的一次歉收之后，许多人将玉米储存在自家的泥土地窖中，以确保它不会被偷。在温暖、无窗的环境中，曲霉菌生长在玉米中，产生致命的黄曲霉毒素，导致 125 人死亡。EIS 工作人员调查后发现了黄曲霉毒素中毒与乙型肝炎频繁合并发生，增加了肝癌的风险。

- 2004 年 10 月，在北卡罗来纳州博览会的一个宠物动物园里，数十名儿童在与可爱的小山羊和小羊羔玩耍后患上了便血痢疾。动物粪便中含有肠出血性大肠埃希菌。15 名幼儿患上了危及生命的溶血性尿毒综合征，经过积极的治疗，15 个病例无一死亡。北卡罗来纳州 EIS 学员布兰特·古德和两位 EIS 同事对此次疫情进行了调查，推动州"限制与动物的直接接触法案"的出台，法案规定，宠物动物园应确保场所内肥皂和水的供应。第二年，在佛罗里达州和亚利桑那州类似的宠物动物园暴发了同类疫情。

- 2005 年 7 月，道格·汉密尔顿告诉 EIS 学员："你在这儿的两年里，将会发生一些大事。"他的预言很快就成真了。8 月底，"卡特里娜"飓风摧毁了墨西哥湾沿岸地区，当大堤决堤时，洪水淹没了新奥尔良。新奥尔良市的传染病学家彼得·弗朗肯不得不撤往巴吞鲁日，他打电话给汉密尔顿，说该州的流行病学家想请求帮助。CDC 紧急行动中心（DEOC）是一个令人印象深刻的新机构，原本能够处理所有问题，所以，汉密尔顿把电话转了过去。汉密尔顿在 2005 年 9 月 3 日（星期六）群发的一封电子邮件中写道："似乎 CDC 的部门主管一直无法与州流行病学家取得联系，他们接到了来自 EIS 学员的一个简单的电话……再一次，EIS 学员打破常规，完成了工作。"

然而，尽管汉密尔顿的出发点是好的，但政府对"卡特里娜"飓风的整体反应是缓慢而混乱的，EIS 学员没有能力改变这一点。"看起来，僵局开始打破，EISO 开始加入其他 CDC 和 HHS 工作人员的领域。"在 9 月 4 日汉密尔顿写道。在两天内，有 18 个学员被派往墨西哥湾沿岸各州帮助他们进行疾病监测，满足他们其他需求。但是埃里克·谢尔吉科报告说，他的需求评估任务已经"基本上消失了"，所以他与另一个公共卫生服务部门的野外工作小组联合了起来。接着贝丝·梅利乌斯从密西西比国民警卫队站打来电话，那里已经建立了一所有 750 个床位的野战医院。"他们现在拥有所需的所有设备，"汉密尔顿说，"只是没有病人（当然这使 EPI 收集疾病监测信息的工作变得相当容易）。"

汉密尔顿有大量电子邮件记录了无能的 DEOC 的"糟糕的沟通和频繁的失误"（他们丢失了彼得·弗朗肯申请帮助的请求信息，也找不到该领域团队的联系信息）。"对 DEOC 的抨击已经够多了（这太容易了）。"汉密尔顿写道。他报道了当时流传的一个令人恼火的笑话，说新的座右铭将是"CDC——至少我们不是联邦应急管理局"。

最终，95 名 EIS 的学员被派去应对飓风，但与大多数自然灾害一样，人们非常担心传染病暴发，但担忧并没有成为现实。人们需要的是住房、安置点和治疗慢性病的药物。EIS 的工作人员不得不到处迁移。罗伯·博萨特报告说，他平均每天工作 14 个小时。他说："到目前为止，我住过帐篷、海军舰艇、市中心的酒店（没有饮用水、毛毯和电视）、教堂的体育馆地板，以及没有可用热水器的租赁房屋。"

在一个心理健康调查小组中，斯蒂芬妮·拉特里奇写道："我们听到了很多关于意外死亡、强奸和盗窃的恐怖故事。但许多人都得到了相当多的帮助和款待。"桑迪·舒马赫总结了她的经验："我认为我们已经从美国的贫困中学到了很多，比如，我知道在我们自己的家园还有很多工作要做。将人们与医药卫生和精神卫生援助联系起来一直是一个持续的主题。"

- 2006 年 6 月，在佛蒙特州本宁顿的一座州政府办公大楼里，工作人员被发现感染了结节病。大楼被关闭了。尽管 EIS 进行了调查，但该病的起因仍然未知。
- 2006 年 9 月，一场全国性的肠出血性大肠埃希菌感染性腹泻疫情暴发，经 EIS 追踪，源头是加州种植的有机菠菜。
- 2006 年 11 月，大裂谷热再次袭击肯尼亚东北部。EIS 的学员飞过去调查。
- 在过去几年中，结核病已经从多重耐药发展到广泛耐药（XDR－TB），使得这类病例几乎无法治疗。当一名被诊断患有广泛耐药结核病的美国人飞往欧洲度蜜月时，EIS 的学员帮助医生找到了他，尽管他最终被证明并没有感染如此严重的结核病。

- 2007 年 7 月，EIS 发现不正确灌装的原产卡斯尔伯的热狗辣椒酱罐头，导致食用者肉毒菌中毒。

- 尽管美国最终消灭了地方性麻疹，但一名感染了麻疹的日本男孩参加了 2007 年 8 月在宾夕法尼亚州举行的一场体育赛事，将这种疾病传播到了 3 个州。EIS 学员帮助跟踪和控制了疫情。

- 2007 年 11 月，EIS 学员通过雾化猪大脑追踪到明尼苏达州屠宰场的工人患上了一种奇怪的神经系统疾病。

- 2007 年，马尔堡病毒袭击了乌干达，而埃博拉病毒先是在刚果民主共和国肆虐，然后又袭击了乌干达。猴痘同时在刚果暴发。EIS 学员调查了所有的疫情。

- 从 2008 年 4 月到 8 月，美国暴发了一场全国性的圣保罗沙门菌疫情，导致 1 400 多人患病。在多个州，EIS 的工作人员挨家挨户敲门，要求人们回忆他们吃了什么，并进行了 7 项病例对照研究。虽然最初涉及西红柿，但从墨西哥进口的胡椒和辣椒似乎是罪魁祸首。

- 2009 年 4 月，在美国和墨西哥出现了一种全新的 H1N1 流感毒株，其遗传成分来自猪、鸟和人类。媒体称之为"猪流感"。在接下来的几个月里，它蔓延到全世界，造成了一场新的大流行——具有讽刺意味的大流行，因为 H5N1 流感在前几年一直是人们最担心的毒株。100 多名 EIS 学员和数千名其他公共卫生工作人员，包括许多 EIS 的校友在内都作出了反应。老年人相对来说没有受到这种毒株引起的疾病的侵害，这可能是因为在 1957 年流感大流行转向 H2N2 之前，人们已经对类似的病毒有了免疫力。尽管 2009 年的 H1N1 流感不像 1918 年的 H1N1 流感那么致命，但它也可能导致原本健康的年轻人死亡。

EIS 校友安妮·舒查特在 2009 年 10 月 18 日，也就是这本书即将出版的时候①，出现在电视节目"60 分钟"上。她说："这是这种流行病真正悲惨的一面之一，那些正值壮年、身体完全健康的人，可能突然变得十分虚弱。"她观察到，因流感样疾病而就诊的人数量急剧增加，而在流感季节本应刚刚开始的时候，美国各地与流感相关的住院和死亡人数已经出现了惊人的增长。"现在才 10 月，"她说，"而且我们看到了真正的未知领域。"新的流感已经蔓延到了全球许多的国家。在一个噩梦般的场景中，H1N1 和 H5N1 可能会同时感染某个人，重组后形成一场更加致命的大流行。

这只是最近 EIS 面临的挑战的一部分。大多数的紧急救援报告涉及传染病，这些疾病在美国和全世界仍然是严重的问题。

1. 脊髓灰质炎的终结？

到目前为止，由于国际社会的努力，天花是唯一被人类消除的传染病，EIS 学员和校友在其中发挥了重要作用。如今另一个灾难也即将被消除，那就是脊髓灰质炎。自 EIS 1951 年成立以来，

---

① 指英文原版的出版时间。　一译者注

这一疾病就一直困扰着流行病情报部门。①

到 2005 年初，与 1988 年开始消除运动时相比，全球脊髓灰质炎病例已下降了 99% 以上，而且该病仅在 6 个国家流行：尼日尔、埃及、印度、巴基斯坦、阿富汗和尼日利亚。2006 年 2 月 1 日，世卫组织宣布尼日尔和埃及消灭了脊髓灰质炎。世卫组织消除工作的负责人 EIS 官员戴维·海曼对记者说："终点就在眼前。"

尽管海曼做出了鼓舞人心的预测，但他知道余下的案例更难处理。他在 2003 年夏天开始从事消除脊髓灰质炎的工作，就像谣言说的那样——脊髓灰质炎疫苗正在使我们的孩子绝育，并给他们带来艾滋病！在尼日利亚北部一个省的某一社区，推广疫苗被迫停止了近一年。在此期间，脊髓灰质炎病例直接或间接传播到其他 20 个非洲和亚洲国家。（大多数再次感染的国家扑灭了疫情。）

作为消除天花运动的老手，海曼希望永远消除脊髓灰质炎，尽管他承认存在挑战。人们早就知道口服脊髓灰质炎疫苗会引起与疫苗相关的疾病，每百万人中只有少数人患脊髓灰质炎，并只可能传播给直接接触者。然而，2000 年在伊斯帕尼奥拉岛的一次暴发可追溯到由疫苗衍生的脊髓灰质炎，这是一种新发现的病毒，减毒疫苗病毒与另一种肠道病毒结合。在接下来的几年里，疫苗引发的疫情在几个国家暴发。

想要宣布整个世界在 3 年内无野生脊髓灰质炎，世卫组织推出一个终局计划。所有国家将同时停止提供口服脊髓灰质炎疫苗。那些有能力这样做的国家，如美国，将继续接种灭活脊髓灰质炎

---

① 在 EIS 学员和校友的协助下，麦地那龙线虫病也几乎被根除。

疫苗。世卫组织正在努力使任何希望使用 IPV 的发展中国家负担得起。对疾病严密的监测仍将继续。一场由疫苗引发的疫情很可能在此后第一年内的某个地方暴发，但也有可能因当地的大规模疫苗接种而被制止。

然而，在 2008 年夏天，这一终局结束了：尼日利亚北部暴发了 400 多起病例，在接下来的一年里，脊髓灰质炎蔓延到其他 15 个非洲国家。印度、巴基斯坦和阿富汗仍然有这种病毒。EIS 学员继续协助消除工作。

不管最终结果如何，海曼希望脊髓灰质炎监测系统能比该项目持续更长时间，并将其监测范围扩大到更多传染病。"如果我们在这方面取得成功，它将留下一份良好的遗产，以及新一代公共卫生领导人。"你能说出的当今公共卫生领域的主要人物，他们都曾致力于消除天花。脊髓灰质炎战士也将如此。①

2. 更大的图景

人类最糟糕的问题是自己造成的。为什么智人会自我毁灭？根据世界卫生组织的数据，人类的两大杀手、所有死亡原因占比近三分之一的是缺血性心脏病（动脉阻死）和脑血管疾病。这两种疾病都是由吸烟、肥胖、不良饮食和缺乏锻炼引起的。

2004 年，4 位研究者（包括 EIS 的校友吉姆·马克斯）估算了美国人最近的"实际死亡原因"，即对人类死亡负有责任的潜在行为或媒介。罪魁祸首是烟草，占美国死亡总人数的 18.1%，其次

---

① 海曼于 2009 年离开世卫组织，前往伦敦领导其他公共卫生工作，但消除脊髓灰质炎的工作仍在继续。

是肥胖和不良饮食（15.2%），第三是过度饮酒（3.5%）。

EIS 学员和校友多年来一直致力于解决吸烟、体重增加、缺乏体育活动和酗酒等问题。例如，2001 年，EIS 的资深人士鲍勃·布鲁尔回到 CDC 成立了"酒精小组"，该小组的一些 EIS 学员巧妙地记录下了人们令人震惊的酗酒程度。

EIS 的人员如何鼓励市民改变饮酒习惯和饮食习惯、加强运动以及戒烟呢？他们可以提供重要的监测数据并进行研究，但最终，EIS 的校友汤姆·法利在他 2005 年与人合著的《健康国家的处方》一书中认为，治疗将涉及改变我们的环境，比如使步行、跑步、骑自行车、购买或种植健康食品变得更容易和更有吸引力。"健康是政治问题。"他写道，并认为"需要国会的斗争才能让酒广告从电视上撤下来，需要在市议会为修建人行道或修理公园里的娱乐设施进行辩论，需要州议员呼吁禁止在所有餐馆吸烟。"

从本质上讲，流行病学方法意味着辨别问题，然后使用数据来比较不同解决方案的效果，并说服人们不顾障碍（包括来自难以撼动的特殊利益集团的压力）采取行动。例如，在美国，每年大约有 30 000 人死于枪支。然而，CDC 仍然受制于国会，被禁止支持枪支管制。

在《战争与公共卫生》（2000）一书中，EIS 校友和前 CDC 主任比尔·福格建议流行病学家应该"像研究暴力那样系统地研究冲突"。但世卫组织的 EIS 校友艾蒂安·克鲁格指出，全球每年因暴力死亡的 160 万人中，只有不到 20% 是直接因战争死亡的。大多数暴力死亡是由自杀和他杀引起的。[①] "这就是为什么我们的大部

---

① 值得注意的是，在世界范围内，自杀的人数要多于他杀。

分努力仍在个人层面上转向暴力。"他说，甚至有更多的工作人员致力于避免道路交通死亡，因为每年 130 万人因此死亡，事故主要发生在道路状况糟糕、几乎没有强制交通法规等限制的发展中国家。

因此，EIS 工作人员继续处理这些问题，进一步证实贫穷、社会不公正和连续不断的挫折是许多卫生问题的根源。最脆弱的是那些贫困、营养不良、未接种疫苗的难民。

尽管美国在卫生保健方面的支出比其他任何国家都多，但它并没有取得比其他主要工业化国家更好的成果，部分原因是公共卫生资金不足。2007 年 CDC 主任朱莉·格伯丁问了一个有趣的问题：如果肯尼迪总统发出的挑战不是要把人送上月球，而是要改善医疗保健会怎么样呢？在 1961 年 5 月 25 日的这篇假想的、经过修改的演讲中，肯尼迪可能会说："我认为，这个国家应该致力于在这个十年结束之前实现成为'最健康的国家'的目标，并带头前进，让地球上的每个国家都能参与到这一努力中来。"

公共卫生干预通常是无形的，因为很少有人意识到他们的生命得到了拯救。然而，我们解决私人和公共卫生保健方式中存在的问题意义重大，远远超出了人们对其价值的估量。"我们的卫生系统支离破碎，费用昂贵，而且没有真正的安全网。"EIS 的资深人士约翰·内夫说，"卫生系统将无法应对人口老龄化以及随之而来的慢性疾病的负担和成本，或任何可能发生的重大生物恐怖主义或自然灾害。"

全球变暖是所有其他问题中最突出的一个。专家预测，到 2050 年，孟加拉国等低洼地区的水位可能会上涨，而撒哈拉以南的非洲地区可能会变成沙漠。数以百万计的物种可能会灭绝。

2008 年，EIS 学员迈克·圣路易斯与人合著了一篇关于全球变暖对公共卫生潜在影响的综述文章。他写道："尽管最贫困国家的最贫困人口对温室气体排放的'贡献'微不足道，但他们将承受气候变化的严重后果。"营养不良、不安全的水和热浪将会增加。沿海大城市——孟买、拉各斯、上海、达卡、东京、纽约——将很容易受到海平面上升和海水倒灌的影响。① 由蚊子传播的疾病可能会转移到目前的温带地区。经水传播的疾病，如霍乱，可能再次传播。随着人们争夺稀缺资源或排挤绝望的难民，武装冲突可能会升级。此外，到 2050 年，人口预计将从目前的 68 亿增长到 90 多亿。

面对如此巨大的问题，人们很容易感到绝望。来自澳大利亚的 EIS 学员约翰·默里曾在非洲的一些村庄从事难民问题的研究，结果发现那里的许多成年人死于艾滋病，只留下孤儿，于是他开始写小说。他的一个角色替他说了想说的话："我想我帮助了一些人，但我不确定从长远来看它有什么好处。整个事情就像用泡泡糖修补屋顶一样。"

尽管如此，EIS 工作人员仍在一点点地不断扩大我们的知识库，并朝着解决方案缓慢前进。"EIS 是公共医学的急诊室。"EIS 校友吉姆·比勒说，"对于许多问题，你用现场流行病学的工具研究的东西，只是更深层次的事情的最表面的表现——种族主义、贫困、就业不足、医疗保健不足。我们来是为了找出是什么打破了平衡，导致了糟糕的事情发生。但是，我们很少涉及根本原因。"然

---

① 正如 EIS 校友李·莱利在 2007 年所写的，10 亿人（占世界人口的 15%）生活在城市贫民窟中，条件极其恶劣，其中许多人居住在沿海城市。

而，流行病情报服务学员可以引起人们的注意，并提出解决方案。

3. 动荡的年代

在 2002 年至 2009 年，CDC 主任朱莉·格伯丁任职期间，CDC 的士气受到了影响。她在 2005 年 7 月的新生 EIS 课上演讲强调了在"CDC 与我们的客户、我们的利益相关者之间的接口"方面取得卓越成果的必要性。为了做到这一点，"政府系统需要现代化，"她说，"要和企业一样高效。"

格伯丁经常使用商业术语，称 CDC 为"强大的品牌"，她重组了 CDC，并将其命名为"未来计划"，这让许多 CDC 老员工感到不安。① 作为重组的一部分，格伯丁重新命名了一些受人尊敬的部门，包含 EIS。现在，它听起来更像是一个企业人力资源部门：劳动力和职业发展办公室（Office of Workforce and Career Development）。

CDC 的办公室里也回响着一连串的抱怨：我甚至不知道该向谁汇报工作；我们有没完没了的委员会会议；在一切之上还有另一层官僚主义。然而，很少有确定的例子证明它阻碍了关键的公共卫生方法。

很难把格伯丁的决定和上级强加给她的政策区分开来。布什政府和保守的政治家们倾向于让格伯丁和 CDC 遵守一项充满价值的议程，例如，那些从事艾滋病工作的人被命令不得推销避孕套或使用露骨的语言。② 心怀不满的 CDC 资深领导人选择了提前退休。

---

① 比尔·福格在 1980 年重组 CDC 时，他也面临着类似的批评。
② 然而，乔治·W. 布什大幅增加了对艾滋病和疟疾的资助，这一点必须得到肯定。

大多数进入 EIS 的医生同时加入了美国公共卫生服务队，这是一项提供良好福利，20 年后可选择退休的专业组织。自从 1987 年，埃弗雷特·库普坚持这一要求以来，受委托的海军陆战队的 EIS 学员就一直不情愿地在周三穿制服。现在有了做俯卧撑和仰卧起坐的要求①，2008 年 7 月起，学员们被迫每天穿制服。

"卡特里娜"飓风过后，数十名 EIS 工作人员进行了健康监测，并在任何可能的地方开展工作。EIS 的工作人员向 EIS 主任提出了尖锐的问题。一位学员写道："政府似乎没有人真正准备好应对如此规模的灾难。"CDC 的反应为何如此不协调？格伯丁没有回答他们的问题。

3 个国会委员会调查了 CDC 的表现。2007 年 4 月，5 名前 CDC 主任公开表达了他们的担忧。"现在有一种看法，认为政治比科学和真理更重要。"比尔·福格说。他补充说，当"人们就安全套的功效或是否需要接种疫苗展开辩论"时，很难留住顶尖的流行病学家。

杰夫·柯普兰附和了福格的观点。"在尼克松、里根和布什执政期间，政府的成员都是保守派，"他说，"但压制的程度仅止于 CDC 主任。小布什降低了这个组织的级别，试图重新配置它以服务于政治。"柯普兰对新转变不屑一顾，认为这是"把军队的表面装饰应用到一个与军队毫无关系的群体上"。"你最不希望看到的就是 EIS 变成一支绿色的贝雷帽部队。"

---

① 2005 年 4 月的短剧讽刺了这项"转变"。"当你只是一群科学怪人的时候，他们还能坚持让你假装自己是军人吗？"EIS 学员们唱道，"你所有的独立/自由的思想和良好的判断力/它们都会消失。"

一些学员开玩笑说，EIS 代表"我每天坐着"（Everyday I Sit），因为现在有比以前更多的电子化活动。随着国家和地方流行病学专业知识的增加（通常由 EIS 校友提供），美国国内对紧急情况援助的需求减少了。

然而，CDC 仍然是世界上最重要的公共卫生和预防医学组织。EIS 校友唐·弗朗西斯说，为了使 CDC 和 EIS 免受政治压力，整个公共卫生服务体系应该作为一个类似于美联储的准政府机构进行改革。

CDC 和 EIS 不太可能在短期内与政治绝缘。他们推动了立法对公共卫生产生积极影响——烟草税；在阿司匹林、卫生棉条的包装上分别贴上瑞氏综合征、中毒性休克综合征的警告标签；去除油漆和汽油中的铅；更好的食品检验和消费者信息安全；开车要系安全带的法律；划出自行车道；等等。另一方面，政客们阻止了他们对枪支控制的宣传；在削减其他预算项目的同时，投票支持为监测生化恐怖分子提供大量拨款，并保护草药不受监管。

国会还决定直接资助公共卫生。"预算是一场持续的战斗，"EIS 主管道格·汉密尔顿在 2008 年 7 月写道，"因为我们只有一小部分核心拨款，其余的每年都是凑在一起的。"然而 EIS 作为公共卫生生产前线部队以及 CDC 和国家及地方卫生部门的后备军，比尔和梅林达·盖茨基金会以及学校的公共卫生部门，一直致力于引入有理想的年轻专业人士对抗世界的健康威胁。

EIS 仍然是一个重要的机构，就像它的上级组织一样，而且随着巴拉克·奥巴马入主白宫，在没有保守的意识形态限制的情况下，在全球的公共卫生领域的努力显然得到了更多的支持。奥巴马要求格伯丁在他的就职典礼上辞职。作为临时主管，EIS 的校友理查德·贝瑟继任，EIS 开始恢复士气，并且在 2009 年的流感暴发期间，由于良好的沟通，他得到了很高的评价。2009 年 5 月，奥巴马采取了不同寻常的步骤，亲自选择时任纽约市卫生局长的 EIS 校友汤姆·弗里登担任新的 CDC 主任。

第二十二节　经验造就差异

2006 年 1 月 25 日，西非尼日尔。我在一个小土屋的蚊帐里睡了一觉，然后起身去上厕所，所谓厕所，只是地上一个约 25 平方厘米的洞。然后，我看着这个村庄醒了过来。孩子们驾着驴车。山羊在路旁的泥土中排泄。妇女们在自家的土坯房前生火做饭时，彼此笑着打招呼。一个男人光着脚，穿着蓝色的缎袍，戴着一顶白色的小圆帽，坐在一条长凳上，旁边的人头上缠着一条明黄色的头巾。我住在特拉镇，一个偏僻的地方。但与更偏远的村庄相比，这里就像一个大城市，有加油站、手机信号塔、可口可乐的海报，还有一家餐馆。

经过两年的研究和数百次采访，我终于来到了尼日尔，跟随 EIS 二年级学员娜塔莎·霍克伯格和梅尔托·"杰米"·埃利亚德斯来到这贫瘠之地。根据联合国的标准，尼日尔是世界上最贫穷的国家。上个月，公共卫生专员曾试图向该国每一个有五岁以下儿童的家庭分发杀虫剂处理过的蚊帐，以及维生素 A 和口服脊髓灰质炎疫苗滴剂。霍克伯格和埃利亚德斯正在培训和指导一队当地雇用的"普查员"，他们将走访全国各地随机挑选的村庄，以评估其成效。在项目的第一周，我会跟着去，然后飞往肯尼亚，去找另一位 EIS 学员。

分发给人们悬挂的蚊帐可以驱赶 30 米范围内的虫，目的是防止携带疟疾的蚊子叮咬儿童和他们的家人。这个项目对我而言意义非凡。我的朋友莉兹·拉塞尔在一家国际卫生组织工作。2003 年 8 月，她在短暂访问尼日尔期间，被一只携带恶性疟原虫的蚊子叮咬。她没有费心去服用抗疟药。她是一个充满活力的理想主义女性。被叮后不久，她开始发热、发冷、身体疼痛。她的肺里充满了液体；在英国自己家附近的一家医院住院后不久，她就死于肺水肿，年仅 49 岁。

每年有超过 5 亿人感染疟疾，目前还没有有效的疫苗。有近 300 万人死亡，其中大多数是撒哈拉以南的非洲儿童。尼日尔几乎每个人都反复感染疟疾。由于出现了部分耐药性，那些活到成年的人通常会出现较温和但仍然痛苦的症状。我访问的村庄位于尼日尔南部，那里是一片干旱的平原，到处是茅草屋顶或布洛瓦式屋顶的土屋，四周环绕着谷子茬和低矮灌木，门口铺着红土小路或褐色的沙路，通过它可到达村中各处。

31 岁的娜塔莎身材匀称，身高近 180 厘米，毕业于哈佛大学医学院。她曾在秘鲁和洪都拉斯的诊所工作过，然后在 2004 年 7 月与 CDC 寄生虫病部门接洽。她的父亲弗雷德·霍克伯格 20 世纪 70 年代初曾在 EIS 服务。

娜塔莎是尼日尔 EIS 的负责人，负责跟进 9 个团队，获取足够的汽油，处理资金问题，处理内置全球定位系统（GPS）的导航系统故障等等。她是一个强烈的完美主义者，常常感到忧虑，对自己要求很严格。

"杰米"·埃利亚德斯在 CDC 疟疾部门工作。前一天晚上，在特拉，我和他在伊蒂餐厅（尼日尔语中的"友谊餐厅"）用餐，那是一间用树枝搭成的棚屋，屋顶和墙壁上都覆盖着编织的毯子。我们享用了鸡肉和蒸粗麦粉，但是我没有喝水。（娜塔莎曾因为吃了非洲菜得了伤寒，所以决定这顿不吃了。）

现年 37 岁的杰米身高约 198 厘米，温文尔雅，脸上总挂着和煦的微笑。据娜塔莎说，他是一个"暖男"。在度过住院医生实习期后，他获得了公共卫生硕士学位，申请加入了 CDC 项目。我遇到杰米的时候，他已经去过 55 个国家了。他帮助人们在那里进行了第一次全国蚊帐分发和评估，后来还无偿为尼日尔服务。

他是一个沉静的人。"在一个团队里有性格截然不同的人是件好事。"他吃完饭后解释道。当我们离开餐馆时，我拍了一张它招牌拼错的照片，上面写着"特色非洲通心粉，经验造就差异"。是的。"经验造就差异"可能是我这次旅行的座右铭，可能也是 EIS 的座右铭。

那天，经过几个小时的颠簸，我们参观了佐立比村。访谈小组随机选择棚屋，用当地部落的语言杰尔马语进行调查。一位年轻的母亲抱着女儿走向娜塔莎，她指着孩子那肿胀的脚后跟向娜塔莎寻求帮助。娜塔莎温柔地检查了一下，用法语抱歉地回答了她。她建议这位母亲去最近的诊所买抗生素，因为我们没有携带任何抗生素。

"为什么没有人给这个可怜的小女孩一些药呢？"我后来在日记中写道。"我知谳争论的焦点是我们做的是公共卫生，做的是蚊帐和脊髓灰质炎疫苗调查，而不是初级卫生保健。如果我们试图照顾好每一个人，我们会疯掉并被迫转移。但是……"

后来我给了娜塔莎一小笔钱，请她到当地的诊所去治疗那个女孩的脚。她谢过我，说："你知道，我对我们的项目太投入了，压力太大了，有时我需要提醒自己，我们可以停下来，只帮助一个人。"尼日尔每四个孩子中就有一个在五岁前死亡。正是因为公共卫生项目，如免疫接种、提供清洁的水、充足的营养和维生素，以及分发蚊帐，大多数的死亡得以避免。

如果我在调查期间进入棚屋可能会分散注意力，所以我待在棚屋外面的村庄里，孩子们在那里把我团团围住。大多数女孩戴着头巾，戴着手镯，穿着传统的服装，而男孩则穿着陈旧的西部 T 恤和短裤。大多数孩子笑着笑着，挤得更近了；几个害羞的孩子退缩了。他们是美丽的。他们的眼睛里闪烁着智慧和好奇。可我忽然想到，这里超过四分之一的孩子会死去。

为了吸引他们，我唱了《如果你快乐，你就知道》。他们开始拍手。然后我用手势鼓励他们，要他们唱点歌。犹豫了一会儿之后，一个小女孩用杰尔马语唱了起来。两个孩子开始跳舞，跺着脚，互相依偎着，围着对方打转，其他人则围着他们唱歌、鼓掌。最后，一个男人冲他们喊了一声，他们就走了，显然是命令他们回去干活，打水或挑木柴。

一位女士邀请我去她的小屋。像大多数女人一样，她穿着一件色彩夺目的传统连衣裙，由白、黄、蓝、红组成，戴着一条闪亮的紫色头巾，两条小贝壳项链，一对大耳环。虽然她家里看不到蚊帐，但她很自豪地向我展示了她用来防止麦地那龙线虫进入水中的过滤器,① 她小心翼翼地把这些水储存在成堆的陶罐里。

每到一个村庄,娜塔莎和杰米都会先去拜访村里的长老。因为他们俩的个子比其他人都高,所以他们常常恭恭敬敬地蹲着向长老们解释他们的任务。他们拥有出色的组织和训练团队的能力(在首都尼亚美的会议中),计划对一个幅员辽阔、人口稀少的国家进行艰苦的调查,并在艰难中保持幽默感,这些都给我留下了深刻的印象。

"杰米和我组成了一个伟大的团队,"调查完成后娜塔莎告诉我,"我有强迫症,这就是完成工作的方法。他会告诉我,给团队放一天假是可以的。"因为有很多意料之外的情况迫使他们不得不停下工作,诸如轮胎漏气、汽油危机、手机无法使用、极糟的住宿,还有软件问题,但团队实际上提前完成了任务。

这项工作显示,在接受调查的 5 岁以下儿童中,有 87% 在 2005 年 12 月的活动期间接受了脊髓灰质炎疫苗接种;有年幼儿童的家庭中,有 64% 收到了蚊帐。然而,只有 15.4% 的儿童在前一天晚上睡在杀虫剂处理过的蚊帐里,大概是因为 1 月至 2 月的调查是在旱季进行的,那时蚊子不是大问题。

2006 年 9 月,EIS 学员朱莉·唐恩领导的小组在雨季重复了这一随机评估,发现 55.5% 的 5 岁以下儿童在前一天晚上都在杀虫剂处理过的蚊帐里睡觉。虽然没有达到官方设定的 80% 的目

---

① 当麦地那龙线虫还是幼虫时,可能会被淡水桡足类动物吞食。若人饮水误吞含感染期幼虫的桡足类,这种寄生虫就会进入人体,雌性蠕虫能长到约 90 厘米长,冒出来时皮肤出现疼痛和破裂。蠕虫将幼虫释放到水里,然后循环又开始了。1985 年,CDC 和 EIS 加入了一项旨在消除该病的全球性行动。

标，但这已经是一个巨大的进步。从 2006 年到 2009 年，其他 10 个非洲国家在开展免疫运动的同时，开展了类似的蚊帐分发运动。

尼日尔的蚊帐监测项目是典型的 EIS 学员默默无闻的工作的结果。如果我没有跟随采访，它就不会为人所知。

改变肯尼亚

2006 年 1 月 31 日，肯尼亚霍玛湾。在尼日尔之后，我去了肯尼亚，在那里我和席亚拉·奥莱利一起参观了三所农村小学。她是一个约 1.5 米高，约 45 千克重，娇小玲珑的金发爱尔兰人，这位 31 岁的 EIS 学员与她服务的非洲人形成了鲜明的对比。在获得食品微生物学博士学位后，席亚拉于 2004 年 8 月开始在 CDC 食源性和腹泻疾病部门工作。我在肯尼亚见到她之前，她在加勒比海的一艘游轮上待了两天，因为那里诺如病毒通过乘客的呕吐物大肆传播。

从豪华游轮到贫困非洲，转变是非常大的，但席亚拉前一年去过肯尼亚进行腹泻研究，所以她知道接下来会发生什么。"肯尼亚人比我们更能欣赏小事，"她告诉我，"如果有好事发生，他们会很开心。"

在我们参观过的一所学校里，孩子们站在贫瘠的校园里唱着歌，背诵着他们为安全饮水俱乐部写的诗。虽然很多人光着脚，但他们穿着校服：男孩穿着白衬衫和蓝色的短裤，女孩穿着白色领子的蓝裙子，他们脸上确实有快乐，虽然一场风暴刚扯掉了学校的波纹屋面建筑，而这是由他们自己造的砖块建起来的。他们中的许多人也是艾滋病孤儿。

马特·弗里曼是埃默里大学全球水安全中心一位年轻的流行病学家。席亚拉和他去那里评估水安全系统（SWS）的影响。前一年夏天，CARE（Cooperative Assistance for Relief Everywhere，四方救济社，由可口可乐提供资金）在肯尼亚西部尼扬扎省的 45 所小学里安装了 SWS。席亚拉和马特培训了当地的调查员，让他们向随机挑选的学生及其父母或监护人发放调查问卷。

每年有 200 多万人死于受污染的水引起的腹泻，其中大多数是发展中国家的儿童。SWS 教导人们用稀释的漂白剂处理饮用水，并将饮用水分装到顶部狭窄的容器中，容器顶部很小，手伸不进去。

这所学校有两个水源。水质比较好的一条河，沿着那条土路走，半小时就到了。另一条河只用走 10 分钟，但河道淤塞、河水污浊。我们正在看第二个水源时，一位老人告诉我们，喝了这种水的人发疯了，得了疾病。就在他说话的时候，几头瘦弱的奶牛慢慢地走了过来，进入河中喝水。

在学校里，我看到孩子们离开厕所后在洗手池停下来，就像他们被教导的那样。他们从带有金属龙头的棕色窄口陶罐中取水喝，并演示了如何加入一杯"水卫士"，即稀释的漂白剂溶液来处理新水。

第二天，我和讲卢奥语的人口普查员埃尔维斯一起走过干燥的灌木丛，埃尔维斯去当地人住的土坯房子里拜访为人父母者或监护人，询问他们对"水卫士"和安全供水系统的了解。第三所房子很小，只有一张空空的双人泡沫床垫靠在墙上。这个房子里的女人是一个最近查出得了艾滋病的寡妇，她生了七个孩子。她的丈夫娶了三个妻子，其中一个也死了，留下六个孩子。还有一个妻子没有孩子。这两个女人有十三个孩子要照顾，她们非常贫穷。然而，这个女人仍然设法为孩子们买了"水卫士"。

在接下来的几天里，我帮助席亚拉和马特把调查问卷中的数据输入笔记本电脑。"现在你知道作为一名 EIS 学员到底是什么样子了。"席亚拉告诉我，她指的是在酷热难耐的环境下的单调乏味的工作。其中一些调查令人心碎：一位 86 岁的妇女照顾着三个艾滋病孤儿孙辈；两个大人和十一个孩子都睡在一个房间里。一位调查员对最后一种情况的评论是："这家人极度贫困，我真想知道他们是如何维持日常生计的。"

每天早上和晚上，当我走在霍玛湾的单行道上时，我都会遇到一些妇女，她们头上顶着 20 升的塑料桶装的水，这些水是从池塘、沟渠或小溪里打上来的。骑自行车的孩子们用简便油桶提着水。这些水都受污染了。席亚拉告诉我，她参观过的一所作为对照组的学校，那里没有 SWS 项目。"一位老师给我看了他们喝的一桶水。浮渣漂浮在褐色的水面上，沉淀物覆盖在水底。"她说。由于大多数人每天收入不到一美元，即使是"水卫士"所需的一点点钱也很难挣到。

当席亚拉的调查数据被制成表格时，可以看出数据背后有一个积极的故事。他们进行了干预的学校学生缺勤率下降了 35%，而非项目控制学校的缺勤率上升了 5%。与基线调查的受访者相比，更多的家长听说过"水卫士"，尽管只有少数家长开始在家使用。

在肯尼亚的最后一天，我和席亚拉又一次驾车行驶在可怕的、尘土飞扬的路上，去了医院和诊所，她在那里对尼扬扎省另一地区腹泻原因进行着基线研究。其中一家医院位于奥巴马父亲的家乡西亚亚。① 来自医院的粪便样本每周在基苏木的 CDC 实验室检测两次，目的是确定是什么原因导致了腹泻，以及病菌产生了何种耐药性。在邦多地区医院，饮用水没有经过"水卫士"的处理，在那里，每个月大约有 15 名儿童死亡。

席亚拉的研究发现，在 5 岁以下的儿童中，志贺菌、弯曲杆菌和沙门菌这三种细菌总共占了已识别的病原体的一半。另外一半是由轮状病毒引起的，这种病毒不受"水卫士"的影响。② 席亚拉还发现，这种细菌对 3 种常见抗生素具有高度抗药性，但对其他抗生素有反应。

我在肯尼亚跟随席亚拉采访期间，她已从 EIS 毕业，但仍在同一分部担任工作人员。她协助发起了全球肠病多中心研究（GEMS），该研究将把肯尼亚的腹泻项目扩展到全球 8 个地点。这是一项史无前例的前瞻性病例对照研究，目的是确定哪些腹泻病原体正在杀死 5 岁以下儿童，以及它们对哪些药物敏感。

CARE（在许多公共和私人组织的资助下）已经开始在尼扬扎省的另外 200 所学校安装安全供水系统。一些学校也会配置厕所，而另外一些学校会有水井或雨水收集装置。我们的想法是看看哪

---

① 6 个月后，2006 年 8 月，当时的参议员巴拉克·奥巴马来到西亚亚看望他的祖母。在基苏木的 CDC 前哨站，应 EIS 校友凯拉·拉森的要求，奥巴马和他的妻子米歇尔同意了公开做艾滋病毒检测，以鼓励当地人也这样做。

② 2006 年晚些时候，两种口服轮状病毒疫苗被确认是安全和有效的，不过让世界各地的贫困儿童都接种则是另一个故事。

些干预措施是经济有效和可持续的。这是一个为期三年的项目，有计划将其扩展到另外 1 500 所学校。

2007 年 12 月 27 日的总统选举是有争议的。之后，肯尼亚的这些项目偏离了轨道。

"基苏木现在看起来不一样了，"席亚拉在电子邮件中写道，"许多建筑都被夷为平地。"尽管如此，她还是成功地为未来的腹泻研究培训了工作人员，并准备开展这项研究。继任总统姆瓦伊·齐贝吉和他的对手拉伊拉·奥廷加之间的权力分享协议在 2008 年 2 月下旬敲定，肯尼亚重新恢复了不稳定的和平。

2008 年 2 月，时年 34 岁的 EIS 学员萨帕纳·巴拉抵达肯尼亚，评估暴力事件对艾滋病和结核病诊治的影响，那里有 18 万人一直在服用抗逆转录病毒药物。作为 EIS 的一名学员，萨帕纳曾冒险前往阿塞拜疆考察地雷造成的死亡率；去越南研究宝洁公司生产的水处理产品的影响；前往尼泊尔评估不丹难民的营养状况；前往斯威士兰进行一项关于强奸和猥亵年轻女孩的随机调查。现在在肯尼亚，她发现，尽管许多医疗诊所暂时关闭或废弃，但医疗系统恢复的速度比人们预想的要快。

2008 年 8 月，在她完成 EIS 服务并留在 CDC 工作一个月后，我采访了她。她承认自己现在"坐在委员会里，穿着制服，遵守规章制度，与公共卫生几乎没有关系"，而且政治有时会颠覆科学，但萨帕纳总结道："每当我感到沮丧时，EIS 和这个机构的人员所做的事情就会不断地鼓舞我、让我感到惊讶。普通美国人不知道那些真正保护公众利益的人为美国和世界花费了多少精力。"

后记：EIS 的传承

在大约 500 次采访中，EIS 工作人员讲述了关于他们经历的惊人相似的故事："EIS 改变了我的生活，塑造了我的职业生涯，培养了我的世界观。那是我一生中最美好的两年。"当然，并不是每一位前学员都有这样的感觉，但对绝大多数人来说，在 EIS 的服务生涯是革命性的。

"从 1976 年到 1978 年，我在 EIS 短短的两年服务中积累了大量的经验。"戴维·莫伦斯说，"在我的记忆中，那是一种强烈的感受，我总是脚下生风，那儿的工作令人振奋，充满了团队精神与友善的合作，充满了永不停息的兴奋。从那时起，我所做的几乎每一件事都源于或深受我在 EIS 工作的影响。"

类似的观点也来自最近毕业的 EIS 校友。"EIS 不同于其他任何培训计划，"普尼特·德万（2001—2003）说，"在监督和指导下，你被安排去做任何你能处理的事情。这是一种独特的经历，它让你可以做一些其他情况下不可能做的事情，快速发展专业技能，或者直面失败。"德万无意中应和了创始人朗缪尔的说法，后者的做法是"把他们从船上扔下去，在水里扑腾着学。如果他们自己游不起来，那我再给他们扔救生圈或者拉上船喘两口气，然后继续把他们扔回水里。"

许多人在 CDC 的项目中很快感到像在家里一样。"当我来到

EIS 时，"苏·宾德回忆说，"我发现自己和一些我可以选择做朋友的人在一起。他们聪明、活跃，有良好的政治见解，关心他人，想要有所作为。"同样，皮娅·麦克唐纳称她的 EIS 同事是"我一生中遇到的最有趣、最整洁的人"。

帕特里克·摩尔补充道："大多数 EIS 新人都不是普通人。他们这样做不是为了赚钱。我们真的觉得我们是在把自己置于危险之中，为了帮助别人而无私地抵抗凶险的疾病。"

在早期，大多数医生加入了 EIS 以避免服役，但许多人一旦意识到他们可以对成千上万人的生命产生如此强大的影响，他们便选择一直留在公共卫生领域。现代的学员也有同样的认识，比如斯科特·哈珀，他说："作为公共卫生领域的 EIS 学员是令人兴奋的、重要的和令人满意的。无论是调查一次疫情暴发，还是编写疫苗政策，我都有机会影响更多人的生活，而不是一个每天看 30个人的临床医生。"

阿曼达·苏·尼斯卡尔说："我有幸成了 EIS 团队的一部分。"他说："媒体听到的每一次疫情暴发，背后都有更多的疫情因为我们的努力而没有发生。"凯·克赖斯回忆起当时的想法："这是我能做的最好的工作，有无限的后援，而且不用承担行政责任。"

"投身到一场疫情中，得到授权去进行调查和侦查工作，然后运用这些知识来控制当前的疫情，并预防未来的疫情——世界上没有比这更好的工作了。"斯科特·霍姆伯格说，"无论你走到哪里，每个人都想要同样的两件东西——和平与繁荣。无论他们的笑容是否舒展，嘴角是否下垂，或者他们是否坐在电脑前，这些都不重要，他们都担心家人、朋友、部落和国家的安全。"

1. 哦，你也参加了 EIS

加入一个压力很大的精英组织的年轻人（和不那么年轻的人）彼此之间会加深联系是不足为奇的。每年 4 月的 EIS 会议开始了这一进程。在演讲厅，新 EIS 学员听取现学员就一系列主题所作的十分钟报告。在我 2004 年 4 月份参加的一次典型的 EIS 会议上，新生（和其他很多人）听取了在马绍尔群岛麻疹问题的演讲；一个在多州暴发的沙门菌疫情追溯到预先切好的西瓜；在旧金山抗梅毒；孟加拉国的含砷水；密苏里州的肥胖的学龄前儿童；哥伦比亚特区对狙击手袭击的心理反应；俄勒冈州的婚姻暴力；亚利桑那州的落基山斑疹热；新罕布什尔州饮酒年龄限制的实施；威斯康星州的猴痘和科罗拉多州的苜蓿芽中发现的 O157：H7 大肠杆菌。

每次谈话结束后，出席谈话的 EIS 学员都会回答有关调查的问题，这些问题通常来自 EIS 的校友。自从朗缪尔去世后，其他人都在问答环节中可以随意提问。

7 月，新学员返回亚特兰大接受为期四周的高强度训练。这门课几乎全部由 EIS 的资深人士讲授。2005 年 7 月，当我旁听时，史蒂夫·塞克以一段简短的 EIS 的机构历史作为开头。他解释说，应对公共卫生事件的正确方法是回答几个基本问题：有什么问题吗？监测在这里起着关键作用。问题的原因是什么？识别风险因素。工作是什么？评价干预措施。你是怎么做到的？以最有效的方式进行干预。

EIS 主任道格·汉密尔顿解释了如何进行疫情调查，并举例说明了过去 EIS 学员的做法：确认诊断结果、制定一个案例定义，时间、地点、人、沟通结果。丹尼斯·古强调了"结果流行病学"的重要性，她引用歌德的话："知道是不够的，我们必须应用。"

然后，培训内容包括队列研究和研究病例对照研究、P 值法、回忆偏倚、传染曲线、标准差、风险与比率、卡方分布、优势比、置信水平、Epi Info 程序使用，以及对流行病学家至关重要的其他秘闻。人类学家霍利·威廉姆斯强调，文化驱动行为，而现实总是复杂、主观、不断变化的。"你可以量化发生了什么，但不能量化为什么会发生。"她解释道，同时她还强调了在难民营和其他环境中设立焦点小组的益处。布鲁斯·丹就如何应对媒体发表了他的 SOCO 演讲：选择一个最重要的传播目标，并以各种方式不断重复它，以回答任何问题。

下午的时候，学员们会分成几个小组，对真实的流行病疫情进行个案研究。在研究过程中，他们每次都会得到一点信息，讨论可能得出的结论，以及产生和检验假设的最佳方式。课程以生物恐怖主义讲座结束，然后是自然灾害，如热浪和龙卷风的实地演练，学员们挨家挨户地进行随机调查。如果你在灾难中需要疏散，你会去哪里？你认为在热浪来袭后谁的风险最大？如果你在高速公路上开车，看到龙卷风逼近，你会怎么做？然后，学员们必须提交他们的简要调查结果并进行评论。

在给新上任的 EIS 学员分配任务的时候，他们已经开始吸收 EIS 资深人士积累的一些智慧，其中许多人把自己导师的经典名言传给他们。如斯坦·福斯特的格言，"你得到你所观察到的，而不是你猜测的"，或迈克·格雷格最喜欢的哲学家乔治·桑塔亚那的警语："怀疑是智慧最宝贵的部分。不能见到个人就拱手相让。"

并不是所有的 EIS 校友都对该机构怀有纯粹的感情。"EIS 是一个俱乐部。"吉姆·比勒说。在最好的情况下，EIS 会灌输一种奉献精神、自豪感和"我能行"的心态。在最糟糕的情况下，EIS 会产生一种沾沾自喜的感觉，并产生无穷无尽的自我陶醉的能力。威廉·阿特金森讽刺地评论道："众所周知，EIS 学员会直接升入天堂。"

然而，大多数参加过该项目的老手真正重视的是 EIS 的校友网络。来自瑞士的罗兰·萨特说："我非常感谢 EIS，不仅因为我现在（在日内瓦的世卫组织）的工作，还因为我受过的思维和训练。""我有能力向成千上万人提出最愚蠢的问题，他们会耐心地回答。"比利时人凯文·德·科克表示赞同："你很有可能成为这个网络的一部分，这个组织现在已经遍布全球。我可以见到欧洲、非洲、美国等地的人——哦，你在 EIS 工作——你就知道你有某些共同的交流方式，某种共同看待问题的方式。"

的确，需要一种特殊的人来承担责任，这种责任必然会使他或她的健康甚至生命受到外来疾病、自然灾害和交战派别的威胁。EIS 的人员必须在接到通知后立即离开家和家人，在恶劣的环境下无休止地工作，并因这一工作经验而感到自豪。无论 CDC 受到何种批评，都需要一个特殊的组织来选择、培训和支持这些世界卫生事件的应急人员。

2. 公共卫生巨人

作为一个规模相对较小的政府项目，有超过 3 000 名校友的

EIS 的全球影响力是惊人的。一个是比尔·福格，他建议在卡特中心关注河盲症和麦地那龙线虫消除项目，并在盖茨基金会向微软慈善家比尔·盖茨介绍全球公共卫生优先事项。

在世卫组织，EIS 校友从事疟疾、脊髓灰质炎、麻疹、妇女生殖健康、儿童破伤风、暴力、艾滋病和其他性传播疾病方面的工作。D. A. 汉纳森负责全球消除天花的工作，戴维·海曼负责消除脊髓灰质炎的工作，雷夫·亨德森多年来一直是世卫组织扩大免疫规划的负责人，迈克·默森负责全球痢疾，已故的乔纳森·曼恩领导了抗击艾滋病的斗争。

EIS 校友比尔·斯图尔特成为美国卫生部医务总监。杰夫·柯普兰、比尔·福格和吉姆·梅森是 CDC 的负责人，梅森后来成为卫生部长助理和代理卫生部医务总监。许多人曾在美国各地担任州和地方流行病学家。汤姆·弗里登先是担任纽约市卫生局长，后来又担任 CDC 主任。

史蒂夫·施罗德是健康慈善机构罗伯特·伍德·约翰逊基金会的负责人。沃德·凯茨是家庭健康国际研究组织部的负责人。戴维·弗雷泽成为斯沃斯莫尔学院的院长，并撰写了一篇具有里程碑意义的论文，为流行病学和公共卫生本科课程奠定了重要基础。

其他 EIS 的校友则是创新者。安迪·迪安为现场流行病学家开发了一个名为 Epi Info 的软件程序，该应用程序已有 15 种语言的版本。拉尔夫·帕夫恩博格进行了开拓性的研究，证明了剧烈运动的好处。吉姆·马克斯建立了行为风险因素监测体系。

其他一些人，如脑膜炎疫苗项目的负责人马克·拉福斯，开

发了挽救生命的疫苗。唐·弗朗西斯进行了艾滋病疫苗的首次现
场试验，尽管没有成功。拉里·科里在研究另一种可能的艾滋病
疫苗，而塞思·伯克利则发起了"国际艾滋病疫苗行动"。迈伦·
莱文在马里兰大学医学院创立了疫苗开发中心，在那里他开发了
一种口服伤寒疫苗等；他的儿子奥林·莱文（也是 EIS 的一名校
友）致力于研制价格低廉的肺炎球菌疫苗。斯坦利·普洛特金是
经典教科书《疫苗》的合著者，他开发了现在全世界都在使用的
风疹疫苗，并广泛参与了其他疫苗的开发，包括脊髓灰质炎、狂
犬病、水痘、轮状病毒和巨细胞病毒。吉姆·梅纳德与制药业斗
争，以获准在印尼生产价廉的乙肝疫苗。

　　许多 EIS 的校友成了公共卫生学院的教授、研究员和院长。例
如，哈里森·斯宾塞在担任公共卫生学院协会会长之前，曾担任
杜兰大学和伦敦卫生与热带医学院院长。艾尔·萨默跟随 D. A.
汉纳森执掌约翰斯·霍普金斯大学公共卫生学院。比尔·沙夫纳
从他在范德比尔特大学的讲台上招募了几代新的 EIS 学员。菲利
普·布拉赫曼和其他许多 EIS 的资深专家曾在埃默里大学罗林斯公
共卫生学院任教，吉恩·冈加罗萨就是在那里资助并建立了"全
球安全用水中心"。

　　卡尔·韦斯顿，戴尔·劳伦斯，罗杰·格拉斯，戴维·莫伦
斯，还有其他在实验室工作的人，在美国国立卫生研究院进行研
究。雷文霍尔特为美国国际开发署（USAID）在世界各地推广计
划生育，然后专注于与烟草相关的健康问题。

　　罗恩·戴维斯成为美国医学协会主席。罗伯特·汤普森是西
雅图一家具有开创意义的健康管理组织——团体健康合作组织的

管理者。在那里，他运用自己在流行病学方面的技能，开展了从乳腺癌、自行车头盔使用到家庭暴力等各种主题的研究。

在最近的课堂上，女性 EIS 校友的人数超过了男性，在未来的几十年里，她们将成为主要的公共卫生领导者。卡伦·斯塔科发现了阿司匹林和瑞氏综合征之间的联系。凯西·桑德斯领导了与中毒性休克综合征的斗争。海伦·盖勒被盖茨基金会聘为 CARE 的执行董事。还有一些人在妇幼保健领域开了先河。助产士朱迪思·鲁克斯在 EIS 服务之后，撰写了权威书籍《美国的助产学和分娩》，并在 24 个国家提供咨询服务。2002 年，琳达·巴特利特记录了阿富汗北部偏远地区世界最高的孕产妇死亡率。在那里，无人照料的妇女有时会在分娩受阻数日后死亡，她们的婴儿无法出生。

其他 EIS 校友已经创办了企业和非营利组织。罗恩·奥康纳创立了健康管理科学，一个帮助 40 个发展中国家提供药品的非政府组织。乔尔·塞拉尼科创建并指导了达因非盈利组织，该组织与美国 CDC、世卫组织和其他组织合作，主要在非洲和亚洲提供价廉的移动技术支持，使用移动电话和他开发的 EpiSurveyor PDA。戴维·阿迪斯加入了菲策尔研究所，这是一家致力于推广"在新兴的全球社区中爱与宽恕的力量"的企业，他在那里指导了一个关于科学与灵性的项目。

许多 EIS 校友仍然留在 CDC，成为新学员的导师和监督员。还有一些人从事写作，撰写、合著、编辑教科书，写小说和从事新闻工作。

EIS 人员或校友发现军团病、拉沙热、埃博拉、艾滋病、汉坦病毒肺综合征和莱姆病等新疾病。另一些人帮助发现了神经管缺陷和嗜酸粒细胞-肌痛综合征等致命疾病的病因，从而使预防这些疾病成为可能。对于某些情况，如慢性疲劳综合征或海湾战争综合征，EIS 的工作人员对已提出的病因提出了合理的怀疑。

EIS 计划已经在全世界产生了许多追随者和模仿者。加拿大在1975 年开始了第一个类似的项目，1980 年 CDC 贷款给 EIS 的校友戴维·布兰丁-班尼特到泰国，他成为新的现场流行病学培训项目（FETP）的第一个临时驻地顾问。截至 2009 年 4 月，共有 36 个FETP 或类似项目服务于 82 个国家，并计划开发 8 个新项目服务于另外 11 个国家。[①]

有 5 个单一国家的项目与 CDC 没有官方联系，但都有前 EIS学员提供建议或参与培训。EPIET 总部设在法国，覆盖欧盟 27 个国家。它的大多数创始人都是欧洲的 EIS 校友。

3. 足迹遍布全球

1951 年，亚历山大·朗缪尔抓住了一个冷战时期的机会，资助了一个小型的培训项目，培训的对象是年轻的流行病学家，他们密切关注生物战，同时对意料之外的流行病迅速做出反应。如今，这些 EIS 学员是世界上第一流的疾病侦探。

虽然刚开始是一个不起眼的政府项目，EIS 已经产生了显著的

---

① 在不久的将来，一些 EIS 人员可能会被派往海外工作两年，类似于在政府任职的EIS 的职位。并不是所有的 FETP 项目都能得以延续。在印度尼西亚、匈牙利和科特迪瓦的 EIS 模仿者都失败了。作为 EIS 的一名员工，雷夫·亨德森在世界卫生组织发起了两项类似于 EIS 的项目，但是都没有得到足够的长期支持，因而失败了。

效果。也许它做到这一点的部分原因是保持了相对较小的规模、灵活性和弹性。EIS 的历史教训之一就是一个人足以产生影响。

把有创造力、有智慧、受过良好训练、有上进心的人投入到正确的环境中，结果就能挽救生命，成就重要的事业。EIS 学员和校友的影响远远超出了他们最初的人数。如今，在全球公共卫生受到严重威胁的情况下，这些"踏破铁鞋"的流行病学家在世界各地开展的拯救生命的工作比以往任何时候都更加重要。简而言之，EIS 项目及其子项目影响并定义了在我们的星球上如何进行现场流行病学调查和公共卫生实践。

关于来源的说明

我把我的研究资料捐赠给埃默里大学的手稿、档案和珍本图书馆，包括伊丽莎白·埃斯里奇为她 1992 年 CDC 的历史收集的资料。完整的参考书目发布在 http://marbl.library.emory.edu/，在这本书出版一年后，带有脚注的原稿也可以在那里找到。可以通过 markp@nasw.org 联系我。

书籍

只有另外两本书专门介绍 EIS。弗雷德·沃肖夫斯基的《流行病侦探》（学术图书服务出版社，1963 年出版）是一本薄薄的平装本，早已绝版。在《击退魔鬼》（自由出版社，2004 年）一书中，马林·麦肯纳主要写了 2002 级的 EIS 学员的"战绩"，选取了一些历史片段倒叙。

其他书籍记录了 EIS 学员的功绩。《流行病!》由朱尔斯·阿彻（1977）著，略述 20 世纪 70 年代的疾病暴发，杰拉尔德·阿斯特（1983）的《疾病侦探》则更为令人满意。《健康哨兵》（加州大学出版社，1992 年）讲述了 CDC 的历史，是一个宝贵的资源，书里满是 EIS 的故事。

EIS 学员也在其他书籍中占有显著地位，包括《流行病学年鉴》（小布朗出版社，1967 年）和《医学侦探》（华盛顿广场出版社，

1980年），这两本书的作者都是已故的伯顿·鲁歇，他在为《纽约客》撰写的医学专栏中掌握了流行病学叙事的艺术。在《即将到来的瘟疫》（1994）中，劳里·加勒特提到了许多EIS学员和校友。

《现场流行病学》由迈克尔·B.格雷格主编（牛津大学出版社，2008年第3版），是一本几乎完全由EIS校友编写的教科书。由理查德·古德曼等人（CDC，1998年）编辑的《公共卫生重点》提供了《发病率和死亡率周报》中重要文章的汇编，其中大部分是由EIS学员匿名撰写的。

玛德琳·德雷克斯勒的《密探》（约瑟夫·亨利出版社，2002年），是一本优秀的关于新出现的疾病的概要，正如埃莉诺·列维和马克·费希提所著的《新致命疾病》（皇冠出版社，2003年）一样，都介绍了EIS调查工作。其他相关著作包括菲利普·希尔茨的《保护美国的健康》（克诺夫出版社，2003年）和赫伯特·伯克霍尔兹的《食品和药物管理局的历史》（基础出版社，1994年）。《瘟疫与政治》（基础出版社，1989年），菲茨朱格·穆兰著，是美国公共卫生服务的历史。贝丝·E.迈尔逊等人经常与EIS学员合作，并在《准备出发》（美国社会卫生协会，2008）中讲述了CDC公共卫生顾问的历史。

《传染病控制手册》（美国公共卫生协会，2008年）是由EIS学员戴维·L.海曼编辑的传染病综合资料，而韦恩·比德尔编写的《细菌现场指南》（双日出版社，2002年）则是普通读者更感兴趣的选择。《新发传染病》（美国国家科学院出版社，1992年），乔舒亚·莱德伯格等人主编，是研究新发现疾病的经典著作。

其他书籍则涉及更具体的主题，分列如下。

艾滋病

《兰迪·希尔兹和乐队演奏》（圣马丁出版社，1987 年）仍然是美国艾滋病出现的最好记录。格雷格·贝尔曼的《隐形人》（自由出版社，2004 年）报道了艾滋病在全球范围内的灾难性传播。斯科特·D. 霍姆伯格是 EIS 校友，他分析了美国艾滋病流行中的科学错误和争议中的艾滋病研究和治疗中的失误（普拉格出版社，2007 年）。海伦·爱泼斯坦的《隐形疗法》（法勒、斯特劳斯和吉劳克斯出版社，2007 年）批判了非洲的艾滋病治疗方法。

炭疽

伦纳德·A. 科尔的《炭疽信件》（约瑟夫·亨利出版社，2003 年）和玛丽莲·W. 汤普森的《致命菌株》（哈珀柯林斯出版社，2003 年）都涉及 2001 年的炭疽生物恐怖主义。

孟加拉国

《孟加拉国的灾难》由林肯·C. 陈编辑（牛津大学出版社，1973 年），讲述了孟加拉国 1970 年的旋风、1971 年的独立战争以及随后的饥荒和天花蔓延。有几章是 EIS 的校友写的。

生化战争

西摩·赫什发表了《化学与生物战争》（锚定图书公司，1969 年），埃德·里吉斯在《末日生物学》（亨利·霍尔特出版社，1999 年）中撰写了生化战争历史。俄罗斯的肯·阿里别克的《生化危机》（兰登书屋，1999 年）详细描述了苏联的计划。《有毒的恐怖》，乔纳森·B. 塔克编辑（麻省理工学院出版社，2000 年），其中有一章是关于 1984 年俄勒冈州达尔斯的沙拉吧污染。迈克尔·T. 奥斯特霍姆和约翰·施瓦茨合著了《活着的恐怖》（德拉科特出版社，2000 年）和朱迪斯·米勒等人的《细菌》（西蒙与舒斯特出版社，2001 年）。赛斯·卡鲁斯著有《生物恐怖主义与生物犯罪》（密涅瓦集团，2002 年），这是一本详细的概要。

霍乱和其他水传播疾病

在《幽灵地图》（河源出版社，2006 年）中，史蒂文·约翰逊讲述了约翰·斯诺和 1854 年伦敦霍乱暴发的故事；韩国军队中的流行性肠道感染。

哈代等人（佛罗里达州立卫生委员会专题丛书，1963 年第 4 期）报道了朝鲜战争期间战俘中暴发的志贺菌病。W. E. 范·海宁根和约翰·R. 希尔写了《霍乱：美国科学经验》（三视图出版社，1983 年），孟加拉国霍乱研究实验室的历史，包括口服补液疗法的发展。罗伯特·D. 莫里斯（哈珀·柯林斯出版社，2007 年）的《蓝死神》讲述了 1993 年密尔沃基隐孢子虫病的暴发和 1994 年在刚果戈马的霍乱与志贺菌病的流行。菲利普·古勒维奇的《我们想通知你，明天我们将和家人一起被杀害》（法勒、斯特劳斯和吉劳克斯出版社，1998 年）记录了 1994 年卢旺达在戈马难民营造成的种族灭绝和霍乱疫情。比尔·布赖森的《非洲日记》（双日出版社，2002 年）是一本薄薄的书，简要介绍了肯尼亚的霍玛湾和安全供水系统。

慢性疲劳综合征

希拉里·约翰逊的《奥斯勒的网络》（皇冠出版社，1996 年）从 EIS 学员的角度提供了很好的背景信息。爱德华·肖特的《从瘫痪到疲劳》（自由出版社，1991 年）和伊莱恩·肖沃尔特的《海因斯》（哥伦比亚大学出版社，1997 年）提供了质疑性的报道。

食源性疾病

由尼科尔斯·福克斯（基本书局，1997 年）编写的《宠坏了》对 O157：H7 大肠杆菌和其他疾病进行了出色的报道，并以各种 EIS 调查为特色。《大肠杆菌 O157》由玛丽·赫寅斯基著（新视野出版社，1996 年），以一位母亲的第一人称叙述，她的儿子几乎死于感染。埃里克·施洛瑟的《快餐王国》（霍顿·米夫林出版社，2001 年）是一本经过充分研究的通俗读物。《解决食源性对健康的威胁》，来自医学研究所（国家科学院出版社，2006 年），包括 EIS 校友芭芭拉·赫尔瓦尔特关于环孢子虫暴发的一个很好的总结章节。

全球卫生和人口

《全球疾病负担：2004 年更新》（世卫组织，2008 年）和《世界暴力与健康报告》（世卫组织，2002 年）提供了概述。《世界人口到 2300》（联合国，2004 年）包含人口预测。

枪支管制

《解除武装》，克里斯汀·A. 戈斯著（晋林斯顿大学出版社，

2006 年），提供了历史概要。德尔伯特·S. 艾略特等人编辑的《美国学校中的暴力》（剑桥大学出版社，1998 年）中有一章是 EIS 的校友马克·罗森博格和吉姆·默西写的。

热浪

埃里克·克林伯格的《热浪》（芝加哥大学出版社，2002 年）详细描述了 1995 年在芝加哥发生的事件。《自然灾害调查报告：1995 年 7 月热浪》（美国国家海洋和大气局，1995 年 12 月）也是如此。

埃博拉

《发烧!》由约翰·G. 富勒著（巴兰坦图书公司，1974 年），讲述了 1969 年发现拉沙热的故事。威廉·T. 克洛斯的《埃博拉》一书（常青藤出版社，1995 年）对 1976 年蒙博托的医生所写的第一波埃博拉病毒暴发进行了准确的戏剧化描述。理查德·普雷斯顿的《埃博拉疫区》（兰登书屋出版社，1994 年）讲述了 1989 年发生在弗吉尼亚州莱斯顿猴园的埃博拉恐慌。《归零地的病毒》，埃德·瑞吉斯著（口袋书出版社，1996 年），讲述了 1995 年在基奎特暴发的埃博拉疫情。

医院感染

《院内感染国际会议记录》（美国医院协会，1971 年）涵盖了 1970 年在疾病预防控制中心召开的会议。《医院感染》（威尔金斯出版公司，2007 年），由 EIS 校友威廉·贾维斯编辑，之前由 EIS 校友菲利普·布拉赫曼和约翰·V. 班纳特编辑，是经典著作。

流感

吉娜·科拉塔的《流感》（法勒、斯特劳斯和吉劳克斯出版社，1999 年）和约翰·M. 巴里的《大流感》（企鹅出版社，2005 年）讲述了 1918 年流感大流行的故事。理查德·E. 诺伊施塔特和哈维·芬伯格的《从未有过的流行病》（维塔格出版社，1983 年）、阿瑟·西尔弗斯坦的《纯政治，不纯科学》（约翰斯·霍普金斯大学出版社，1981 年）回顾了 1976 年陷入困境的流感运动。《流感：病毒、疫苗和战略》（学术出版社，1976 年）在流感大暴发前提供了一个当代快照。《感冒》，皮特·戴维斯著（迈克尔·约瑟夫，1999 年），报道了 1997 年 H5N1 病毒在香港的出现。由阿诺德·S. 蒙托和理查德·J. 惠特利（纽约大学，2006 年）编辑的《季节性和大流行性流感》提供了一个很好的对流感的概述。

军团病

《传染病解剖学》（道布尔迪出版社，1984 年），作者戈登·托马斯和马克斯·摩根-维特，讲述了 1976 年退伍军人军团病大暴发的故事。《军团菌》由詹姆斯·巴巴雷（美国微生物学会，1993 年）编辑，包括荣誉 EIS 校友沃尔特·道德尔的回顾章节。

脊髓灰质炎

戴维·奥辛斯基的《脊髓灰质炎：美国的故事》（牛津大学出

版社，2005 年）是一部优秀的历史著作。《理查德·卡特的绝版突破：乔纳斯·索尔克的传奇》（三叉戟出版社，1966 年）提供了从索尔克疫苗转向沙宾疫苗背后的重要政治和科学背景，彼得·拉德斯基的《隐形入侵者》（小布朗出版社，1991 年）也是如此。《卡特事件》（耶鲁大学出版社，2005 年）详细叙述了 1955 年发生的事情。蒂姆·布鲁克斯和奥马尔·汗曾写过《脊髓灰质炎的终结》（美国公共卫生协会，2007 年）。

病态建筑综合征

《室内空气质量》由 P. J. 沃尔什等人（CRC 出版社，1984 年）编辑，EIS 校友凯瑟琳·克赖斯有一章摘要。

天花

参与消除天花的 EIS 荣誉主任唐纳德·R. 霍普金斯著有《历史上最伟大的杀手：天花》一书（芝加哥大学出版社，2002 年）。三本关于消除天花的书是必不可少的：《天花及其消除》，由弗兰克·芬纳、D. A. 汉纳森等人著（世界卫生组织，1988 年），又称《大红皮书》；《天花：一种疾病的死亡》（普罗米修斯出版社，2009 年），作者是指导全球消除天花工作的 EIS 学院校友 D. A. 汉纳森；《疾病预防控制中心和天花运动》，霍勒斯·G. 奥格登（CDC/GPO，1987 年）。奥格登的书是根据马克·拉普特未出版的大量手稿写成的。帕斯卡·欧普拉托写了一本关于马里计划的书《非洲的风》（沃伦·H. 格林出版社，1975 年）。还有 R. N. 巴苏等人（世卫组织，1979 年）的《在印度消火天化》，以及 A. K.

瑞德等人（世卫组织，1980 年）的《在孟加拉国消灭天花》。《追杀者》，琼·古德菲尔德著（克修斯出版社，1985 年），有一章关于消除天花的。两本流行的现代报道也涵盖了对天花被用于生物恐怖主义的恐惧，一个是理查德·普雷斯顿的《冰箱里的恶魔》（巴兰坦图书公司，2002 年），另一本是乔纳森·B. 塔克的《天灾》（大西洋月刊出版社，2001 年）。

中毒性休克综合征

律师汤姆·赖利的《生命的代价》（阿德勒出版社，1986 年）是一本研究充分的书，记录了一名女性死于中毒性休克综合征的过程。

肺结核

《城市卫生：关注结核病》（纽约市卫生部，1995 年）概述了纽约市与结核病的斗争。特蕾西·基德的《山外之山》（兰登书屋，2003 年）讨论了保罗·法默治疗多重耐药结核病的努力。

塔斯基吉梅毒研究

詹姆斯·H. 琼斯著的《坏血》（自由出版社，1993 年）是一部经典著作。

EIS 校友的其他书籍

EIS 的资深学员乔·麦考密克和他的妻子苏珊·费希尔写了一本回忆录《四级》（特纳出版社，1996 年），就像《病毒猎手》

（锚定图书公司，1997 年）中的 C. J. 彼得斯（不是 EIS 学员，但负责 CDC 特殊病原体工作）。其他许多 EIS 校友也编写或编辑过教科书。约翰·默里转向了小说，出版了《关于热带蝴蝶的简短说明》（哈珀·柯林斯出版社，2003 年），这是一本广受好评的短篇小说集，其中许多故事以理想主义但矛盾的公共卫生科学家为特色。

期刊

EIS 学员通常在疾病预防控制中心出版物《发病率和死亡率周报》（MMWR）上发表初步调查结果，随后在综合性的专业医学期刊上发表更全面的文章。一般的期刊经常提供当代的报道。一些专题报道聚焦于流行病情报部门。

档案及政府文件

档案资源：亚特兰大的疾病控制与预防中心全球健康奥德赛博物馆收藏了各种各样的资料，包括一些亚历山大·朗缪尔的语录，以及从 20 世纪 50 年代到 60 年代同疾病控制与预防中心有关的大型媒体剪报剪贴簿。美国疾病控制与预防中心公共卫生图像图书馆拥有许多历史照片和插图（http://phil.cdc.gov/phil/home.asp）。在美国疾病控制与预防中心工作人员和职业发展办公室里，有来自 EIS 学员的调查报告、每年 4 月 EIS 会议的摘要，以及"EIS 公报"的过期刊物（以前称为"备忘录""公报"和"院长公报"）。美国疾病控制与预防中心创意服务部保存了大量与 EIS 和美国疾病控制与预防中心有关的访谈和活动的录像带。《流行病学水域的涟漪》，一套由 EIS 荣誉校友戴维·森瑟于 2001 年与前 EIS 学员进行的三组访谈影像资料，以及 EIS 五十周年庆典的科学会议的 DVD，都是无价的。

哈佛大学医学院的康特威图书馆有两箱 20 世纪 50 年代和 60 年代的紧急救援报告以及那些年代的 EIS 学员的专业文章的装订本。

巴尔的摩约翰斯·霍普金斯大学公共卫生学院（Johns Hopkins School of Public Health）的艾伦·梅森·切斯尼（Alan Mason Chesney）医学档案中有亚历山大·朗缪尔的信件，还有一些手写的笔记，大多是 1970 年后的。

位于佐治亚州莫罗的美国国家档案和记录管理局保存着美国疾病控制和预防中心和 EIS（http://www.archives.gov/southeast/）的援助记录。这些对公众开放。在佐治亚州的艾伦伍德，东南联邦记录中心保存疾病控制和预防中心的记录达十年之久，然后销毁了几乎所有的记录，仅少数保留在了位于佐治亚州莫罗市美国国家档案和记录管理局，只有获得 CDC 的许可才能访问这些记录。

采访

访谈（面对面，或通过电话、电子邮件、信件）由马克·彭德格拉斯特 2003—2008 年进行。[1]

---

① 作者马克·彭德格拉斯特通过面对面交流或者电话、邮件、信札，对数百位 EIS 校友及相关人员进行了访谈，原书附人名索引，中文版囿于篇幅，无法详举数百位对本书、对 EIS 工作和对人类"战疫"事业有贡献者名姓，为表敬意，特将有关内容上传，请关注"上海科学技术文献出版社"微信公众号，按需提取。——编者注

致　谢

　　我非常感谢近 500 位 EIS 校友提供的信息，包括采访、EIS 回忆录、发表的论文、日记、信件、演讲和照片。我采访过的几位 EIS 的老兵已经去世，其中包括伊莱·阿布鲁廷、罗斯·亚历山大、罗恩·戴维斯、迈克·格雷格，EIS 的管理人员玛丽·莫尔曼、艾拉·迈尔斯、拉尔夫·帕夫恩博格、唐纳德·史利兹曼和沃尔特·斯塔姆。感谢非 EIS 公共卫生专家，他们给了我一个不同的视角，感谢苏珊、琳恩和保罗分享他们对父亲亚历山大·朗缪尔的回忆。

　　EIS 学员总是作为团队的一部分，但由于角色太多，我无法用相同的笔墨一一介绍所有相关人员。实验室科学家，CDC 主管，公共卫生顾问，州、地方和国际卫生学员以及许多其他人员为调查工作提供了重要支持，他们理应得到比一般人更多的认可。

　　在佛蒙特州埃塞克斯的小镇图书馆，当地图书管理员苏珊·奥弗菲尔德愉快地满足了我无数次的馆际互借请求。在佐治亚州莫罗的国家档案和记录管理局，查理·里夫斯（现已退休）和安德烈·威尔克森提供了极大的帮助。EIS 校友莱尔·康拉德总是支持我，陪我去了联邦档案中心，然后在佐治亚州，为我们找到的材料提供重要的评论。FDA 历史学家苏珊娜·怀特·朱诺和约翰·斯旺提供了适当的资料。感谢哈佛医学院图书馆、约翰斯·霍普金斯大学公共卫生学院、国家医学图书馆的档案保管人，以及 CDC 图书馆的工作人员。

CDC 的很多人都参与了这个项目，劳动力和职业发展办公室的主任史蒂夫·塞克总是愿意回答我的问题，或者把我介绍给其他人，拉里·勋伯格亦是如此。当时的 CDC 公共卫生图像图书馆的负责人休·凯尔西和 CDC 全球卫生奥德赛博物馆的玛丽·希尔珀特沙也提供了极大的帮助。

继亚历山大·朗缪尔之后担任 EIS 主管的菲利普·布拉赫曼慷慨地分享了他的知识、图书馆和时间。CDC 前主任、EIS 名誉主任戴维·森瑟提供了真知灼见和建议。伊丽莎白·埃斯里奇撰写了《健康前哨》（1992）一书，讲述了 CDC 的历史。她分享了自己的研究材料，包括采访记录。

我有幸有懂科学的内行读者，他们抓住事实错误，建议我进行风格上的改进，包括卡罗琳·巴恩斯，菲利普·布拉赫曼，莱尔·康拉德，玛丽伦·葛佳思，伊尔泽·亨德森，雷夫·亨德森，艾伦·辛曼，斯科特·霍姆伯格，史蒂夫·琼斯，吉尔·麦克格拉夫林，戴维·莫伦斯，布里特·彭德格拉斯特，约翰·彭德格拉斯特，南·彭德格拉斯特，戴维·森瑟，史蒂夫·塞克和安迪·弗农。我只对最终产品负责。

梅西基金会（儿童生存项目组）和 CDC 基金会（一个非政府组织）提供的赠款使我有可能聘请兼职研究人员，包括奥萨罗博·阿德格、伊马德·阿-卡克、瑞安·奥斯汀、阿尔伯特·巴斯基、史蒂夫·科米尔、克里斯蒂·埃梅赫、瑞安·埃斯塔里斯、约翰·伊沙克、马特·库克、贝丝·左威奇、珀维·帕特尔、迈克尔·

菲利普斯、劳拉·罗宾逊、布伦达·汤普森、埃文·蒂德林顿、凯利·尤里和莎拉·维格尔。我的父亲，布里特·彭德格拉斯特也进行了档案研究，但他拒绝收钱。

黛安·梅尔霍夫转录了一些采访录音和演示文稿。安妮·艾克斯勒为我的研究材料创建了数字索引。我的邻居劳拉·麦克维整理了我的档案。

在西雅图，赖默特·雷文霍尔特和苏珊·雷文霍尔特为我提供了一间客房，伯纳德·纳赫伦在日内瓦世界卫生组织附近的家中也为我提供了一间客房。在尼日尔的尼亚美，杰米·埃利亚德斯很有风度地与我分享他的酒店房间。

我非常感谢丽莎·班考夫，她是我在 ICM 的长期经纪人，感谢她的支持，感谢她找到了我在霍顿·米夫林·哈考特的编辑安德里亚·舒尔茨，后者觉得写一本关于疾病侦探的书不错，并与合著者林赛·史密斯和汤姆·布曼一起对它进行了完善。和我之前的两本书一样，自由编辑里贾纳·赫西帮我审校了原稿，而没有影响我的内容和风格。编辑戴维·霍夫和丹·杰内克仔细检查了标点符号、数字用法和事实。

最后，我要感谢我的妻子贝蒂·莫尔纳，她给予我爱和支持，在我长期写作中展现耐心。为写这本书，我亏欠她很多。作为一名护士，她为从儿科到临终关怀的每一种类型的病人服务，她也花时间从事院感控制工作。有了这样广博的知识，她可谓一个细心、挑剔的读者。

术语对照表

本书涉及大量专业词汇和机构名称等，特设术语对照表供查阅。

《发病率和死亡率每周报告》(*Morbidity and Mortality Weekly Report*，*MMWR*)

《尊严死亡法案》(Death with Dignity Act)

CDC 公共卫生顾问(CDC Public Health Advisors，PHAs)

CDC 紧急行动中心(CDC Director's Emergency Operations Center，DEOC)

EB 病毒(Epstein-Barr virus，EBV)

埃及嗜血杆菌(*Haemophilus aegyptius*)

埃可病毒(enteric cytopathogenic human orphan，ECHO)

安全供水系统(Safe Water System，SWS)

按蚊(*Anopheles freeborni*)

巴特综合征(Bartter syndrome)

巴西紫癜热(Brazilian purpuric fever)

白喉(diphtheria)

百白破(diphtheria-pertussis-tetanus，DPT)

比尔和梅琳达·盖茨基金会(Bill and Melinda Gates Foundation)

比值比(odds ratio)

病毒类型(virus types)

伯基特淋巴瘤(Burkitt's lymphoma，BL)

伯氏疏螺旋体(*Borrelia burgdorferi*)

不完全流产(incomplete abortions)

布雷纳德腹泻(Brainerd diarrhea)

肠杆菌 Enterobacter

肠套叠（intussusception）

朝鲜出血热（Korean hemorrhagic fever）

橙剂（Agent Orange）

出生缺陷（congenital defects）

出血热（hemorrhagic fever）

大肠杆菌 O157 毒素（E. coli O157 toxin）

代谢性碱中毒（metabolic alkalosis）

单纯疱疹（herpes simplex）

单身军官宿舍（bachelor offcers quarters，BOQ）

蛋白质印迹法（Western blot）

第五病/人类细小病毒感染传染性红斑（fifth disease，erythema infectiosum caused
by human parvovirus virus）

冬季腹泻（winter diarrhea）

动世界卫生组织的扩大免疫规划（World Health Organization's Expanded Program
on Immunization，EPI）

队列研究（cohort study）

多西环素（doxycycline）

恶性疟原虫（Plasmodium falciparum）

耳光综合征（slapped cheek syndrome）

二甘醇（diethylene glycol，DEG）

泛美卫生组织（Pan American Health Organization，PAHO）

非洲锥虫病（African trypanosomiasis，sleeping sickness）

肺孢子虫病（Pneumocystis carinii pneumonia，PCP）

肺炎（pneumonia）

肺炎链球菌（Streptococcus pneumoniae）

分岔针(bifurcated needles)

风湿热(rheumatic fever)

风险因素调查(Risk Factor Survey，BRFS)

风疹(rubella，German measles)

各州和地区流行病学家中心/州和地区流行病学家委员会(Conference of State and
Territorial Epidemiologists，Council of State and Territorial Epidemiologists，
CSTE)

根除脊髓灰质炎计划(polio eradication program)

根除天花(smallpox eradication)

公共卫生顾问(Public Health Advisors，PHAs)

宫内节育器(intrauterine devices，IUDs)

汞中毒(mercury poisoning)

钩端螺旋体病(leptospirosis)

冠状病毒(coronavirus)

广泛耐药结核(extensively drug resistant tuberculosis，XDR-TB)

贵格法(QUAC-stick method)

国际医疗队(International Medical Corps，IMC)

国家癌症研究所(National Cancer Institute)

国家抗生素耐药性监测系统(National Antimicrobial Resistance Monitoring System，
NARMS)

国家免疫计划(National Immunization Program)

国家人口普查局(National Bureau of the Census)

国家卫生统计中心(National Center for Health Statistics)

国家医院出院调查(National Hospital Discharge Survey)

国家婴儿基金会(National Foundation for Infantile Paralysis)

国家职业安全与健康研究所(National Institute of Occupational Safetyand Health，

NIOSH）

国立卫生研究院（National Institutes of Health，NIH）

海湾战争综合症（Gulf War syndrome）

汉赛巴尔通体（*Bartonella henselae*）

汉坦病毒肺综合征（Hantavirus pulmonary syndrome，HPS）

行为危险因素监视系统（Behavioral Risk Factor Surveillance System，BRFSS）

猴痘（monkeypox）

猴类免疫缺陷病毒（simian immunodeficiency virus，SIVcpz）

坏疽性牛痘（*vaccinia necrosum*）

环孢菌（*Cyclospora*）

环丙沙星（ciprofloxacin）

环跗库蚊（*Culex tarsalis*）

黄热病（yellow fever）

惠氏疫苗（Wyeth vaccine）

火山口湖国家公园（Crater Lake National Park）

获得性免疫缺陷综合症（acquired immune deficiency syndrome，AIDS）

机构审查委员会（Institutional review boards，IRBs）

基线数据（baseline data）

极端医疗救治措施（extremeMeasures）

急性感染性多发性神经根炎（Guillain-Barré syndrome，GBS）

急性呼吸系统疾病委员会（Commission on Acute Respiratory Diseases）

棘球蚴病/包虫病（echinococcosis，hydatidosis）

脊髓灰质炎监测部（Polio Surveillance Unit，PSU）

计划生育服务（family-planning services）

甲状腺功能减退（hypothyroidism）

贾第鞭毛虫（*Giardia*）

间日疟原虫（*Plasmodium vivax*）

监测-遏制策略（surveillance-containment strategy）

健康与责任佐治亚州联盟（Healthy and Responsible Georgia，CHARGe）

脚蹬发电（Ped-o-Jet）

结核病（tuberculosis）

结节病（sarcoidosis）

结膜炎（conjunctivitis）

金黄色葡萄球菌（*Staphylococcus aureus*）

巨细胞病毒（cytomegalovirus，CMV）

聚合酶链反应（polymerase chain reaction，PCR）

聚氯乙烯（polyvinyl chloride，PVC）

军团病（Legionnaires' disease）

卡波西肉瘤（Kaposi's sarcoma）

卡波西氏肉瘤和机会感染（Kaposi's Sarcoma and Opportunistic Infections，KSOI）

卡特里娜飓风（Hurricane Katrina）

抗生素（antibiotics）

抗体（antibodies）

克汀病（cretinism）

克-雅病（Creutzfeldt-Jakob disease，CJD）

口服补液疗法（oral rehydration therapy，ORT）

口服补液盐（oral rehydration solution）

口服补液盐（oral rehydration solution，ORS）

口服脊髓灰质炎疫苗（oral polio vaccine，OPV）

狂犬病毒（*Lyssavirus*）

狂犬病携带者（rabies carriers）

扩大免疫计划（Expanded Program on Immunization，EPI）

拉沙热（Lassa fever）

莱姆病（Lyme disease）

罹患率（attack rate）

礼来疫苗（Lilly vaccine）

李斯特菌病（listeriosis）

联邦航空管理局（Federal Aviation Administration，FAA）

联邦调查局（Federal Bureau of Investigation，FBI）

镰状细胞贫血（sickle cell anemia）

链球菌感染（streptococcal infection）

裂谷热（Rift Valley fever，RVF）

淋巴细胞脉络丛脑膜炎（lymphocytic choriomeningitis，LCM）

零号病人（Dugas）

流行病毒株大循环理论（theory of recycling pandemic strains）

流行病学规划办公室（Epidemiology Program Office，EPO）

龙线虫病（dracunculiasis，guinea worm disease）

落基山斑点热（Rocky mountain spotted fever）

氯化（chlorination）

氯喹（chloroquine）

马尔堡病毒（Marburg virus）

脉冲场凝胶电泳（pulsed-field gel electrophoresis，PFGE）

慢性疲劳综合征（chronic fatigue syndrome）

猫抓病（cat scratch disease）

酶联免疫吸附试验（enzyme linked immunosorbent assay，ELISA）

美国儿科学会（American Pediatric Society）

美国公共卫生服务团（U. S. Public Health Service［USPHS］Commissioned Corps）

美国国际开发署（U. S. Agency for International Development，USAID）

美国国家和地方流行病协会（Conference of State and Territorial Epidemiologists, CSTE）

美国红十字会（American Red Cross）

美国环境保护署（U. S. Environmental Protection Agency, EPA）

美国陆军传染病医学研究院（U. S. Army Medical Research Institute of Infectious Diseases, USAMRIID）

美国媒体公司（American Media, Inc., AMI）

美国农业部（U. S. Department of Agriculture, USDA）

美国食品和药物管理局（U. S. Food and Drug Administration, FDA）

美国退伍军人协会（American Legion）

美国卫生部医务总监（U. S. surgeon general）

美国卫生、教育和福利部（U. S. Department of Health, Education and Welfare, HEW）

美国卫生与公众服务部（United States Department of Health and Human Services, HHS）

美国医学会（American Medical Association, AMA）

美国医学杂志协会（*Journal of the American Medical Association*）

美国医院感染监测系统（National Nosocomial Infections Study, NNIS）

棉尘病（byssinosis）

免疫实践咨询委员会（Advisory Committee on Immunization Practices, ACIP）

耐多药结核病（multiple-drug-resistant Tuberculosis, MDR－TB）

耐药菌株（drug-resistant strains）

脑弓形体病（cerebral toxoplasmosis）

内科医学年鉴（*Annals of Internal Medicine*）

尼帕病毒（Nipah virus）

牛痘免疫球蛋白（vaccinia immune globulin, VIG）

欧洲干预流行病学培训项目（European Programme forIntervention Epidemiology

Training，EPIET）

庞蒂亚克热（Pontiac fever）

青年保护团（Youth Conservation Corps，YCC）

轻型天花（*Variola minor*）

全国健康和营养调查（National Health and Nutrition Examination Survey，NHANES）

全国流感免疫计划（National Influenza Immunization Program）

全球 EIS 计划（Global EIS Program）

全球肠病多中心研究（Global Enterics Multi-Center Study，GEMS）

热浪（heat wave）

人兽共患病（zoonosis）

溶血尿毒症综合征（hemolytic uremic syndrome）

肉毒梭菌（*Clostridium botulinum*）

肉毒中毒（botulism）

瑞氏综合征（Reye's syndrome，RS）

萨宾疫苗/口服脊髓灰质炎活疫苗（Sabin vaccine，live oral poliovirus vaccine，OPV）

沙林毒气（sarin gas）

沙门菌（*Salmonella*）

伤寒（typhoid）

社区医院感染项目（Community Hospital Infection Program，CHIP）

砷暴露（arsenic exposure）

神经氨酸酶（neuraminidase，N）

神经管缺陷（neural tube defect）

生物恐怖主义（bioterrorism）

圣路易斯脑炎（St. Louis encephalitis，SLE）

食物特异性发病率（food-specific attack rate）

视觉传播链（visual chain of transmission）

嗜肺军团菌（*Legionella pneumophila*）

嗜酸性粒细胞肌痛综合征（eosinophilia-myalgia syndrome，EMS）

鼠伤寒沙门菌（*S. typhimurium*）

鼠疫耶尔森菌（*Yersinia pestis*）

水卫士（WaterGuard）

睡眠病／非洲锥虫病（sleeping sickness，african trypanosomiasis）

丝状病毒（filovirus）

四方救济社（Cooperative Assistance for Relief Everywhere，CARE）

索尔克疫苗／脊髓灰质炎灭活疫苗（Salk killed-virus vaccine，inactivated poliovirus vaccine，IPV）

索引案例（index cases）

塔斯克吉梅毒实验（Tuskegee syphilis experiment）

踏破铁鞋的流行病学（shoe-leather epidemiology）

炭疽（anthrax）

炭疽信（anthrax letters）

汤卜逊沙门菌（*S. thompson*）

唐氏综合征（Down's Syndrome）

特殊病原体小组（Special Pathogens Unit）

添加剂（additives）

弯曲菌（*Campylobacter*）

伪流行病（pseudoepidemics）

西方马脑炎（western equine encephalitis，WEE）

西莉亚飓风（Hurricane Celia）

西尼罗病毒（West Nile virus）

细菌性脑膜炎（bacterial meningitis）

细菌性血管瘤病（bacillary angiomatosis，BA）

先天性风疹综合征（congenital rubella syndrome）

现场流行病学培训计划（Field Epidemiology Training Programs，FETP）

辛诺柏病毒（Sin Nombre virus，SNV）

新港沙门菌（*S. newport*）

新生儿坏死性小肠结肠炎（neonatal necrotizing enterocolitis）

性传播疾病（sexually transmitted diseases，STDs）

血细胞凝聚素（hemagglutinin，H）

血友病（hemophilia）

叶酸（folic acid）

医院感染控制（Efficacy of Nosocomial Infection Control，SENIC）

乙型肝炎（hepatitis B）

抑郁（depression）

疫苗不良事件报告系统（Vaccine Adverse Event Reporting System，VAERS）

疫苗接种后脑脊髓炎/急性播散性脑脊髓炎（postvaccinal encephalomyelitis，acute disseminated encephalomyelitis）

隐孢子虫（*Cryptosporidium*）

隐球菌性脑膜炎（cryptococcal meningitis）

印第安卫生服务部门（Indian Health Service，IHS）

英国医学杂志（*British Medical Journal*）

婴儿猝死综合征（sudden infant death syndrome，SIDS）

鹦鹉热衣原体（*Chlamydia psittaci*）

硬膜（dura mater）

幼年型类风湿关节炎（juvenile rheumatoid arthritis）

灾难援助响应小组（Disaster Assistance Response Team，DART）

再生性障碍危象（acute aplastic crisis）

增能剂(energizers)

长除法(long division)

直接面视下督导化疗(directly observed treatment, DOT)

志贺菌病/细菌性痢疾(shigellosis, bacillary dysentery)

致倦库蚊(*C. quinquefasciatus*)

中毒性休克综合征(toxic shock syndrome, TSS)

中央情报局(Central Intelligence Agency, CIA)

重型天花(*Variola major*)

州流行病学家(state epidemiologists)

棕肺(brown lung)

组织胞浆菌病(histoplasmosis)

人名对照表

本书涉及大量人名，谨列书中多次出现人物如下，供查阅。

阿里·汗	Ali Khan
阿诺德·考夫曼	Arnold Kaufmann
埃德·基尔孟	Ed Kilbourne
埃蒂安·克鲁格	Etienne Krug
艾尔·萨默	Al Sommer
艾拉·迈尔斯	Ira Myers
艾伦·辛曼	Alan Hinman
安迪·迪安	Andy Dean
安迪·纳米亚斯	Andy Nahmias
安妮·舒查特	Anne Schuchat
巴里·利维	Barry Levy
保罗·西斯拉克	Paul Cieslak
鲍勃·克莱文	Bob Craven
鲍勃·梅林斯	Bob Mellins
贝丝·贝尔	Beth Bell
比尔·福格	Bill Foege
比尔·罗珀	Bill Roper
比尔·麦克·肯齐	Bill Mac Kenzie
比尔·沙夫纳	Bill Schaffner
比尔·斯图尔特	Bill Stewart

波莉·马奇班克斯	Polly Marchbanks
波莉·托马斯	Polly Thomas
伯尼·夏勒诺	Bernie Challenor
布拉德·帕金斯	Brad Perkins
布鲁斯·埃瓦特	Bruce Evatt
布鲁斯·丹	Bruce Dan
查尔斯·霍格	Charles Hoge
戴尔·劳伦斯	Dale Lawrence
戴尔·莫尔斯	Dale Morse
戴夫·奥尔巴赫	Dave Auerbach
戴维·阿迪斯	David Addiss
戴维·布兰丁-班尼特	David Brandling-Bennett
戴维·弗雷泽	David Fraser
戴维·海曼	David Heymann
戴维·莫伦斯	David Morens
戴维·森瑟	David Sencer
戴维·斯维尔德洛	David Swerdlow
道格·汉密尔顿	Doug Hamilton
菲尔·兰德里根	Phil Landrigan
菲利普·布拉赫曼	Philip Brachman
福田敬二	Keiji Fukuda
戈弗雷·奥克利	Godfrey Oakley
格温·哈默	Gwen Hammer
哈里·哈弗科斯	Harry Haverkos
何塞·科德罗	José Cordero
何塞·里高	José Rigau

赫伯特·杜邦	Herbert DuPont
霍利·安·威廉姆斯	Holly Ann Williams
吉恩·冈加罗萨	Gene Gangarosa
吉米·卡恩	Jimmy Kahn
吉姆·比勒	Jim Buehler
吉姆·布莱恩	Jim Bryan
吉姆·盖尔	Jim Gale
吉姆·柯伦	Jim Curran
吉姆·马克斯	Jim Marks
吉姆·梅森	Jim Mason
吉姆·默西	Jim Mercy
杰夫·戴维斯	Jeff Davis
杰夫·柯普兰	Jeff Koplan
杰克·霍尔	Jack Hall
卡尔·弗斯顿	Karl Western
卡尔·泰勒	Carl Tyler
卡伦·斯塔科	Karen Starko
凯·克赖斯	Kay Kreiss
凯拉·拉森	Kayla Laserson
凯文·德·科克	Kevin De Cock
凯西·桑德斯	Kathy Shands
克拉克·希思	Clark Heath
克里斯蒂·默里	Kristy Murray
肯尼斯·奎斯特	Kenneth Quist
拉尔夫·雷夫·汉纳森	Ralph "Rafe" Henderson
拉里·奥特曼	Larry Altman

拉里·科里	Larry Corey
拉里·勋伯格	Larry Schonberger
莱尔·康拉德	Lyle Conrad
莱斯·罗伯茨	Les Roberts
赖默特·雷文霍尔特	Reimert Ravenholt
李·莱利	Lee Riley
里克·古德曼	Rick Goodman
理查德·贝瑟	Richard Besser
理查德·格林伯格	Richard Greenberg
理查德·莱文	Richard Levine
利兹·拉塞尔	Liz Lasser
林恩·克里默恩	Lynn Quenemoen
罗伯特·阿姆斯特朗	Robert Armstrong
罗伯特·哈雷	Robert Haley
罗布·托克斯	Rob Tauxe
罗恩·阿尔特曼	Ron Altman
罗恩·奥康纳	Ron O'Connor
罗恩·罗伯托	Ron Roberto
罗杰·格拉斯	Roger Glass
罗杰·洛萨	Roger Rochat
罗斯·亚历山大	Russ Alexander
洛厄尔·杨	Lowell Young
马蒂·布莱泽	Martin Blaser
马尔奇·莱顿	Marci Layton
马克·拉福斯	Marc LaForce
马克·罗森博格	Mark Rosenberg

马特·洛温斯坦	Matt Loewenstein
玛丽·吉南	Mary Guinan
玛乔丽·波拉克	Marjorie Pollack
玛莎·罗杰斯	Martha Rogers
迈克·奥斯特霍尔姆	Mike Osterholm
迈克·邦宁	Mike Bunning
迈克·格雷格	Mike Gregg
迈克·莱恩	Mike Lane
迈克·默森	Mike Merson
迈克·沙斯比	Mike Shasby
迈克·圣路易斯	Mike St. Louis
麦肯齐·安德烈	McKenzie Andre
米基·艾森伯格	Mickey Eisenberg
帕尔默·比斯利	Palmer Beasley
帕特里克·摩尔	Patrick Moore
普尼特·德万	Puneet Dewan
乔·麦考密克	Joe McCormick
乔尔·布雷曼	Joel Breman
乔尔·塞拉尼科	Joel Selanikio
乔纳森·曼恩	Jonathan Mann
赛思·伯克利	Seth Berkley
史蒂夫·奥斯特罗夫	Steve Ostroff
史蒂夫·琼斯	Steve Jones
史蒂夫·塞克	Steve Thacker
史蒂夫·舍恩鲍姆	Steve Schoenbaum
斯蒂芬·格尔巴赫	Stephen Gehlbach

斯科特·哈珀	Scott Harper
斯科特·霍姆伯格	Scott Holmberg
斯坦·福斯特	Stan Foster
斯坦·缪泽	Stan Music
斯坦利·普洛特金	Stanley Plotkin
苏·宾德	Sue Binder
苏·特罗克	Sue Trock
汤米·汤普森	Tommy Thompson
汤姆·弗里登	Tom Frieden
汤姆·格里克	Tom Glick
汤姆·马克	Tom Mack
唐·弗朗西斯	Don Francis
唐·福尔	Don Forthal
唐·米勒	Don Millar
唐·夏普	Don Sharp
唐纳德·A.汉纳森	D. A. Henderson
特雷西·特雷德韦尔	Tracee Treadwell
托尼·马恩斯	Tony Mounts
威尔伯特·乔丹	Wilbert Jordan
威利·亨利·莫斯利	Wiley Henry Mosley
韦恩·桑德拉	Wayne Shandera
沃德·凯茨	Ward Cates
沃尔特·奥伦斯坦	Walt Orenstein
沃尔特·道德尔	Walt Dowdle
沃尔特·威廉姆斯	Walt Williams
约翰·班纳特	John Bennett

约翰·鲍林	John Boring
约翰·哈里斯	John Harris
约翰·默里	John Murray
约翰·内夫	John Neff
约瑟夫·卡里法诺	Joseph Califano
詹森·韦斯菲尔德	Jason Weisfeld
朱迪思·伯恩·鲁克斯	Judith Bourne Rooks
朱莉·格伯丁	Julie Gerberding